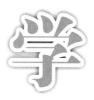住院医师规范化培训精品案例教材

总主审：王成增　　总主编：姜　勇

全科医学

本册主编　高艳霞　车　璐

郑州大学出版社

图书在版编目（CIP）数据

全科医学／高艳霞，车璐主编. -- 郑州：郑州大学出版社，2024.9. --（住院医师规范化培训精品案例教材／姜勇总主编）. -- ISBN 978-7-5773-0594-3

Ⅰ. R499

中国国家版本馆 CIP 数据核字第 2024CP6615 号

全科医学

QUANKE YIXUE

项目负责人	孙保营　李海涛	封面设计	苏永生
策划编辑	陈文静	版式设计	苏永生
责任编辑	陈文静　丁晓雯	责任监制	李瑞卿
责任校对	许久峰　赵佳雪		

出版发行	郑州大学出版社	地　　址	郑州市大学路40号（450052）
出版人	卢纪富	网　　址	http://www.zzup.cn
经　销	全国新华书店	发行电话	0371-66966070
印　刷	郑州印之星印务有限公司		
开　本	850 mm×1 168 mm　1／16		
印　张	11	字　　数	321 千字
版　次	2024 年 9 月第 1 版	印　　次	2024 年 9 月第 1 次印刷

书　号	ISBN 978-7-5773-0594-3	定　价	47.00 元

编委会名单

作者名单

主　　编　高艳霞　车　璐

副主编　李　莉　刘晓宇　袁　丁　徐志高　秦福芳　史飞涛　王　霞
　　　　栗晓莺　卢广平

编　　委　（以姓氏笔画为序）

马　沙（河南科技大学第三附属医院）　　杨亚楠（郑州大学第一附属医院）

王　蕾（郑州大学第一附属医院）　　　余言午（郑州大学第一附属医院）

王　霞（河南科技大学第一附属医院）　张蕾蕾（郑州大学第一附属医院）

车　璐（郑州大学第一附属医院）　　　陈　浩（郑州大学第一附属医院）

龙晓青（郑州大学第一附属医院）　　　陈继红（郑州大学第一附属医院）

卢广平（郑州大学第一附属医院）　　　段国宇（郑州大学第一附属医院）

史飞涛（焦作市人民医院）　　　　　　秦福芳（河南中医药大学第五临床医学院
　　　　　　　　　　　　　　　　　　　　　　郑州人民医院）

朱桂英（郑州大学第一附属医院）

任琢琢（河南省人民医院）　　　　　　袁　丁（郑州大学第一附属医院）

刘江峰（新乡市第一人民医院）　　　　耿娟娟（河南中医药大学第五临床医学院
　　　　　　　　　　　　　　　　　　　　　　郑州人民医院）

刘晓宇（河南省人民医院）

闫改勤（郑州大学第一附属医院）　　　栗晓莺（哈密市中心医院）

孙昌华（郑州大学第一附属医院）　　　原　野（郑州大学第一附属医院）

李可亮（郑州大学第一附属医院）　　　徐志高（郑州大学第一附属医院）

李素娟（郑州大学第一附属医院）　　　高艳霞（郑州大学第一附属医院）

李　莉（郑州大学第一附属医院）　　　郭建军（郑州大学第一附属医院）

李　瑾（新乡市第一人民医院）　　　　黄　丽（郑州大学第一附属医院）

编写秘书　徐志高

前　言

医学教育是卫生健康事业发展的重要基石,党的十八大以来,我国医学教育蓬勃发展,为卫生健康事业输送了大批高素质医学人才。在新冠疫情防控中,我国医学教育培养的医务工作者发挥了重要作用。医学发展理念应从疾病诊疗提升拓展为预防、诊疗和康养,以疾病治疗为中心向以健康促进为中心转变,服务生命全周期、健康全过程。以"大国计、大民生、大学科、大专业"的新定位推进医学教育改革创新发展,服务健康中国建设和教育强国建设。加强救死扶伤的道术、心中有爱的仁术、知识扎实的学术、本领过硬的技术、方法科学的艺术的教育,培养医德高尚、医术精湛的人民健康"守门人",加快培养"小病善治、大病善识、重病善转、慢病善管"的防治结合全科医学人才。

2013年7月5日,国务院七部委发布《关于建立住院医师规范化培训制度的指导意见》,要求全国各省、自治区、直辖市规范培训实施与管理工作,加快培养合格临床医师。2020年,在全国范围内基本建立住院医师规范化培训制度,形成较为完善的政策体系和培训体系,所有新进医疗岗位的本科及以上学历临床医师均接受住院医师规范化培训。河南省自住培政策实施以来,政府牵头、行业主导、高校联动,进行了积极的探索,积累了大量的经验,夯实了河南省医药卫生体制改革的基础,并积极探索河南住院医师规范化培训为全国服务的途径,推动了全国住院医师规范化培训工作的开展。

目前国内关于住院医师规范化培训方面的图书尚不多见,成系统的、以临床能力(岗位胜任力)培养为导向的住培相关图书基本没有。目前出版的住培相关图书以理论性指导较为多见,案例类图书较少,仅涉及诊疗过程和治疗规范,缺乏临床思维的引导分析、最新诊疗进展更新、相关临床操作规范等。

本教材由高艳霞教授主持、车璐教授协助做了大量工作,在全省范围内遴选了众多在全科医学临床及带教方面有着丰富经验的师资组成编写团队。全体编委进行深入研究,充分讨论,按照全科《住院医师规范化培训细则》的要求设置了相应的章节。结合培训考核标准,以《住院医师规范化培训细则》规定的相关病种为载体,强调住院医师临床思维能力的构建。因版面和篇幅要求,筛选了39个案例,39个案例都来自日常所积累的病例,为广大住院医师提供临床病例的范本,以临床实例为核心,临床诊疗规范为基础,临床思维训练为导向,培养年轻医生分析问题、解决问题的能力,培养良好的临床思维方法和全科思维理念,促进全科住院医师临床综合能力的提升,为全科医学发展做出贡献,为实现健康中国战略,为国家、社会培养合格的全科医生,从而提高全社会医疗和卫生服务能力,向人民群众提供全方位、全生命周期的健康服务。

编者

2024 年 4 月

◇ 目 录 ◇

第四章　肾病风湿系统

第五章　内分泌与代谢系统

第六章　血液系统

第七章　神经系统

第一章 心血管系统

第一节 高血压

一、病历资料

（一）门诊接诊

一般资料：患者52岁，男，个体经营者。

1. **主诉** 反复头晕6年，加重1周。

2. **问诊重点** 首次发生头晕的时间、部位、性质、程度、持续时间、诱发因素、伴随症状特点、6年期间所患疾病、演变过程、诊治经过、治疗效果。1周前加重的诱因，症状特点，血压数值，头晕与血压之间的关系。

3. **问诊内容**

（1）诱发因素：有无饮酒、情绪激动、劳累、睡眠障碍，有无血压突然升高、感冒、发热等诱发因素。

（2）主要症状：首次头晕的性质、特点、持续时间，有无眩晕、随体位变化发生，6年来头晕与血压之间的关系，此次加重的诱因、特点、血压情况。

（3）伴随症状：有无头痛、呕吐、复视、听力下降、肢体活动障碍及其他神经系统缺损等症状。

（4）诊治经过：是否定期监测血压及血压波动范围，来诊之前是否于外院就诊，检查结果及用药的种类、剂量，效果如何。

（5）既往史：有无糖尿病、心脑血管疾病史；有无肝炎、结核、肾动脉狭窄、肾上腺瘤病史；有无甲状腺疾病、库欣综合征、嗜铬细胞瘤等疾病；有无长期用药史；有无手术外伤史；有无药物及食物过敏史。

（6）个人史：吸烟饮酒史，患者生活方式，包括饮食、运动、睡眠、心理状况等，家庭及社会关系，文化水平，经济状况，依从性等。

（7）婚育史：26岁结婚，育有1女，健康，家庭和睦。

（8）家族史：一级亲属是否有高血压、糖尿病、血脂异常、冠心病、脑血管疾病等。

问诊结果

患者，男，52岁，个体经营者，6年前，劳累后出现头晕，为持续性，至社区门诊测血压160/100 mmHg，无头痛、视物旋转、言语不清、肢体活动障碍、发热、心悸、黑矇、胸痛、胸闷、乏力、腹痛、纳差、恶心、呕吐等不适。诊断"高血压病"，口服氨氯地平片5 mg，血压降至正常后，头晕症状消失。

6年来,上述症状间断出现,测血压均高,波动于150～165/95～105 mmHg,头晕时服药,未规律监测血压。1周前,下班后突然头晕,自觉程度较前加重,测血压180/110 mmHg,无头痛、肢体无力、言语不清、胸痛,自服氨氯地平片5 mg,后头晕减轻。近1周监测血压,血压波动于155～165/95～100 mmHg,遂来诊。患病以来,神志清,精神尚可,饮食可,大便正常,小便量正常,无尿频、尿急、尿痛、泡沫尿等,体重无明显变化。

既往发现血脂异常2年,具体数值不详,未治疗。无糖尿病、冠心病、脑血管疾病、肝炎、结核等病史,吸烟20余年,约20支/d,饮酒20余年,1～2次/周,每次约200 g。平素饮食规律,喜食咸食,运动一般,每日约步行3 km,情绪可,经济收入稳定,家庭及社会关系良好,本科学历,沟通良好。其余病史无特殊。

4.思维引导　患者出现头晕、血压升高6年,多次安静休息后,测血压≥140/90 mmHg,可诊断为高血压。若确诊高血压,需要鉴别原发性高血压或继发性高血压(主要包括肾实质性疾病、肾血管性疾病、原发性醛固酮增多症、嗜铬细胞瘤、皮质醇增多症、主动脉缩窄)。原发性高血压还需进行高血压分级和心血管危险分层。该患者中年起病,除高血压头晕之外,无其他症状和并发症证据,服用降压药,效果可,考虑原发性高血压,可完善体格检查及相关实验室检查明确有无相关并发症,并排除继发性高血压。

(二)体格检查

1.重点检查内容及目的　患者考虑原发性高血压,主要着重于高血压相关危险因素及并发症的查体。①身高、体重、腰围等。②视力、眼底检查:有无高血压病眼底病变。③全身大血管搏动、足背动脉、四肢血压、听诊血管杂音:提示有无血管病变。④神经系统:四肢神经如针刺痛觉、温度觉、振动觉、触觉、踝反射、四肢肌力等;脑神经如双侧眼睑、眼球运动、双侧瞳孔、听力、面部感觉等;自主神经如卧立位心率、血压等;脑膜刺激征检查。⑤心、肺、腹、下肢静脉、颈静脉等重要脏器和部位查体。

体格检查结果

体温(T)36.0 ℃,呼吸(R)16 次/min,脉搏(P)66 次/min

血压(BP)右上肢卧位152/105 mmHg,立位145/96 mmHg

左上肢卧位148/95 mmHg,立位140/95 mmHg

右下肢卧位159/103 mmHg,左下肢卧位155/89 mmHg

身高172 cm,体重77 kg,BMI 26.02 kg/m²,腹围96 cm

发育正常,营养良好,体型偏胖,神志清,自主体位,表情正常,查体合作。双眼视力正常,眼睑无下垂、结膜无苍白,巩膜无黄染,眼球运动正常,双侧瞳孔等大等圆,对光反射灵敏。听力正常,颈软,双侧颈动脉搏动正常,未闻及血管杂音,颈静脉无饱满。心前区无隆起,心尖搏动位于左侧第5肋间锁骨中线内0.5 cm,范围2 cm,未触及震颤及心包摩擦感,心界叩诊大小正常,心率66 次/min,律齐,各瓣膜区未闻及病理性杂音及额外心音,未闻及心包摩擦音,A₂>P₂,肺部听诊无异常。腹软,稍膨隆,无明显压痛及反跳痛,未闻及血管杂音。四肢活动自如,双下肢无水肿,双侧足背动脉搏动正常,病理征阴性。

2.思维引导　患者BMI 26.02 kg/m²,属于超重,腹围96 cm,腹型肥胖。血压高,测量卧位和立位血压了解有无直立位低血压。右侧踝肱指数1.05,左侧踝肱指数1.06,踝肱指数为同侧下肢收缩压(踝动脉压)/上肢收缩压(肱动脉压),休息时踝肱指数正常范围为0.9~1.3,降低提示下肢外周动脉疾病。四肢血管搏动正常,颈动脉、腹部动脉、足背动脉等未闻及血管杂音,无大血管病变阳性体征。$A_2 > P_2$,提示主动脉瓣第二心音亢进,需进一步完善相关辅助检查明确有无高血压相关并发症。

(三)辅助检查

1. 主要内容及目的

(1)血糖、血脂:评估心脑血管疾病危险因素。

(2)尿常规:尿比重、尿糖、尿蛋白、红细胞,评估有无肾损伤,尿蛋白、红细胞对高血压肾损伤具有诊断价值。

(3)血常规、血沉:评估感染、贫血。

(4)肝肾功能:有无肝肾损伤,指导和调整降压药物的选择。

(5)同型半胱氨酸:评估心脑血管疾病风险。

(6)糖化血红蛋白(HbA1c):反映近2~3个月血糖情况,对血糖评价更完善。

(7)尿点式蛋白或24 h尿蛋白定量:有无高血压肾病及其分期。

(8)激素及其他:血清儿茶酚胺、醛固酮、皮质醇及其节律变化、17羟-香草基杏仁酸,鉴别诊断继发性高血压。

(9)心电图:有助于识别左室高电压、心律失常、心肌缺血或陈旧性心肌梗死等。

(10)彩超:心脏、颈动脉、主动脉、肾动脉、下肢动脉、肾及肾上腺彩超,评估是否心脏肥大、肾及肾上腺异常,动脉有无硬化、斑块、狭窄。

(11)MRI+MRA:评估颅脑及血管情况。

(12)眼底:有无高血压视网膜病变。

辅助检查结果

(1)入院前3 d血压监测情况(mmHg):见表1-1。

表1-1 血压监测情况

时间	右上肢血压卧位	右上肢血压立位	左上肢血压卧位	左上肢血压立位
第1天	155/105	150/96	148/95	140/95
第2天	150/95	148/95	146/95	142/93
第3天	145/92	146/95	145/93	140/90

(2)尿常规:尿比重1.025,尿糖(-),尿蛋白(-),红细胞(-)。

(3)血脂:总胆固醇6.43 mmol/L,甘油三酯1.62 mmol/L,高密度脂蛋白0.76 mmol/L,低密度脂蛋白3.83 mmol/L。

(4)血糖:5.43 mmol/L。

(5)同型半胱氨酸:20 μmol/L。

(6)肝肾功能:正常。

(7)血常规、血沉:白细胞(WBC) 6.2×10^9/L,血红蛋白(Hb) 130 g/L,血小板计数(PLT) 300×10^9/L;C反应蛋白(CRP) 8 mg/L,红细胞沉降率(ESR) 14 mm/h。

(8)24 h尿蛋白定量130 mg/L。

(9)激素类及其他:血清儿茶酚胺、醛固酮、皮质醇节律变化、17羟-香草基杏仁酸正常。

(10)心电图:窦性心律(66次/min),左室高电压。

(11)头磁共振:双侧基底节区散在缺血灶,大脑后动脉M段轻-中度狭窄,余未见异常。

(12)彩超:心脏各房室大小正常,射血分数(EF)60%,室间隔略增厚。双肾及肾上腺彩超未见异常。右侧锁骨下动脉可见一低回声斑块8.0 mm×5.2 mm。右侧颈内动脉可见一低回声斑块9.0 mm×6.2 mm。左侧颈内动脉无明显异常。主动脉、肾动脉未见异常。

(13)眼底检查:未见明显异常。

2.思维引导　高血压病患者相关体格检查及辅助检查主要围绕高血压危险因素及相关并发症、鉴别诊断。高血压并发症包括脑血管病、心力衰竭、冠心病、慢性肾衰竭、主动脉夹层。该患者辅助检查结果:①监测血压值提示血压控制不达标,双肾、肾上腺、肾动脉彩超及血清儿茶酚胺、醛固酮、皮质醇节律变化、17羟-香草基杏仁酸正常,原发性高血压诊断明确。②血脂示总胆固醇、低密度脂蛋白偏高,高密度脂蛋白偏低。高脂血症是高血压心血管疾病危险因素,需要低密度脂蛋白<2.60 mmol/L。③心电图提示左室高电压,心脏彩超提示左室壁略增厚,右侧锁骨下动脉、颈动脉存在斑块,考虑靶器官损害。④同型半胱氨酸20 μmol/L,略高,提示患心脑血管疾病风险增加。⑤确诊原发性高血压,最高180/100 mmHg,分级为高血压3级,合并高脂血症、高同型半胱氨酸血症、心脏和动脉靶器官损害,危险分层为很高危。

(四)初步诊断

①高血压3级 很高危;②高胆固醇血脂。

二、治疗经过

1.治疗方案

(1)一般治疗:高血压病宣教,控制饮食,戒烟限酒,合理运动,适当减重。

(2)降压药物:氨氯地平片(络活喜)5 mg qd po,沙库巴曲缬沙坦(诺欣妥)50 mg bid po。

(3)降脂药物:阿托伐他汀钙片20 mg qn po。

(4)抗血小板药物:阿司匹林肠溶片100 mg qd po。

(5)降同型半胱氨酸药物:甲钴胺片0.5 mg tid po,叶酸片5 mg tid po。

2.思维引导　高血压治疗原则:生活方式干预、药物治疗、多种危险因素协同控制,健康教育及自我监测。患者体重超重,有烟酒嗜好,喜好咸食,未严格控制饮食及运动,未监测血压及定期复查。因此首先需对患者进行高血压宣教,调整生活方式,严格控制饮食,合理运动,减重(BMI<24 kg/m^2)。患者入院后严格控制饮食运动,监测血压仍不达标,需调整降压方案。口服降压药主要有以下类型,即利尿剂、β受体拮抗剂、钙通道阻滞剂(CCB)、血管紧张素转换酶抑制剂(ACEI)、血管紧张素受体拮抗剂(ARB)和血管紧张素受体脑啡肽酶抑制剂。高血压病降压方案目前认为,2级高血压患者,开始时就可以使用两种降压药物联合治疗,联合治疗有利于血压较快达到目标值,也利于减少不良反应。三种降压药联合治疗一般必须包含利尿剂,合理的治疗方案和良好的治疗依从性一般可使患者在治疗3~6个月内达到血压控制目标值。入院时口服氨氯地平片(络活喜)5 mg qd,血压水平在2级水平,可考虑增加药物类型降压。合并左室高电压,室间隔偏厚,可加用沙库巴曲缬沙坦,血压控制目标为<130/80 mmHg。患者血脂异常,需加用降脂药物,患者无明确动脉粥样硬化性心血管疾病(atherosclerotic cardiovascular disease, ASCVD)病史,血脂控制目标为总胆固醇<4.5 mmol/L、高密度脂蛋白>1.0 mmol/L、甘油三酯<1.7 mmol/L、低密度脂蛋白<2.6 mmol/L。

患者高血压病合并 ASCVD 高危因素,可加用阿司匹林作为一级预防。若高血压病合并 ASCVD 需应用阿司匹林作为二级预防,同时需要充分评估出血风险。

治疗效果(入院 3 d 后)

(1)症状:患者诉头晕明显减轻。
(2)查体:血压波动于 146/95 mmHg,神经系统无缺损症状。

三、健康指导

1. 健康宣教　向患者介绍本病的主要诱因、过程、预后、常见并发症,重视生活方式改善和自我管理,学会居家测血压方法。

2. 饮食指导　调控每日摄入总热量,严格低盐饮食,每日<4 g,戒烟限酒,严格遵守,长期坚持。

3. 生活指导　生活有规律,避免熬夜、过度紧张、劳累,保证足够睡眠,适当减重(BMI < 24 kg/m^2)。

4. 心理指导　减轻心理压力,保持心情舒畅,避免焦虑,积极配合治疗随访,获取家庭支持,树立信心。

5. 运动指导　适当运动,以有氧代谢运动为主,每周至少运动 3 ~ 5 次,每次 30 min 为宜。

6. 药物指导　氨氯地平片 5 mg qd,沙库巴曲缬沙坦片 50 mg bid,阿托伐他汀钙片 20 mg qn,阿司匹林肠溶片 100 mg qd,甲钴胺片 0.5 mg tid,叶酸片 5 mg tid,均口服。交代用药时间、剂量、不良反应,定期监测相关指标。

四、管理及随访

1. 患者血压未达标　①随访频率:每 2 ~ 4 周 1 次,直至血压达标。②随访内容:查体,生活方式评估及建议,了解服药情况,必要时调整治疗方案。

2. 患者血压已达标　①随访频率:每 3 个月 1 次。②随访内容:有无再住院的新发合并症,查体,生活方式评估及建议,了解服药情况,必要时调整治疗。

3. 年度评估　除上述每 3 个月随访事项外,每年还需进行年度评估(同初诊评估),于社区医院建立健康档案,定期复查,自行监测血压,每 3 个月监测 BMI、腰围、血脂,每半年监测尿蛋白/肌酐比值,每年监测肝肾功能、心电图、心脏彩超、头磁共振、视力和眼底、足背动脉和周围血管检查。如有不适,随时就诊,必要时及时转诊。

五、练习题

1. 简述原发性高血压与继发性高血压鉴别要点。
2. 高血压患者如何选择降压药物?

六、推荐阅读

[1]刘力生.《中国高血压防治指南(第三版)》(2022 年修订版 全文)高血压联盟(中国)[J].国家心血管病中心,2021,3(13):1-80.

[2]杜雪平,贾建国,卢祖洵.全科医学[M].北京:人民卫生出版社,2021.

[3]汪永晨,方力争.全科医学[M].北京:人民卫生出版社,2021.

第二节　心肌梗死

一、病历资料

(一)门诊接诊

一般资料:患者张某,男,73 岁,农民。

1. 主诉　突发胸痛 3 d,加重 4 h。

2. 问诊重点　首次胸痛出现的时间,胸痛的部位、性质、持续时间、加重或缓解因素,伴随症状,诊治经过及治疗效果,4 h 前加重的情况等。

3. 问诊内容

(1)诱发因素:有无负重、劳累、情绪激动等诱发因素,有无外伤、长期卧床及下肢静脉血栓史。

(2)主要症状:胸痛的部位(胸骨后、心前区、侧胸)、性质(阵发性灼痛、刀割样痛、压榨样痛)、持续时间(持续性、间断性,数秒、数分钟、数小时)、加重或缓解因素(活动、情绪激动、饱食后是否加重,休息、含服硝酸甘油后是否缓解等)。

(3)伴随症状:是否伴发热、呼吸困难、咳嗽咳痰、吞咽困难、腹痛、反酸烧心、恶心呕吐、头晕及头痛等。

(4)诊治经过:是否曾到医院就诊,做过哪些检查(如心电图、心肌损伤标志物),用过哪些药物,疗效如何。

(5)既往史:有无高血压、糖尿病、高胆固醇血症病史;有无冠心病、脑血管病病史;有无精神神经系统疾病病史;有无食物药物过敏史等。

(6)个人史:是否有吸烟、饮酒、咖啡因摄入过多等;是否经常暴饮暴食、过量摄入高脂肪类食物;运动时间及强度,压力及睡眠情况;评估患者心理状况;社会关系,家庭经济水平,以及家庭支持度等。

(7)月经生育史:若为女性,需询问月经及生育情况。

(8)家族史:家族中有无相似病史,有无高血压、糖尿病、高胆固醇血症者,有无烟酒嗜好。

问诊结果

患者张某,男,73 岁,农民,3 d 前劳累时出现心前区钝痛,放射至颈部和左上臂,持续 5 ~ 10 min,舌下含硝酸甘油片 5 min 后缓解,未就诊。4 h 前上述症状加重,呈压榨性剧痛,伴沉重感,伴胸闷、气短、大汗、全身乏力,偶有咳嗽、咳痰,无呼吸困难,无头晕、头痛,无恶心、呕吐,无意识丧失,含硝酸甘油后无缓解。就诊于当地医院,查心电图结果提示Ⅱ、Ⅲ、AVF 导联可见病理性 Q 波及 ST 段呈弓背向上抬高,当时考虑诊断为"急性下壁心肌梗死",给予口服药物治疗(具体不详),症状缓解不明显。发病来,神志清,精神差,饮食睡眠差,大小便正常,近期体重未见明显下降。

既往高血压病史 10 余年,最高血压 180/100 mmHg,平时口服美托洛尔(倍他乐克)缓释片 47.5 mg qn,血压未规律监测。无糖尿病、脑血管疾病等病史。吸烟史 40 年,约 20 支/d,有饮酒史,具体不详。余病史无特殊。平时饮食稍咸,不规律;不喜欢运动;家庭及社会关系和睦;家庭经济可,支持度高。

---

4. 思维引导　患者就诊时的病例特点:①老年男性,既往有高血压病史,有吸烟饮酒史;② 3 d 前

劳累时出现胸痛,舌下含服硝酸甘油可缓解,4 h前胸痛加重,伴胸闷、气短、大汗、全身乏力,硝酸甘油不能缓解;③当地心电图提示"下壁导联ST段抬高"。根据患者典型心绞痛症状及胸痛症状持续不缓解,结合心电图表现,高血压、吸烟、老年男性等危险因素,高度怀疑"急性下壁心肌梗死"诊断。

（二）体格检查

1. 重点检查内容及目的　患者因胸痛来诊,应重点关注心肌梗死相关危险因素及其并发症的查体,与致命性胸痛如主动脉夹层、肺栓塞、气胸等疾病进行鉴别诊断的查体。①监测生命体征,比较左右、上下肢血压和脉搏是否对称,呼吸是否窘迫及意识状态;②皮肤黏膜是否有发绀;③颈部气管是否居中,评价颈静脉压和库斯莫尔(Kussmaul)征;④胸部有无触痛及皮下气肿,双肺呼吸音是否对称,有无减弱及干、湿啰音;⑤心脏叩诊浊音界,听诊心率、心脏节律、杂音;⑥腹部检查有无压痛及反跳痛,有无肿块及血管杂音,肠鸣音如何;⑦下肢水肿情况,下肢动脉搏动及静脉回流情况。

体格检查结果

T 36.7 ℃,P 90 次/min,R 18 次/min,BP 左上肢 180/100 mmHg,右上肢 174/95 mmHg

身高 178 cm,体重 85 kg,BMI 26.8 kg/m^2

发育正常,营养良好,神志清,精神欠佳,巩膜无黄染,口唇无发绀,颈静脉无怒张,双侧胸廓对称,无畸形,局部无膨隆,胸壁无压痛,无静脉曲张。胸廓扩张度双侧对称,语音震颤正常,无胸膜摩擦感。双肺叩诊呈清音,肺下缘位于右锁骨中线上第6肋间,左肩胛线第10肋间,移动度为 6 cm。两肺呼吸音粗,未闻及明显干、湿啰音,心尖搏动不明显,心界不大,心率90 次/min,律齐,各瓣膜听诊区未闻及杂音。腹平软,无压痛,肝、脾未及,腹部未闻及血管杂音,双下肢无水肿,足背动脉搏动正常。

2. 思维引导　经过体格检查,患者病例特点如下:①患者老年男性急性起病,体型肥胖;②双上肢血压差小于20 mmHg;③心浊音界正常,无新发心脏杂音、心律失常;④肺部呼吸音无减弱,未闻及啰音;⑤腹部无压痛及反跳痛,腹部血管无杂音;⑥双下肢无水肿,足背动脉搏动良好。

根据患者胸痛症状特点,重点及全面查体可基本排除主动脉夹层、肺栓塞、气胸、急腹症、胸膜炎、带状疱疹等疾病。需要进一步辅助检查,鉴别急性心包炎、急性肺动脉栓塞、主动脉夹层动脉瘤等疾病,评价冠状动脉情况。

（三）辅助检查

1. 主要内容及目的

（1）常规血液检查:包括血常规、肝肾功能、电解质及甲状腺功能等,全面评估患者一般情况。

（2）尿常规:尿糖、尿蛋白,有无肾损伤。

（3）大便潜血:了解有无消化道出血,评估后续治疗出血风险。

（4）血脂、血糖:评估心血管疾病风险。

（5）凝血功能:了解凝血功能,评估后续治疗出血风险。

（6）心肌损伤标记物:肌钙蛋白、肌红蛋白、肌酸激酶、肌酸激酶同工酶(CK-MB)、脑钠肽(BNP)等。

（7）心电图:心电图的动态演变对于心肌梗死的诊断和定位具有重要作用。

（8）超声心动图:评估心脏结构和功能。

（9）胸部X线/CT:评估肺部的情况,有助于心肌梗死与肺部疾病的鉴别,评价有无心衰,间接反映心脏的功能状况。

（10）冠状动脉造影：明确冠状动脉狭窄的程度和范围，指导血运重建的策略。

辅助检查结果

（1）血常规：Hb 128 g/L。

（2）肌钙蛋白：1.0 μg/L；肌红蛋白：80 μg/L；肌酸激酶：180 U/L。

（3）血脂：总胆固醇（TC）6.5 mmol/L，高密度脂蛋白胆固醇（HDL-C）0.53 mmol/L，低密度脂蛋白胆固醇（LDL-C）4.3 mmol/L，甘油三酯（TG）2.5 mmol/L。

（4）尿常规、大便潜血、肝肾功能、甲功三项、血糖、凝血等未见明显异常。

（5）心电图：窦性心律，PR 间期固定，部分 P 波后无 QRS 波群，Ⅱ、Ⅲ、AVF 导联可见病理性 Q 波及 ST 段呈弓背向上抬高。

（6）超声心动图：双房增大，二尖瓣反流（中度），三尖瓣反流（轻度），左室壁运动欠协调，左室收缩功能正常 [左室射血分数（LVEF）60%]，未见房间隔、室间隔缺损及卵圆孔未闭。

（7）冠脉造影：左主干未见明显狭窄；前降支近段狭窄 50%，中、远段内膜不光滑，狭窄 50%；回旋支近段狭窄 40%，远端内膜不光滑，在第一钝缘支出后最重狭窄约 90%；右冠状动脉近中段病变伴钙化，最重狭窄约 50%，远端起始部完全闭塞，可见血栓影。

2. 思维引导　该患者相关辅助检查结果：①心肌损伤标志物升高，提示患者存在心肌损伤。②心电图Ⅱ、Ⅲ、AVF 导联可见病理性 Q 波及 ST 段呈弓背向上抬高，提示存在急性下壁 ST 段抬高型心肌梗死；PR 间期固定，部分 P 波后无 QRS 波群，提示合并心律失常 Ⅱ度房室传导阻滞。③超声心动图提示左室壁运动欠协调，进一步佐证了心肌梗死。④冠脉造影结果提示前降支、回旋支、右冠状动脉有不同程度的狭窄，且右冠状动脉远端起始部完全闭塞，可见血栓影，说明患者冠心病诊断明确，且为冠状动脉三支血管病变，风险大；冠状动脉造影是冠心病诊断的金标准，在无法进行冠状动脉造影时，可以进行冠状动脉 CT 血管成像评估冠状动脉狭窄部位和程度。⑤血脂示总胆固醇、甘油三酯、低密度脂蛋白偏高，高密度脂蛋白偏低，存在血脂代谢异常。

患者既往高血压病史，最高血压 180/100 mmHg，分级为高血压 3 级；患者年龄≥45/55 岁（男性/女性），吸烟，血脂异常，此次出现急性心血管事件，危险分层为很高危。

（四）初步诊断

①冠心病、急性下壁 ST 段抬高型心肌梗死、冠状动脉三支血管病变、心律失常、Ⅱ度房室传导阻滞、心功能Ⅰ级（Killip 分级）；②高血压 3 级 很高危；③血脂代谢异常。

二、治疗经过 ▶▶▶

1. 治疗方案

（1）一般治疗：急性期卧床休息，保持环境安静，减少探视，防止不良刺激，避免情绪激动；严密监测生命体征及心电图变化；进行心肌梗死后健康宣教，戒烟限酒，控制饮食，避免饱餐，保持大便通畅；心理疏导，预防焦虑。

（2）再灌注治疗：急诊行经皮冠状动脉介入（PCI）治疗，于右冠状动脉植入 1 枚支架。

（3）抗血小板药物：阿司匹林片 100 mg qd po，替格瑞洛 90 mg bid po。

（4）调脂药物：瑞舒伐他汀片 10 mg qn po。

（5）抗心肌缺血药物：单硝酸异山梨酯 50 mg qd po。

（6）降压及预防心肌重构治疗：美托洛尔缓释片 47.5 mg qd po，沙库巴曲缬沙坦钠片 100 mg qd po。

2. 思维引导　治疗应尽快开通闭塞的冠状动脉，恢复心肌的血液灌注，以挽救濒死的心肌、防止梗死扩大或缩小心肌缺血范围,保护和维护心脏功能,及时处理严重心律失常等并发症,防止猝死。

(1)一般治疗:急性期,患者应严格卧床休息,以降低心脏负荷,维持心脏正常供血。

(2)再灌注治疗:起病 3 ~ 6 h,最多 12 h 内,开通闭塞的冠状动脉,是 ST 段抬高心肌梗死(STEMI)最重要的治疗措施之一。

再灌注治疗包括以下三类:①经皮冠状动脉介入治疗,若患者在救护车上或无 PCI 能力的医院,但预计 120 min 内可转运至有 PCI 条件的医院并完成 PCI,则首先直选 PCI 策略,力争在 90 min 内完成再灌注;若患者在可行 PCI 的医院,则应力争在 60 min 内完成再灌注。②溶栓治疗,如果预计直接 PCI 时间大于 120 min,则首选溶栓策略,力争在 10 min 给予溶栓药物。③紧急冠状动脉旁路移植术,介入治疗失败或溶栓治疗无效有手术指征者,宜争取 6 ~ 8 h 内施行紧急 CABG 术。

(3)药物治疗:①抗栓治疗:包括抗血小板治疗(阿司匹林、替格瑞洛或氯吡格雷),阿司匹林是抗血小板治疗的基石,只要无禁忌证所有患者都应该使用,对于阿司匹林不耐受患者,可考虑使用铝镁匹林或吲哚布芬替代。②抗凝治疗:包括普通肝素和低分子肝素,除非有禁忌,所有急性 STEMI 患者无论是否采用溶栓治疗,均应在抗血小板基础上常规联合抗凝治疗。③调脂治疗:一线治疗药物是他汀类降脂药。急性心肌梗死为极高危 ASCVD,根据 ASCVD 总体危险分层,血脂治疗达标值:LDL-C<1.8 mmol/L、非 HDL-C<2.6 mmol/L。④抗心肌缺血治疗:首先选择 β 受体阻滞剂,其有利于缩小心肌梗死面积,减少复发性心肌缺血、再梗死、心室颤动及其他恶性心律失常,对降低急性期病死率有肯定的疗效。其次为硝酸酯类药物,STEMI 急性期持续剧烈胸痛、高血压和心力衰竭的患者,如无低血压、右心室梗死或在发病 48 h 内使用过 5 型磷酸二酯酶抑制剂,可考虑静脉使用硝酸酯类药物。另外,还有钙通道阻滞剂,对无左心室收缩功能不全或房室传导阻滞的患者,如果 β 受体阻滞剂无效或禁忌使用,可应用非二氢吡啶类钙通道阻滞剂。STEMI 后合并难以控制的心绞痛时,在使用 β 受体阻滞剂的基础上可应用地尔硫䓬。⑤预防心肌重构治疗:ACEI 或 ARB 类药物,通过影响心肌重塑、减轻心室过度扩张而减少心力衰竭的发生,降低死亡率。⑥合并症的药物治疗,如糖尿病、高血压、心力衰竭、心律失常等,应当选择合适的药物或治疗方式进行治疗。

治疗效果

(1)症状:患者未诉明显不适。

(2)查体:血压波动于 130 ~ 140/80 ~ 90 mmHg,无明显阳性体征。

(3)辅助检查:肌钙蛋白 0.02 μg/L;肌红蛋白 45 μg/L;肌酸激酶 100 U/L。心电图提示窦性心律,PR 间期固定,部分 P 波后无 QRS 波群,Ⅱ、Ⅲ、AVF 导联可见病理性 Q 波。

三、健康指导

1. 健康宣教　向患者介绍本病的主要诱因、过程、预后、常见并发症,重视自我管理,学会居家测血压方法,发生胸闷、胸痛等心绞痛发作时的应对措施。

2. 饮食指导　调控每日摄入钠盐量,多食用含钾丰富的食物,均衡饮食,合理安排各种营养成分,规律、定量饮食,戒烟限酒,严格遵守,长期坚持。

3. 生活指导　生活有规律,避免熬夜、过度紧张、劳累,保证足够睡眠,保持大便通畅,适当减重(BMI<24 kg/m²)。

4. 心理指导　减轻心理压力,保持心情舒畅,避免焦虑,积极配合治疗随访,获取家庭支持,树立信心。

5. 运动指导　急性心肌梗死恢复后进行康复治疗,逐步做适当的体育锻炼,有利于体力和工作

全科医学

能力的恢复。经 2~4 个月的体力活动锻炼后,酌情恢复部分或轻工作,以后部分患者可恢复全天工作,但应避免过重体力劳动或精神过度紧张。

四、管理及随访

该患者出院后要坚持长期药物治疗,控制缺血症状、防止再发心肌梗死,应于社区医院建立健康档案,定期复查。规律用药包括口服双联抗血小板药物至少 12 个月,后改为一种抗血小板药物,其他药物包括他汀类药物、β 受体拮抗剂和 ACEI/ARB 长期应用。严格控制危险因素(吸烟、高血压、血脂异常),提高药物治疗的依从性和剂量调整。开展以心理干预和以运动为主的心脏康复治疗,改善患者的生活质量和远期预后,冠心病合并高血压患者血压目标值<130/80 mmHg。出院 1 个月后全科门诊随访,观察患者有无胸闷、胸痛等不适症状,复查血常规、心肌酶谱、肝肾功能、血脂、血糖、凝血功能、电解质,每半年复查 1 次动态心电图、心脏彩超。

五、练习题

1. 简述心肌梗死的诊断标准。
2. 简述心肌梗死的治疗方法。

六、推荐阅读

[1]急性 ST 段抬高型心肌梗死诊断和治疗指南(2019)[J].中华心血管病杂志,2019,47(10):766-783.
[2]中国医师协会心血管内科医师分会,中国心血管健康联盟,心肌梗死后心力衰竭防治专家共识工作组.2020 心肌梗死后心力衰竭防治专家共识[J].中国循环杂志,2020,35(12):1166-1180.
[3]蔡飞跃,杨静,吴疆.胸痛的全科诊断思路[J].中国全科医学,2018,21(1):114-118.

第三节　心力衰竭

一、病历资料

(一)门诊接诊

一般资料:患者李某,女,66 岁,退休人员。

1. 主诉　突发胸闷、气短 1 d。

2. 问诊重点　胸闷的具体表现、诱发因素、伴随症状、疾病进展、诊治经过及治疗效果等。

3. 问诊内容

(1)诱发因素:有无劳累、情绪变化等因素影响。

(2)主要症状及伴随症状:胸闷的持续时间、表现及程度,有无呼吸困难、胸痛,有无发热,有无咳嗽、咳痰、咯血,有无心悸、眩晕,有无水肿,有无意识障碍,有无体重改变等。

(3)诊治经过:是否就诊及检查,是否用药,检查结果及用药的种类、剂量,用药效果如何。

(4)既往史:有无高血压、心脑血管疾病等病史;有无甲状腺疾病、糖尿病等内分泌疾病;有无心脏毒性药物应用史;有无手术外伤史;药物食物过敏史等。

(5)个人史:职业及劳动习惯,是否有吸烟、饮酒、咖啡因摄入过多等;饮食是否过咸;睡眠情况;

运动时间及强度;患者心理状况;社会关系、家庭经济水平以及家庭支持度等。

（6）月经生育史:女性月经及生育情况。

（7）家族史:一级亲属是否有冠心病、脑血管病变等疾病,有无心肌疾病家族史。

问诊结果

李某,女,66 岁,退休人员,1 d 前登山途中因外孙失踪突发胸闷、气短,呈持续性,活动时加重,伴咳嗽、咳少量白色黏痰,伴轻度呼吸困难,持续不缓解,无发热、胸痛,无恶心、呕吐,无腹痛、腹胀。遂就诊于某县医院急诊科,行"心电图:窦性心律,$V_3 \sim V_6$ 导联 ST 段弓背样抬高;急性心肌梗死定量 CK-MB<0.1 ng/mL;BNP 288 pg/mL",为求进一步诊治,遂以"胸闷查因:心力衰竭?"就诊于某省级医院全科医学科。自发病以来,精神、睡眠差,饮食尚可,大小便正常,体重未见明显变化。

既往有"高血压"10 余年,最高血压达 160/90 mmHg,未规律用药,平素血压控制在 140/90 mmHg;"糖尿病"10 余年,平素口服"二甲双胍(格华止)"0.85 g bid po,血糖控制一般,未规律监测。其他病史无特殊。

4. 思维引导　本例患者病例资料中最突出的是情绪激动、劳累后出现胸闷、气短,结合患者老年女性,既往高血压、糖尿病病史,院外检查结果,考虑为"心功能不全"可能,需进一步完善查体及相关辅助检查排除其他可能引起胸闷气短症状的病因,如冠心病、心肌病、肺心病、先天性心脏病、肺气肿、肺炎、贫血等。

（二）体格检查

1. 重点检查内容及目的　对于就诊的胸闷、气短患者,监测其血压、呼吸、脉搏、体温等生命体征的同时重点进行心肺检查,观察呼吸运动、心尖搏动有无异常,有无胸膜摩擦感、心包摩擦感,心浊音界是否扩大,肺部呼吸音听诊有无异常,心脏听诊是否有杂音、心包摩擦音等。还应重点注意近期体重有无增加,有无血管杂音、颈静脉充盈、水肿(部位、性质、范围等)、肝脾肿大等表现。

体格检查结果

T 36.3 ℃,P 83 次/min,R 18 次/min,BP 132/74 mmHg

颈静脉未见怒张,气管居中,甲状腺未触及肿大。呼吸运动正常,肋间隙正常,语颤正常。叩诊清音,呼吸规整。双肺呼吸音粗,双肺底可闻及湿啰音,无胸膜摩擦音。心前区无隆起,心尖搏动正常,心浊音界向左下扩大,心率 83 次/min,律齐,各瓣膜听诊区未闻及杂音,无心包摩擦音。腹部柔软,无压痛、反跳痛,腹部无包块,肝脾未触及,腹部未闻及血管杂音。双下肢呈轻度凹陷性水肿。

2. 思维引导　该患者为老年女性,经体格检查有肺部湿啰音、心浊音界向左下扩大、双下肢轻度凹陷性水肿表现,符合心功能不全的体征,根据患者病史、体格检查,需进一步完善心肌酶、胸部 X线、CT、血尿便常规、超声心动图等检查。

（三）辅助检查

1. 主要内容及目的

（1）常规血液检查:包括血常规、肝肾功能、血糖、血脂、电解质及甲功等,全面评估患者一般情况,为后续治疗用药提供指导。

(2)尿常规:尿比重、尿糖、尿蛋白,有无肾损伤。

(3)肌钙蛋白、心肌酶的动态演变:明确是否存在急性冠脉综合征,以及进行预后评估。

(4)B型利钠肽/N末端B型利钠肽原:评估有无心衰、病情严重程度及预后。

(5)病毒学检查:评估是否存在病毒性心肌炎。

(6)心电图或动态心电图:心衰患者可有心电图非特异性ST-T异常,急性心肌梗死通常有心电图特征性动态演变,能帮助判断心肌梗死、心律失常等。

(7)超声心动图:评价各心腔大小、瓣膜结构和心脏功能。

(8)胸部X线/CT:评估肺部的情况,有助于心衰与肺部疾病的鉴别,间接反映心脏的功能状况。

(9)心脏磁共振:是测量左右心室容量、质量和射血分数的"金标准",超声心动图未能作出诊断时,心脏磁共振是最好的替代影像学检查,也是复杂性先天性心脏病的首选检查方法。

(10)冠脉血管造影:对于拟诊冠心病或有心肌缺血症状、无创检查提示存在心肌缺血者,行此检查明确病因。

(11)焦虑抑郁量表评估:了解患者心理状态。

(12)睡眠量表评估:了解患者睡眠情况。

辅助检查结果

(1)血常规、尿常规、肾功能、肝功能、电解质、甲功、血脂、传染病四项未见明显异常。

(2)心肌酶:肌酸激酶21.7 U/L,肌酸激酶同工酶8 U/L,乳酸脱氢酶158 U/L。

(3)血糖:空腹血糖6.5 mmol/L,糖化血红蛋白7.5%。

(4)心脏彩超示:①左室壁节段性运动异常并室壁瘤形成;②左室明显增大(左心室内径54 mm)、左房大;③二尖瓣轻度反流;④左室收缩功能明显减低(EF值17%);⑤左室松弛功能减退;⑥心包积液(大量)。

(5)胸部CT示:①双肺间质性肺水肿;②双肺炎症;③心影增大,心包大量积液;④双侧胸膜增厚,双侧胸腔积液。

(6)焦虑抑郁量表评估:轻度焦虑。

(7)阿森斯睡眠量表:7分(提示失眠)。

2.思维引导　该患者为老年女性,急性起病,发病前有劳累及情绪剧烈波动,胸闷气短症状为主,查体符合心功能不全的体征,心电图提示胸前导联ST段抬高,心肌酶无异常,超声心动图提示左室壁节段性运动异常并室壁瘤、左室大并收缩功能明显减退,考虑心力衰竭。

心力衰竭的严重程度通常采用美国纽约心脏病学会(New York Heart Association,NYHA)的心功能分级方法。①Ⅰ级:日常活动量不受限制,一般活动不引起乏力、呼吸困难等心衰症状。②Ⅱ级:体力活动轻度受限,休息时无自觉症状,一般活动下可出现心衰症状。③Ⅲ级:体力活动明显受限,低于平时一般活动即引起心衰症状。④Ⅳ级:不能从事任何体力活动,休息状态下也存在心衰症状,活动后加重。

该患者双肺底可闻及湿啰音,一般活动后有心衰症状,考虑为心功能Ⅱ级,但是患者心脏彩超EF值17%,有猝死风险,应当高度重视。患者既往高血压10余年,最高血压达160/90 mmHg,分级为2级,合并有糖尿病,危险度为很高危。

(四)初步诊断

①心力衰竭、心功能Ⅱ级(NYHA分级);②心包积液;③胸腔积液;④高血压2级 很高危;

⑤2型糖尿病;⑥轻度焦虑;⑦失眠。

二、治疗经过

1.治疗方案

(1)一般治疗:积极进行健康宣教,监测血压、血糖、心率、出入水量等,低盐低脂糖尿病饮食,戒烟限酒,合理运动,心理疏导。

(2)降糖药物:二甲双胍(格华止)0.85 g bid po,卡格列净30 mg qd po,阿卡波糖100 mg tid po。

(3)降压及改善心衰药物:比索洛尔5 mg qd po,卡托普利12.5 mg bid po,呋塞米20 mg bid po,螺内酯20 mg bid po。

(4)心包、胸腔积液的处理:超声引导下心包积液穿刺置管引流术、胸腔穿刺引流术。

2.思维引导

患者心功能不全诊断明确,应当积极控制各种危险因素(如降压、降糖药物应用),改善心衰症状,避免病情加重及急性并发症发生。心力衰竭的并发症主要包括心律失常、肺部感染、血栓形成等。

改善心衰的药物主要有以下几种。

(1)利尿剂:能够控制体液潴留,降低心肌前负荷,减轻症状,改善运动耐量。主要包括呋塞米、噻嗪类、螺内酯等。通过记录24 h出入量、体重监测可判断利尿效果。

(2)肾素-血管紧张素系统抑制剂:①血管紧张素转换酶抑制剂,治疗心力衰竭的首选药,可以缓解症状、延缓病情进展、降低死亡率、改善预后,主要包括卡托普利、培哚普利、贝那普利等。②血管紧张素受体拮抗剂,血管紧张素转换酶抑制剂不能耐受的患者推荐使用,主要包括缬沙坦、氯沙坦、厄贝沙坦等。③血管紧张素受体脑啡肽酶抑制剂(ARNI),显著降低心衰住院和心血管死亡风险,改善心衰症状和生活质量,主要包括沙库巴曲缬沙坦等。④醛固酮受体拮抗剂,能阻断醛固酮效应,抑制心血管重塑,改善心衰的远期预后。主要包括螺内酯、依普利酮等。

(3)β受体阻滞剂:抑制交感神经激活对心力衰竭代偿的不利作用,长期应用可减轻症状,改善预后,降低死亡率和住院率,延长轻中度心衰患者的生存期,主要包括美托洛尔、比索洛尔等。

(4)洋地黄类药物:正性肌力药,可减轻患者的症状,提高运动耐量,降低住院率。伴有快速心房颤动/心房扑动的收缩性心力衰竭是应用洋地黄的最佳指征,代表药物地高辛。

(5)伊伐布雷定:减慢窦性心律,延长舒张期,改善左心室功能及生活质量,且无β受体阻滞剂的不良反应或反跳现象。

(6)心衰新四联疗法:血管紧张素受体脑啡肽酶抑制剂或血管紧张素转换酶抑制剂/血管紧张素Ⅱ受体拮抗剂、钠-葡萄糖共转运蛋白2抑制剂(SGLT2i)、β受体阻滞剂和醛固酮受体拮抗剂为"新四联"规范化心衰药物治疗模式,能够大幅度改善射血分数降低的心衰患者的预后。

患者存在焦虑、失眠情况,应当积极进行心理疏导,缓解患者焦虑情绪,以良好的心态积极面对疾病,提高生活质量,必要时可以加用改善睡眠、抗焦虑药物。

治疗效果

(1)症状:患者未诉明显不适。

(2)查体:血压波动于125~135/75~85 mmHg,双肺呼吸音清,未闻及干、湿啰音,双下肢水肿消失,余无明显阳性体征。

(3)辅助检查:空腹血糖波动于6~7 mmol/L,餐后血糖波动于8~10 mmol/L。心脏超声:EF值37%。

三、健康指导

1.健康宣教　向患者介绍心力衰竭的主要病因、诱因、过程、预后,常见合并症,重视自我管理。

2.饮食指导　养成健康饮食习惯,建议低盐低脂糖尿病饮食,营养均衡,避免辛辣刺激饮食,控制米、面等淀粉含量高的主食的摄入,推荐摄入杂粮、优质蛋白、富含维生素的食物,注意体重管理。

3.生活指导　生活有规律,避免熬夜、过度紧张、劳累、情绪激动,戒烟限酒,保证足够睡眠,肥胖者需要合理减重(BMI<24 kg/m²)。

4.心理指导　减轻心理压力,保持心情舒畅,避免焦虑,积极配合治疗随访,获取家庭支持,树立信心。

5.运动指导　急性期或病情不稳定者应卧床休息,减少活动;病情稳定者,在不引起症状的前提下进行运动训练或规律的体力活动,减少久坐,运动过程注意循序渐进。

6.药物指导　二甲双胍(格华止)0.85 g bid po,卡格列净 30 mg qd po,阿卡波糖 100 mg tid po,比索洛尔 5 mg qd po,卡托普利 12.5 mg bid po,螺内酯 10 mg qd po,阿托伐他汀片 10 mg qd po,阿司匹林片 100 mg qd po,氯吡格雷 75 mg qd po。详细讲解药名、剂量、时间、频次、用药目的、不良反应和注意事项等,提高患者依从性。

四、管理及随访

于社区医院建立健康档案,纳入慢性病管理。自行监测血糖、血压,定期至社区医院监测随访。随访应重点关注:①监测症状、NYHA 心功能分级、血压、心率、心律、体重、血常规、肝肾功能、血糖、血脂和电解质。②监测有无药物不良反应,及时调整方案。③必要时行 BNP/NT-proBNP、X 线胸片、超声心动图、动态心电图等检查。如有不适,及时转诊。

五、练习题

1.心力衰竭接诊的要点是什么?

2.心力衰竭健康教育包含哪些内容?

六、推荐阅读

[1]葛均波,霍勇,杨杰孚,等.慢性心力衰竭"新四联"药物治疗临床决策路径专家共识[J].中国循环志,2022,37(8):769-781.

[2]中华医学会,中华医学会全科医学分会.慢性心力衰竭基层诊疗指南(2019 年)[J].中华全科医师杂志,2019,18(10):936-947.

[3]中华医学会,中华医学会全科医学分会.急性心力衰竭基层诊疗指南(2019 年)[J].中华全科医师杂志,2019,18(10):925-930.

第四节　心律失常

一、病历资料

(一)门诊接诊

一般资料:患者,女性,66 岁,退休工人。

1.主诉　间断心悸 5 年余,再发加重 1 d。

2.问诊重点 起病情况,病情特点,有无其他相关症状,诊疗经过,治疗效果,既往史及个人相关病史等。

3.问诊内容

(1)诱发因素:是否发热,是否与活动相关,是否在饮浓茶、咖啡或餐后出现,是否与情绪激动、精神紧张相关,是否服用引起心悸药物,是否为更年期前后。

(2)主要症状:心悸发作时间、发作频率,每次持续时间和程度,缓解或加重因素,发作缓解方式及病程长短等。

(3)伴随症状:是否伴有胸闷、胸痛、呼吸困难、发热、四肢抽搐、头晕、乏力、消瘦、出汗、晕厥、呕血或便血、血压下降、肢体活动障碍等。

(4)诊治经过:发病以来接受的检查、诊疗经过、用药情况及治疗效果如何,特别是是否做过心电图及动态心电图。

(5)既往史:有无先天性心脏病、冠心病、高血压病史,有无心律失常病史,有无主动脉瓣关闭不全、二尖瓣关闭不全心脏瓣膜病史;有无甲状腺功能亢进、嗜铬细胞瘤、糖尿病等内分泌病史;有无急、慢性失血病史;有无长期用药史;有无手术外伤史;有无药物食物过敏史等。

(6)个人史:吸烟饮酒史,患者生活方式,包括饮食、运动、睡眠、心理状况等,家庭社会关系,文化水平,经济状况,依从性等。

(7)月经生育史:女性月经及生育情况。

(8)家族史:一级亲属是否有高血压、心律失常、甲状腺异常、冠心病、家族性心脏病等疾病。

问诊结果

患者66岁,老年女性,退休工人,5年前无明显诱因间断出现心悸,自觉心跳快,非突发突止,无胸痛、气短、呼吸困难等症状,发作时间长时伴有胸闷、乏力,一次持续10余分钟至1 d不等,可自行缓解,院外曾行心电图提示心律失常(具体不详),其间无黑矇、晕厥、腹痛、腹泻、发热等症状,开始前4年每年发作1~2次,未行系统诊治。近1年发作4次,症状类似,间断口服美托洛尔片25 mg bid,症状时轻时重。1 d前无诱因再发心悸,伴胸闷、全身乏力,进食差,无胸痛,无咳嗽、咳痰,无发热,无腹痛、腹泻,无头痛、头晕,口服速效救心丸症状缓解,现为进一步诊治入院。既往高血压病史10余年,最高血压160/100 mmHg,口服苯磺酸氨氯地平片2.5 mg qd,平素未正规监测血压。否认肝炎、结核等传染病病史,否认先天性心脏病、糖尿病、冠心病等病史,无手术外伤史,无烟酒等嗜好,口味较重。无食物、药物过敏史。平素情绪正常,经济收入稳定,家庭及社会关系和谐,沟通良好。

4.思维引导 心悸是自觉心脏跳动的不适感或心慌感。按发作频率、节律和强度分为:期前收缩型心悸、心动过速型心悸、焦虑相关型心悸、脉冲型心悸。常见原因分为生理性或病理性心脏搏动增强,心律失常及精神,心理疾病等。患者以"间断心悸5年余,再发加重1 d"为主诉入院,患者发作时伴胸闷、全身乏力,考虑心律失常可能性大,后需结合查体与辅助检查与冠心病、心衰、甲亢、瓣膜心脏病、贫血、精神神经疾病等疾病相鉴别。

(二)体格检查

1.重点检查内容及目的 ①四肢皮肤、黏膜:查看有无皮下淤血、贫血水肿、发绀等情况;②血压、脉搏:查看高血压控制情况及了解脉率的规整及快慢速度;③甲状腺:查看甲状腺有无肿大及结节;④心脏:怀疑患者有器质性心脏病时,应重点检查心脏有无病理性体征,即有无心脏杂音、心脏增大以及心律改变等;⑤腹部:有无血管杂音,有无肝脾大等心衰表现;⑥肺部:听诊有无啰音。

体格检查结果

T 36.0 ℃,P 125 次/min,R 17 次/min,BP 150/80 mmHg,身高 162 cm,体重 65 kg,BMI 24.76 kg/m^2

神志清,气管居中,无贫血貌,眼部无充血,浅表淋巴结无肿大,未触及肿大的甲状腺,甲状腺听诊无杂音。局部双肺呼吸音粗,下肺可闻及少许湿啰音。HR 136 次/min,律不齐,第一心音强弱不等,未闻及病理性杂音,无周围血管征。腹软,无压痛及反跳痛,肝、脾肋下均未触及,未闻及腹部血管杂音。四肢肌力、肌张力正常,病理反射未引出。双下肢轻度水肿。

2.思维引导　患者 BMI 24.76 kg/m^2,属于超重,血压偏高,心率、脉率均偏快,心率>脉率,律不齐,第一心音强弱不等,考虑心律失常—房颤,下肺可闻及少许啰音,下肢轻度水肿,需完善进一步检查查找房颤原因及有无相关并发症(心衰、体循环栓塞)。

(三)辅助检查

1.主要内容及目的

(1)血常规:有无感染及贫血。

(2)甲状腺功能:排除甲状腺病变(尤其是心室率快,药物不易控制者,应注意排除功能异常引起)。

(3)肝肾功能、电解质:是否有肝肾功能异常、电解质紊乱。

(4)血糖:排除糖尿病或低血糖。

(5)心肌酶:排除急性心肌梗死、心肌炎等。

(6)心电图:有无心律失常及心律失常的类型,有无心肌缺血等。

(7)心脏彩超:心脏大小及有无瓣膜病变。

(8)血气分析:有无酸碱失衡。

(9)N 末端 B 型利钠肽前体(NT-ProBNP):有无存在心力衰竭。

辅助检查结果

(1)血常规:WBC 7.8×10^9/L,RBC 5.6×10^{12}/L,Hb 135 g/L,PLT 223×10^9/L。

(2)肝功能:丙氨酸转氨酶(ALT) 18 U/L,天冬氨酸转氨酶(AST) 10 U/L,总蛋白 69.5 g/L,白蛋白 42.4 g/L,球蛋白 27.1 g/L,谷氨酰转肽酶 10 U/L。

(3)肾功能:尿酸 309 μmol/L,尿素氮 6.16 mmol/L,肌酐 66 μmol/L,eGFR(估算的肾小球滤过率)76.19 mL/(min · 1.73 m^2)。

(4)甲状腺功能:游离三碘甲腺原氨酸(FT$_3$) 4.448 pmol/L,游离甲状腺素(FT$_4$) 12.26 pmol/L,促甲状腺素(TSH) 2.8 mIU/L。

(5)生化:Na$^+$136 mmol/L,K$^+$4.5 mmol/L,Ca^{2+}2.30 mmol/L。

(6)血脂:总胆固醇 5.03 mmol/L,甘油三酯 1.41 mmol/L,高密度脂蛋白 0.86 mmol/L,低密度脂蛋白 2.53 mmol/L。

(7)血糖:5.6 mmol/L。

(8)心肌酶:CK-MB<2.5 ng/mL,心肌肌钙蛋白 I(cTnI)<0.01 ng/mL,肌红蛋白(Myo)<30 ng/mL。

(9)凝血功能、血气分析均正常。

(10)NT-ProBNP:2020 pg/mL。

(11)心电图:快室率心房纤颤(图1-1)。

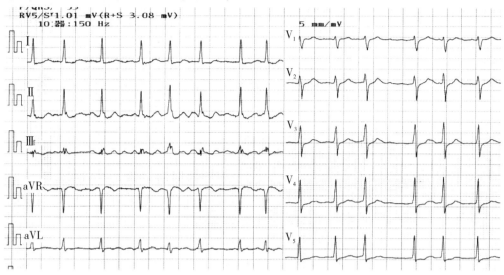

图1-1 患者入院心电图

(12)心脏彩超结果:左房扩大(42 mm)、左室舒张功能减退,二尖瓣轻度反流、三尖瓣轻度反流、心脏泵功能正常。

2. 思维引导 该患者血常规肝肾功能、电解质、血糖、甲状腺功能、血气分析、凝血功能均正常。心律失常类型为快速房颤,目前心脏彩超提示左房扩大,左室舒张功能减退。NT-ProBNP 高,存在心功能不全,需警惕房颤相关并发症。

(四)初步诊断

①心律失常阵发性心房颤动;②高血压 2 级 高危。

二、治疗经过

1. 初步治疗

(1)一般治疗:低盐低脂饮食,避免情绪激动,卧床休息,保持电解质稳定,监测心率。

(2)抗凝治疗:依诺肝素 6000 IU q12h,之后过渡为利伐沙班片 200 mg qd po。

(3)纠正心律失常:胺碘酮 150 mg+5% 葡萄糖 20 mL 缓慢静推后胺碘酮 300 mg+5% 葡萄糖 44 mL 泵入 10 mL/h(前 6 h)之后改为 5 mL/h(维持 18 h)。必要时择期行射频消融手术。

(4)降压改善心肌重塑药物:依那普利片 10 mg qd。

2. 思维引导 房颤治疗包括节律控制、心室率控制及抗凝治疗。①节律控制和心室率控制是改善房颤患者症状的两项主要措施。节律控制方法包括心脏电复律、抗心律失常药物(AAD)治疗和导管消融等。《房颤:目前的认识和治疗建议(2021)》指南强调了节律控制在房颤治疗中的优选地位,建议早期节律控制。对于房颤发作时症状严重、伴有明显心衰、心绞痛,存在长期抗凝禁忌证或控制心室率效果不满意的患者,应选择复律并维持窦律治疗;对于初发房颤、年轻患者以及心室率控制后症状仍然明显的患者,可考虑复律治疗;阵发性房颤发作时间<48 h 及房颤诊断<1 年合并心血管风险的房颤患者可以根据病情和患者意愿考虑复律治疗,经与家属沟通,选择药物复律治疗。②房颤患者血栓栓塞危险较高,应用华法林或新型口服抗凝药物(NOAC)抗凝可明显减少血栓栓塞事件的发生,并可以改善患者预后。该患者 CHA_2DS_2-VASc 评分 4 分,为卒中高危人群,需抗凝治疗。HAS-BLED 评

分 1 分,为出血中危患者。首先选择依诺肝素抗凝治疗,患者无结构性心脏瓣膜病,故过渡为与华法林效果相当但出血风险较低的利伐沙班治疗。③患者可能存在射血分数保留性心力衰竭,目前应以房颤治疗为主,加用 ACEI 或 ARB 或 ARNI 类药物改善心肌重塑;改善心衰症状,适当利尿。

治疗效果

静脉注射胺碘酮及泵入药物治疗 4 h 后心率较前减慢。

(1)症状:患者心悸症状稍缓解。

(2)查体:BP 122/68 mmHg,P 80 次/min,双肺呼吸音粗,下肺少许湿啰音,心率 90 次/min,律绝对不齐,腹软,无压痛及反跳痛,双下肢无水肿。

三、健康指导 ▶▶▶

1. 健康宣教　向患者介绍本病的住院诱因、过程、预后、常见急慢性并发症,重视自我管理,学会自测心率及心律。

2. 饮食指导　低盐低脂饮食,均衡饮食,戒烟限酒,限制或避免长期大量服用含有咖啡因的物质,如茶、咖啡、可乐以及一些刺激性或有诱发心律失常作用的非处方药。

3. 生活指导　规律生活方式,避免熬夜,避免情绪激动、控制体重、避免劳累。

4. 心理指导　保持心情舒畅,避免焦虑,积极配合治疗随访,获取家庭支持,树立信心。

5. 运动指导　可进行一些轻松愉快不增加心脏负担的全身性运动,如做广播操、打太极拳、散步、做保健操等。

6. 控制相关危险因素　如控制血压、血糖、血脂、纠正呼吸睡眠暂停等。

7. 药物指导　利伐沙班片 20 mg qd(3 个月后评估是否继续服用),胺碘酮片 200 mg tid,一周后改为 200 mg bid,一周后改为 200 mg qd 维持 3 个月(期间监测心率、心律),螺内酯片 20 mg qd,依那普利片 10 mg qd,恩格列净 10 mg qd,均口服,交代用药时间、剂量、不良反应,定期监测相关指标。

四、管理及随访 ▶▶▶

1. 对新发生的心房颤动,建议患者到上级医院确定抗凝治疗、节律或心室率控制的治疗方案。

2. 对稳定的患者(阵发性房颤发作不多、永久性心房颤动室率控制理想、抗凝患者)应定期随访,可根据抗凝及其他治疗需要安排随访间期。

3. 对使用抗凝药物的患者,应对患者和家属进行按时服药、保证依从性的教育,定期监测肾功能。

4. 对使用抗心律失常药物患者,应根据药物特点进行随访观察,定期(第一年每 3 个月,以后每 6 个月)复查甲状腺功能、胸片。

5. 每次随访时注意患者的症状,评估出血、栓塞风险,是否有药物不良反应,必要时转上级医院。

六、练习题 ▶▶▶

1. 新发房颤的管理目标是什么?

2. 房颤患者射频消融治疗的适应证有哪些?

七、推荐阅读 ▶▶▶

[1]心房颤动基层诊疗指南(2019 年). 中华全科医师杂志[J]. 2020,19(6):465-473.

[2]姚树坤,张抒扬. 临床思维[M]. 北京:人民卫生出版社,2020.

第二章　呼吸系统

第一节　支气管哮喘

一、病历资料

(一)门诊接诊

一般资料:患者30岁,男性,公司职员。

1. 主诉　间断发作性喘息6年,加重2 d。

2. 问诊重点　喘息症状多为呼吸系统疾病引起,患者慢性病程,问诊时应注意数年病程中常见诱发因素、发作主要症状、伴随症状特点、疾病演变过程、诊治经过、治疗效果等。

3. 问诊内容

(1)诱发因素:有无受凉、感冒,接触冷空气、宠物毛发等,或者有无进食变应原等诱发因素。

(2)主要症状:间断喘息还是持续喘息,有无季节性,发作频率,症状持续时间,是呼气困难还是吸气困难。

(3)伴随症状:是否合并咳嗽咳痰,有无发热,有无咯血,有无胸痛,尿量是否正常,是否有意识障碍等。

(4)诊治经过:是否检查用药,检查结果,用何种药,具体剂量、效果如何。

(5)既往史:有无变应性鼻炎、哮喘病史,有无高血压、糖尿病、冠心病、脑血管病、肝脏疾病、急慢性肾功能不全病史,有无过敏史,如冷空气、宠物毛发、粉尘等,有无结核病史、儿童时期有无呼吸道感染及呼吸道传染病史如麻疹、百日咳等。

(6)个人史:有无饲养宠物史,职业性质是否特殊,某些职业病如硅沉着病,暴露于某种粉尘环境,装修工人长期处于装修空气污染环境;一些肺部疾病与吸烟有很大关系如慢性阻塞性肺疾病(COPD)、肺癌等。

(7)家族史:家中有无过敏性鼻炎、支气管哮喘等遗传倾向相关疾病。

问诊结果

患者年轻男性,公司职员。6年前每于受凉后或者触及宠物毛发、花粉后出现喘息症状,曾诊断"支气管哮喘",住院予抗炎、解痉、平喘等治疗好转出院,平素间断应用布地奈德福莫特罗气雾剂吸入药物,2 d前受凉后出现鼻塞喘息,未发热,无咳嗽咳痰,无咯血,气喘夜间加重,下肢无水肿。自行服用头孢克肟胶囊2 d,未见好转来诊。

既往有慢性鼻炎病史,于家中饲养宠物猫7年余。余病史无特殊。

4.思维引导　患者有反复喘息病史,受凉或者接触变应原后症状出现。慢性支气管炎秋冬季多发,老年人多见,与上述症状不符,待肺功能结果、胸部CT回报后明确是否合并有慢性支气管炎;该患者幼时无麻疹、肺炎、百日咳史,无大量脓臭痰史,放射线或CT可证实有否支气管扩张;该患者气喘重,但非常年发作,多受凉后影响,完善BNP、心脏彩超,查体时注意心脏检查,有无心脏扩大、心脏杂音,明确是否合并心力衰竭;患者平素有无服用阿司匹林等药物,明确有无阿司匹林药物性哮喘,在查体时重点行胸部查体,如:胸廓是否正常、呼吸音强弱、是否闻及湿啰音、哮鸣音等。

(二)体格检查

1.重点检查内容及目的　患者急性气道痉挛的可能性大,应注意肺部体征。有无呼气相延长,有无肺气肿体征,如桶状胸、肋间隙增宽、呼吸音减弱;肺部是否有啰音,是湿啰音还是干啰音,干啰音提示有气道痉挛或阻塞,若干啰音减弱或者消失,有可能是哮喘病情危重的表现之一。若闻及湿啰音,则考虑支气管炎、肺炎、肺结核、急性心衰等疾病。

> **体格检查结果**
>
> T 36.9 ℃,P 120 次/min,R 30 次/min,BP 130/75 mmHg
>
> 神志清,精神差,端坐位,说话可成句。口唇发绀,颈静脉无怒张,气管居中,浅表淋巴结不大,胸廓对称,无明显畸形及桶状胸,双肺上叶叩诊过清音,肺肝界位于右锁骨中线第5肋间,听诊双肺可闻及广泛呼气相哮鸣音,伴呼气相延长,未闻及湿啰音。心界不大,心率120 次/min,律齐,各瓣膜区未闻及杂音及奔马律,腹软,无压痛,肝脾肋下未触及,移动性浊音阴性,双下肢无水肿,余查体正常。

2.思维引导　经上述检查,患者肺部广泛哮鸣音,伴呼气相延长,其余体征未见明显阳性,具备支气管哮喘急性发作的表现和典型肺部阳性体征,应尽快确定诊断,评估严重程度,进一步进行肺功能等实验室检查,明确诊断。

(三)辅助检查

1.主要内容及目的

(1)肺功能+支气管舒张试验:明确诊断气道阻塞情况,支气管高反应性。

(2)血常规、ESR、CRP:进一步判断有无感染性疾病。

(3)胸部影像学:明确肺部有无变化。

(4)动脉血气分析:明确是否有呼吸衰竭,判断病情的严重程度。

(5)变应原检测:结合病史有助于病因诊断。

(6)心电图:明确是否有心肌缺血、心律失常等。

(7)肝肾功能、电解质:是否有肝肾功能的损害、内环境紊乱失衡。

> **辅助检查结果**
>
> (1)肺功能:肺功能呈阻塞性通气功能障碍[第一秒用力呼气量(FEV_1)占预计值52%,FEV_1/用力肺活量(FVC) 55%],支气管舒张试验阳性,(吸入沙丁胺醇后FEV_1改善率14%,绝对值增加310 mL)。
>
> (2)血常规:WBC 8.2×10^9/L,N 75%,L 10%,RBC 4.88×10^{12}/L,Hb 150 g/L,PLT 310×10^9/L。
>
> (3)CRP<5 mg/L;ESR 6 mm/h。

（4）肺片：双肺透亮度增高，余未见异常。

（5）动脉血气分析：（未吸氧）pH 7.45，动脉血二氧化碳分压（$PaCO_2$）35 mmHg，动脉血氧分压（PaO_2）60 mmHg。

（6）变应原检测：猫毛、粉尘、冷空气、花粉、烟草烟雾均为阳性。

（7）心电图：窦性心动过速。

（8）肝肾功能：正常。

（9）电解质：K^+ 4.3 mmol/L，Na^+ 140 mmol/L，Cl^- 90 mmol/L。

2. 思维引导　根据该患者肺部查体阳性体征，肺功能提示阻塞性通气功能障碍、支气管舒张试验阳性，既往"慢性鼻炎"病史，支持支气管哮喘的诊断，既往无药物服用史，排除药物性哮喘。胸片提示双肺通气过度，余未见明显异常，不考虑慢性阻塞性肺疾病、肺脓肿等感染性疾病。

（四）初步诊断

支气管哮喘。

二、治疗经过

1. 治疗方案

（1）确定并减少变应原接触。

（2）低流量持续吸氧（3 L/min）。

（3）雾化吸入：异丙托溴铵/硫酸沙丁胺醇 0.5 mL（2.5 mg），间隔 20 min 吸入 1 次，共 1 h。次日：每日 4 次吸入。

（4）症状稳定后改为布地奈德福莫特罗吸入剂，一次 1 吸，bid。

（5）静脉滴注：琥珀酸氢化可的松 200 mg，bid；多索茶碱注射液 0.3 g qd ivgtt。

2. 思维引导　避免接触变应原，从根本上减少危险因素的刺激，为预防并减少发作次数最有效的措施。采用吸入性激素、白三烯调节剂等药物治疗气道慢性炎症，使哮喘维持临床控制，是哮喘治疗的基石。采用 β_2 受体激动剂等迅速缓解气道痉挛，缓解哮喘症状。患者血气分析示氧分压、二氧化碳分压均处于临界值，应予低流量低浓度持续吸氧。患者支气管哮喘急性加重期，立即给予雾化吸入支气管扩张剂，全身应用糖皮质激素抑制炎症反应，多索茶碱可解除气道平滑肌痉挛，促进病情缓解，症状稳定后继续雾化吸入糖皮质激素及支气管扩张剂。

治疗效果

症状：呼吸正常，气喘症状未再发作，呼吸困难明显缓解。

查体：神志清，呼吸平稳，R 17 次/min，口唇红润，双肺呼吸音清，未闻及哮鸣音。

辅助检查：血气分析示 pH 7.38，$PaCO_2$ 38 mmHg，PaO_2 80 mmHg，动脉血氧饱和度（SaO_2）99%。

三、健康指导

1. 健康宣教　向患者介绍本病的主要诱因、过程、预后、常见急慢性并发症，重视自我管理，认识哮喘的发作先兆，学会疾病发作时简单的紧急自我处理方法。

2. 饮食指导　饮食清淡、易消化、足够热量的食物，忌食海鲜油腻等易引起哮喘发作的食物，如鱼类、虾、蛋类、牛奶等；不吃辛辣、刺激性食物，多饮水，忌烟酒。

3.生活指导　注意针对性寻找和避免接触敏感因素,如绒毛玩具、动物皮毛、冷空气等,避免接触烟雾及刺激性气体。

4.心理指导　减轻心理压力,保持心情舒畅,避免焦虑,积极配合治疗随访,获取家庭支持,树立信心。

5.运动指导　非发作期,应积极锻炼,如游泳、快走、慢跑等,尽可能改善肺功能,最大限度恢复劳动力。

6.药物指导　布地奈德福莫特罗粉吸入剂,1喷,bid;沙丁胺醇气雾剂,急性发作时吸入。

四、管理及随访

做好自我管理的宣教,记录哮喘日记,初次确诊后,建议出院后2~7 d和1~2个月内进行随访,评估疾病的严重程度,确认治疗方案;稳定期建议每3~6个月进行一次随访。包括症状、药物使用情况,根据病情变化必要时调整治疗方案,提供哮喘相关教育。

五、练习题

1.简述支气管哮喘的发病机制。

2.简述支气管哮喘急性发作期的重症处理。

六、推荐阅读

[1]王辰,高占成.内科学—呼吸与危重症医学分册[M].北京:人民卫生出版社,2016.
[2]支气管哮喘基层诊疗指南(2018年)[J].中国全科医师杂志,2018,17(10):751-762.

第二节　慢性阻塞性肺疾病

一、病历资料

(一)门诊接诊

一般资料:患者男性,68岁,厨师。

1.主诉　反复咳嗽30年,活动后胸闷10年,加重2 d。

2.问诊重点　患者病史较长,询问时遵循以下几点:诱发因素、主要症状及伴随症状特点、疾病演变过程、诊治经过、治疗效果等。逐一询问30年来咳嗽情况、10年来胸闷情况及加重2 d情况。

3.问诊内容

(1)诱发因素:有无受凉、感冒、劳累、熬夜、淋雨等诱发因素。

(2)主要症状:咳嗽的性质、时间与规律、音色、加重及缓解因素,疾病的演变过程;胸闷、气促出现时间、程度、持续性或阵发性、活动耐力、加重及缓解因素、与体位关系等;2 d来病情加重的特点、症状变化情况。

(3)伴随症状:是否伴发热、胸痛、呼吸困难、咯血、大量脓痰、纳差、恶心、腹胀、呕吐及意识障碍等症状。

(4)诊治经过:是否就诊,就诊情况,是否行检验或检查,结果如何,用药名称、具体剂量、效果如何等。

(5)既往史:有无高血压、糖尿病、冠心病、脑血管病;有无肝炎、肝硬化、慢性肾功能不全等;有无哮喘、结核病史;有无儿童时期呼吸道感染及呼吸道传染病史如麻疹、百日咳等及有无过敏史。

(6)个人史:吸烟饮酒史、职业暴露史。患者生活方式,包括饮食、运动、睡眠、心理状况等,家庭社会关系,文化水平,经济状况,依从性等。

(7)家族史:一级亲属健康状况,慢阻肺有家族聚集倾向,另外支气管哮喘、肺纤维化等亦有家族遗传倾向。

问诊结果

患者男性,68 岁,厨师,30 年前受凉后出现咳嗽,伴咳痰,痰量少,较黏稠,伴喘息,无发热、咽痛、流涕,当时就诊于当地卫生院,诊断为"气管炎",予抗感染、止咳、化痰治疗后症状缓解。此后间断出现上述症状,常于秋冬气候交替季节出现,晨起及夜间入睡时为重,咳嗽时有白色泡沫痰或黄白脓痰,病程常迁延 1 个月或更长时间,经治疗后症状可缓解。10 年来上述症状发作时伴活动后胸闷、气促,活动耐力逐步下降,在平地快步行走或步行爬小坡时出现气促,多在予以解痉平喘治疗后症状缓解。2 d 前受凉后出现咳嗽、咳痰、喘息加重,痰量较多,每日约 40 mL,黄白色黏痰不易咳出,伴胸闷,夜间症状明显,无发热、心悸、胸痛;无恶心、呕吐、腹痛;无头晕、头痛、意识障碍等,自服止咳化痰等中成药效果不佳,近期精神差,食欲缺乏,大小便正常,睡眠差。既往无肝病、慢性肾脏疾病、高血压、冠心病等,无麻疹、百日咳、鼻窦炎病史,吸烟 40 余年,每天 20~30 支,未戒烟,无嗜酒。

4.思维引导 患者老年男性,长年反复咳嗽,伴咳痰、喘息,症状发作多有诱因、有季节性,病程常迁延 1 个月以上,后期出现活动后胸闷、气促;该患者幼时无麻疹、肺炎、百日咳史,无咯血、大量脓臭痰史,吸烟史 40 年,本次因受凉后症状再发加重,COPD 合并感染的可能性大,后需结合查体与辅助检查与支气管哮喘、支气管扩张、肺结核、支气管肺癌、心源性哮喘等疾病相鉴别。

(二)体格检查

1.重点检查内容及目的 首先关注生命体征特别是血氧饱和度,慢阻肺的早期体征可不明显,随着疾病进展,胸部查体可见以下体征。①视诊及触诊:胸廓前后径增大,剑突下胸骨下角增宽;早期深慢,后期呼吸变浅,频率增快,呼气时相延长,辅助呼吸肌(如斜角肌和胸锁乳突肌)参加呼吸运动,重症患者可见胸腹矛盾运动,部分患者在呼吸困难加重时采用缩唇呼吸方式和/或前倾体位;合并低氧血症时可见患者黏膜和皮肤发绀;触诊可有剑突下心脏抬举感等。②叩诊:胸部叩诊可呈过清音,心浊音界缩小,肺肝界降低,均系肺过度充气所致。③听诊:双肺呼吸音减低,呼气延长,可闻及干啰音或哮鸣音和/或湿啰音;心音遥远,剑突下心音较清晰响亮,$P_2 > A_2$,此外,合并肺心病时可见下肢水肿、腹水和肝大并压痛等体征;合并肺性脑病时偶可引出神经系统病理征阳性。

体格检查结果

T 36.8 ℃,P 98 次/min,R 26 次/min,BP 110/60 mmHg,经皮动脉血氧饱和度(SpO_2)88%

身高 175 cm,体重 70 kg,BMI 22.85 kg/m²

神志清楚,慢性病容,端坐呼吸,喘息状,口唇发绀,颈软,颈静脉无怒张,气管居中,浅表淋巴结不大,桶状胸,肋间隙增宽,呼吸运动减弱,双侧语颤减弱,双肺叩诊过清音,肺下界和肝浊音界下移,双肺呼吸音低,呼气延长,双肺可闻及哮鸣音及少量细湿啰音,未闻及胸膜摩擦音。剑突下见心脏搏动,心界不大,心率 98 次/min,律齐,剑突下心音强,$P_2 > A_2$。腹软,无压痛及反跳痛,肝、脾肋下均未触及,未闻及腹部血管杂音。双下肢轻度凹陷性水肿。四肢肌力、肌张力正常,病理反射未引出。

2.思维引导　查体:肺气肿体征,剑突下见心脏搏动增强,$P_2>A_2$,双下肢水肿,提示肺源性心脏病,右心功能不全;下肢水肿的患者不排除下肢血栓、低蛋白血症、肝肾功能不全所致,进一步完善实验室检查及影像学检查,明确诊断。

(三)辅助检查

1.主要内容及目的

(1)肺功能检查:是慢阻肺诊断的"金标准",也是慢阻肺的严重程度评价、疾病进展监测、预后及治疗反应评估中最常用的指标。

(2)胸部影像学检查:①胸部 X 线检查。慢阻肺早期 X 线胸片可无明显变化,随后可出现肺纹理增多和紊乱等非特征性改变。②胸部 CT 检查:高分辨率 CT 有较高的敏感度和特异度,多用于鉴别诊断和非药物治疗前评估。

(3)SpO_2 监测和动脉血气分析:当患者临床症状提示有呼吸衰竭或右心衰竭时应监测 SpO_2。如果 $SpO_2<92\%$,应该进行动脉血气分析检查。

(4)心电图和超声心动图检查:对于晚期慢阻肺以及慢阻肺急性加重的鉴别诊断、并发肺源性心脏病以及慢阻肺合并心血管系统疾病的诊断、评估和治疗具有一定的临床意义与实用价值。

(5)血常规检查:白细胞、中性粒细胞数目及百分比升高常提示可能存在感染,稳定期外周血嗜酸粒细胞(EOS)计数对慢阻肺药物治疗方案是否联合吸入糖皮质激素(inhaled corticosteroid, ICS)有一定的指导意义,部分患者由于长期低氧血症,其外周血血红蛋白、红细胞和红细胞压积可明显增高,部分患者可表现为贫血。

(6)感染指标及病原学检测:CRP、PCT、白细胞介素-6(IL-6)、痰涂片、痰培养加药敏试验;血清支原体抗体、军团菌抗体、病毒抗体系列等。

(7)肝肾功能、电解质:是否有肝肾功能异常、电解质紊乱。

辅助检查结果

(1)血常规:WBC 12.8×10^9/L,N 82%,L 14%,RBC 4.68×10^{12}/L,Hb 148 g/L,PLT 305×10^9/L,CRP 102 mg/L。

(2)心电图:窦性心律,P 波高耸直立,在Ⅱ、Ⅲ、aVF 导联明显、振幅≥0.25 mV(图 2-1)。

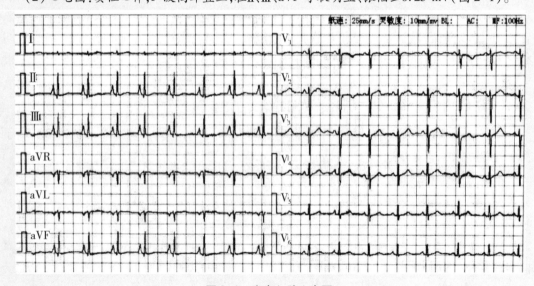

图 2-1　患者入院心电图

（3）动脉血气分析（未吸氧）：pH 7.45，$PaCO_2$ 67 mmHg，PaO_2 48 mmHg，HCO_3^- 42 mmol/L。

（4）胸片：双肺纹理增粗，肺动脉段突出，双侧肺门影增大，右下肺动脉干增粗大于 15 mm，提示存在肺动脉高压（图 2-2）。

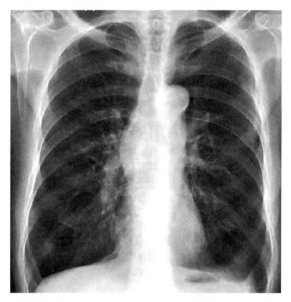

图 2-2　患者入院胸片

（5）肺功能：FEV_1 占预计值 39%，吸入支气管舒张药物（沙丁胺醇）后 FEV_1/FVC 占预计值 50%，支气管舒张试验阴性。

（6）心脏彩超：右心房内径 50 mm×40 mm，右心室内径 30 mm，三尖瓣轻度反流，间接测量肺动脉压力为 47 mmHg，EF 53%。

（7）血生化：K^+ 3.2 mmol/L，Na^+ 136 mmol/L，Cl^- 80 mmol/L，Cr 87 μmol/L，BUN 6.5 mmol/L。

2.思维引导　根据患者病史、症状、体征、肺功能提示阻塞性通气功能障碍，支持 COPD 的诊断，血常规提示存在感染，经心电图、心脏彩超及胸部 X 线检查支持肺源性心脏病的诊断。

（四）初步诊断

①慢性阻塞性肺疾病急性加重伴下呼吸道感染 II 型呼吸衰竭；②慢性肺源性心脏病，肺动脉高压，右心功能不全；③呼吸性酸中毒合并代谢性碱中毒；④电解质代谢紊乱，低钾血症。

二、治疗经过

1.初步治疗

（1）病情评估

1）症状评估：可采用改良版英国医学研究委员会（modified British medical research council，mMRC）呼吸困难问卷对呼吸困难严重程度进行评估，或采用慢阻肺患者自我评估测试（COPD assessment test，CAT）进行综合症状评估。

2）肺功能评估：可使用 GOLD 分级，以 FEV_1 占预计值% 为分级标准，慢阻肺患者气流受限程度分为 1~4 级（表 2-1）。

表2-1　气流受限分级(吸入支气管舒张剂后)

分级	患者肺功能($FEV_1/FVC<70\%$)
GOLD1:轻度	● $FEV_1 \geq 80\%$ 预计值
GOLD2:中度	● $50\% \leq FEV_1$ 占预计值百分比$<80\%$
GOLD3:重度	● $30\% \leq FEV_1$ 占预计值百分比$<50\%$
GOLD4:极重度	● FEV_1 占预计值百分比$<30\%$

3)急性加重风险评估:慢阻肺急性加重可分为轻度(仅需要短效支气管舒张剂治疗)、中度(使用短效支气管舒张剂并加用抗生素和/或口服糖皮质激素治疗)和重度(需要住院或急诊、ICU治疗)。

(2)治疗方案

1)依据综合评估结果将患者分为A、B、C、D 4个组,选择稳定期的治疗方案(图2-3)

2)急性加重期治疗:①低流量持续吸氧(2 L/min)。②异丙托溴铵/硫酸沙丁胺醇2.5 mg+布地奈德2 mg+乙酰半胱氨酸3 mL,bid,雾化吸入。③多索茶碱注射液0.3 g,qd ivgtt。④盐酸氨溴索注射液30 mg,bid ivgtt。⑤头孢哌酮/舒巴坦钠注射液3.0 g,q8h,ivgtt。⑥甲泼尼龙琥珀酸钠40 mg,qd ivgtt。⑦氯化钾缓释片1.0 g tid po。

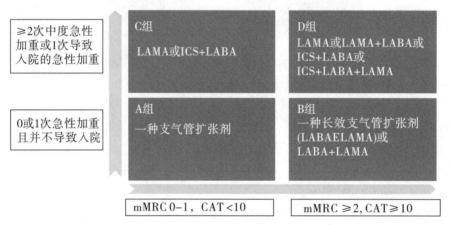

图2-3　慢阻肺稳定期综合评估及方案选择

注:LAMA.长效抗胆碱能拮抗剂　LABA.长效 β_2 受体激动剂　ICS.吸入性糖皮质激素 MMRC.呼吸困难问卷。

2.思维引导　COPD 急性加重期患者治疗控制性氧疗,患者血气分析示有二氧化碳潴留,应予低流量低浓度持续吸氧。合并肺部感染,给予抗生素抗感染治疗,完善病原学及药敏试验,指导制订抗感染方案,应用支气管舒张剂基础上,可全身应用糖皮质激素,促进病情缓解和肺功能的恢复,应用解痉化痰药物辅助排痰,纠正电解质代谢紊乱。

治疗效果

(1)症状:5 d后咳嗽、咳痰、胸闷症状稍改善,咳痰量减少,咳痰呈白色黏痰。

(2)查体:神志清,精神可,R 20 次/min,SpO_2 96%;口唇轻度发绀,双下肺细湿啰音减少,双下肢水肿减轻。

(3)辅助检查　血常规:WBC 10.9×10^9/L,N% 80%,CRP 57 mg/L;血气分析(吸氧2 L/min):pH 7.43,PaO_2 70 mmHg,$PaCO_2$ 55 mmHg,电解质:K^+ 4.3 mmol/L。

三、健康指导

1.健康宣教　向患者介绍本病的主要诱因、过程、预后、常见急慢性并发症、重视自我管理,向患者说明长期吸烟对健康有明显危害作用,建议戒烟门诊治疗。坚持规范吸入药物治疗,加强呼吸功能锻炼。

2.饮食指导　加强营养,注意补充充足食物和蛋白,多进食蔬菜、水果、粗粮,忌食辛辣食物。

3.生活指导　减少危险因素接触,建议每年常规接种流感疫苗、肺炎疫苗,积极预防呼吸道感染。避免熬夜、过度紧张,预防受凉,可长期家庭氧疗。

4.心理指导　向患者介绍相关 COPD 医学知识、注意事项,解除患者内心恐惧、疑虑,保持良好心态和对治疗的信心,坚持肺功能的锻炼。培养良好医患关系,让患者更好地配合治疗。

5.运动指导　教患者正确咳嗽、排痰方法,适当有氧运动,进行呼吸肌的锻炼,如缩唇呼吸、腹式呼吸等。增强抵抗力,预防感冒。

6.药物指导　布地奈德福莫特罗吸入粉雾剂(160 μg)1 喷,bid,雾化吸入+噻托溴铵粉雾剂1 喷,qd,雾化吸入。

四、管理与随访

于社区医院建立健康档案,慢阻肺急性加重患者出院后应于 1～4 周进行首次随访,12～16 周再次随访,进行症状评分和慢阻肺评估测试并评估合并症,自行监测血氧饱和度。定期肺功能检查有利于及早识别慢阻肺患者疾病进展速度和评价管理效果(对轻度/中度患者,每年检查一次肺功能,对重度以上患者,需 6 个月检查一次)。如有不适,随时就诊,必要时及时转诊。

五、练习题

1.如何判断 COPD 的严重程度?

2.COPD 常见病因及危险因素有哪些?

六、推荐阅读

[1]王晨,高占成.内科学—呼吸与危重症医学分册[M].北京:人民卫生出版社,2016.

[2]慢性阻塞性肺疾病诊治指南(2021 年修订版)[J].中华结核和呼吸杂志,2021,44(3):170-205.

第三节　肺炎

一、病历资料

(一)门诊接诊

一般资料:患者 66 岁,男,工人。

1.主诉　发热、咳嗽、咳痰 5 d。

2.问诊重点　发热时体温、热型,咳嗽的特点及伴随症状,疾病演变过程、诊治经过、治疗效果。

3. 问诊内容

（1）诱发因素：有无受寒、劳累、感冒等诱发因素。创伤或其他应激情况下可出现发热。

（2）主要症状：发热时，需要注意热峰，发热持续时间、热型。注意咳嗽的性质、特点，痰液的颜色、性状，是否容易咳出，有无血痰、脓臭痰、果冻样痰，咳嗽有无季节和时间特征。

（3）伴随症状：有无胸闷、胸痛、咯血、咳大量脓臭痰、憋闷大汗、皮疹瘀斑、消瘦、乏力等。

（4）诊治经过：是否服药，效果如何，是否到外院就诊、检查及用药情况，检查结果及用药的种类、剂量，用药效果如何。

（5）既往史：有无高血压、糖尿病、高脂血症、心脑血管疾病等病史；有无肝炎、结核病史；有无慢性支气管炎、支气管哮喘、支气管扩张等呼吸道疾病；有无手术外伤、药物食物过敏史等。

（6）个人史：吸烟饮酒史，患者生活方式，包括饮食、运动、睡眠、心理状况，家庭社会关系，文化水平，经济状况，依从性等。

（7）家族史：一级亲属是否有呼吸道疾病。

问诊结果

患者，男，66岁，工人，5 d前受凉后出现发热、咳嗽、咳痰，热峰39 ℃，伴畏寒，无鼻塞、流涕、咯血、胸闷、尿频、尿急、尿痛、腹痛、腹泻，到社区服务中心就诊，测白细胞$16×10^9$/L，胸片左肺多发片状渗出性病变，诊断社区获得性肺炎，门诊给予头孢曲松2 g，静脉输液3 d，体温仍然较高38.5 ℃，症状无明显好转，来诊。患病以来，神志清，精神差，纳差，大便少，小便量尚可，体重无明显变化。

既往慢性支气管炎病史10年，无高血压、糖尿病、血脂异常，无冠心病、脑血管疾病，无肝炎、结核病史，吸烟30余年，约20支/d，饮酒20余年，1~2次/周，每次约100 mL。平素饮食规律，喜食面食，运动极少，情绪可，经济收入稳定，家庭及社会关系和谐，大专学历，沟通良好。其余病史无特殊。

4. 思维引导　患者发热、咳嗽、咳痰5 d，外院测白细胞升高，胸片左肺多发片状渗出性病变，可诊断肺炎。肺炎的诊断思路：①呼吸道典型症状加上发热面容，肺部干、湿啰音。②无发热或呼吸道典型症状者，须仔细听诊肺部，关注炎症指标、胸部X片或肺部CT。③无发热或呼吸道典型症状，且炎症指标无明显异常者，肺部听诊及影像学可以协助诊断。④合并肺部肿瘤、支气管扩张、肺结核者，需要鉴别诊断。若确诊肺炎，还需进行依据病原学分类或患者来源分类。病原学类型：细菌性肺炎、非典型病原体所致肺炎、病毒性肺炎、肺真菌病、其他病原体所致肺炎。依据患者来源，分为社区获得性肺炎（CAP）和医院获得性肺炎（HAP）。该患者老年男性、突然起病、有典型呼吸道症状及辅助检查证据，考虑细菌性肺炎，来源社区，属于社区获得性肺炎，可完善体格检查和辅助检查，明确有无其他肺部疾病或合并症，并排除医院获得性肺炎。

（二）体格检查

1. 重点检查内容及目的　患者考虑肺炎，主要着重于体温、呼吸系统及合并症的查体。①体温、皮肤黏膜、呼吸状态，有无皮疹、出血点、发热面容、气促、呼吸增快等。②呼吸道检查：咽腔、扁桃体、支气管、肺部；有无肺气肿体征，如桶状胸、肋间隙增宽、呼吸音减弱；有无干、湿啰音；局限性湿啰音，则考虑肺炎、肺结核、支气管扩张；双肺闻及大量湿啰音，急性肺水肿可能性大。肺底细小湿啰音提示心力衰竭；哮鸣音提示有气道痉挛或阻塞。③其他全身重要脏器查体。

体格检查结果

T 38.0 ℃,P 82 次/min,R 18 次/min,BP 120/65 mmHg

身高 170 cm,体重 70 kg,BMI 24.22 kg/m^2,腹围 91 cm

发育正常,营养良好,体型微胖,神志清,精神差,自主体位,查体合作。呈急性发热面容,面颊绯红,鼻翼扇动,皮肤灼热、干燥,口角及鼻周有疱疹;全身皮肤黏膜无皮疹、出血点。结膜无苍白、充血,巩膜无黄染,双侧瞳孔等大等圆,对光反射灵敏。颈软,双侧颈动脉搏动正常,未闻及血管杂音。颈静脉无怒张,气管居中,胸廓对称,呼吸运动幅度正常,触觉语颤正常,双肺叩诊清音,听诊右侧下肺可闻及湿啰音,无胸膜摩擦音,心率82 次/min,可闻及早搏。腹软,稍膨隆,无明显压痛及反跳痛,双下肢无水肿,神经系统无缺损症状。

2.思维引导 患者测体温38 ℃,呈发热急性面容,右肺可闻及湿啰音,符合肺炎表现,重症感染时可伴休克、急性呼吸窘迫综合征及神经精神症状。需要进一步完善相关辅助检查明确有无肺炎相关并发症。

(三)辅助检查

1.主要内容及目的

(1)血常规、ESR、CRP:评估感染及感染程度,初步判断细菌和/或病毒性感染。为制定和调整抗菌策略提供参考。

(2)尿常规:尿比重、尿白细胞、尿糖、尿蛋白,有无合并泌尿系感染,评估有无肾损伤。

(3)动脉血气分析:对重症肺部感染、呼吸衰竭有诊断价值。

(4)血脂、血糖:评估心血管疾病风险。

(5)肝肾功能:评估肝肾功能,指导和调整药物的选择。

(6)痰涂片:如发现典型的革兰氏染色阳性、带荚膜的双球菌或链球菌,即可初步作出病原学诊断。

(7)痰培养:痰培养 24~48 h,可以确定病原体,痰标本要及时送检,在抗菌药物应用之前漱口后采集,取深部咳出的痰液。

(8)聚合酶链反应(PCR)及荧光标记抗体检测:可提高病原学诊断率。

(9)血培养:10%~20% 的患者合并菌血症,故重症肺炎应做血培养。

(10)胸部影像学:诊断并评估感染严重程度、有无并发症。

(11)心电图:有助于识别心律失常、心肌缺血或陈旧性心肌梗死等。

辅助检查结果

(1)血常规:WBC 14×10^9/L,Hb 130 g/L,PLT 300×10^9/L;CRP 110 mg/L,ESR 30 mm/h。

(2)尿常规:白细胞30/μL,尿比重1.030,尿糖(-),尿蛋白(-),尿酮体(-)。

(3)血脂、肝肾功能:正常。

(4)痰涂片:革兰氏染色阳性。

(5)痰细菌培养:正常细菌生长。

(6)血培养:未见细菌生长。

(7)动脉血气:pH 7.35,PO$_2$ 88 mmHg,PCO$_2$ 40 mmHg,其余正常。

（8）支原体、呼吸道病毒：阴性。

（9）CT：右侧下肺大片炎症浸润阴影、实变影，在实变阴影中可见支气管充气征，右侧肋膈角可有少量胸腔积液，右上肺肺大疱。

（10）心电图：窦性心律(84 次/min)，偶发房性期前收缩。

2. 思维引导　肺炎患者相关辅助检查主要围绕感染性指标、病原学及相关并发症。该患者相关辅助检查结果：①WBC 14×10^9/L，CRP 110 mg/L，ESR 30 mm/h，提示细菌感染。②CT 右下肺大片炎症浸润阴影、实变影，实变阴影中可见支气管充气征，右侧肋膈角可有少量胸腔积液，不排除脓胸和肺结核可能性，依据病原学及治疗效果动态评估，无肺占位影像，不支持肺癌。③心电图：窦性心律(84 次/min)，偶发房性期前收缩。提示心律失常——房性期前收缩。肺炎诊断成立，需评价病情的严重程度，取决于三个主要因素：肺部局部炎症程度，肺部炎症的播散和全身炎症反应程度。目前我国推荐使用 CURB-65 作为判断 CAP 患者是否需住院治疗的标准，CURB-65 共五项指标，满足 1 项得 1 分。①意识障碍；②尿素氮>7 mmol/L；③呼吸频率≥30 次/min；④收缩压<90 mmHg 或舒张压≤60 mmHg；⑤年龄≥65 岁。评分 0～1 分，原则上门诊治疗，2 分建议住院治疗或严格随访下的院外治疗；3～5 分应住院治疗，同时应结合患者年龄，基础疾病，经济状况，胃肠功能，治疗依从性等综合判断。

（四）初步诊断

①细菌性肺炎；②心律失常　房性期前收缩；③慢性支气管炎　肺大疱。

二、治疗经过

1. 治疗方案

（1）一般治疗：休息，补充水分(1～2 L/d)，叩背排痰，补充营养，防止休克，戒烟酒。持续低流量吸氧(2 L/min)。

（2）抗菌药物治疗：头孢曲松注射液 3.0 g ivgtt qd。

（3）舒张气道、祛痰：氨溴索注射液 30 mg iv bid；硫酸沙丁胺醇 2.5 mg+布地奈德 2 mg tid 雾化吸入。

（4）清热解毒：双黄连口服液 20 mL tid po。

2. 思维引导　患者细菌性肺炎诊断明确。细菌性肺炎治疗：饮水排痰，清热解毒，抗感染，防止并发症。抗感染是肺炎治疗的关键环节，包括经验性治疗和抗病原体治疗。前者主要根据本地区、本单位的肺炎病原体流行病学资料，选择可能覆盖病原体的抗菌药物；后者根据病原学的培养结果、肺组织标本的培养或病理结果以及药物敏感试验结果，选择体外试验敏感的抗菌药物。此外，还应该根据患者的年龄、有无基础疾病、是否有误吸、住普通病房还是重症监护病房、住院时间长短和肺炎的严重程度，选择抗菌药物和给药途径。

抗菌药物治疗应尽早进行，一旦怀疑为肺炎立即给予首剂抗菌药物，越早越好。病情稳定后转为口服治疗。抗感染治疗一般可于热退 2～3 d 且主要呼吸道症状明显改善后停药，但疗程应视病情严重程度、缓解速度、并发症以及不同病原体而异，不必以肺部阴影吸收程度作为停用抗菌药物的指征。通常轻、中度 CAP 患者疗程 5～7 d，重症以及伴有肺外并发症患者应当延长抗感染疗程。非典型病原体治疗反应较慢者疗程延长至 10～14 d。金黄色葡萄球菌、铜绿假单胞菌、克雷伯菌属或厌氧菌等容易导致组织坏死，抗菌药物疗程可延长至 14～21 d。大多数 CAP 患者在初始治疗后 72 h 临床症状改善，表现为体温下降，症状改善，临床状态稳定，白细胞、C 反应蛋白和降钙素原逐渐降低或恢复正常。应在初始治疗后 72 h 对病情进行评价，部分患者对治疗的反应相对较慢，只要临床表现无恶化,可以继续观察,不必急于更换抗感染药物。

治疗效果(入院 3 d 后)

(1)症状:发热、咳嗽、咳痰减轻,纳差、乏力改善。

(2)查体:T 37.7 ℃,R 14 次/min,血压波动于 125/80 mmHg,右下肺仍可闻及少量湿啰音,无哮鸣音,心率 64 次/min,未闻及期前收缩。

(3)辅助检查:WBC $11×10^9$/L;CRP 80 mg/L;ESR 20 mm/h。

三、健康指导 ▶▶▶

1. 健康宣教　向患者介绍本病的主要诱因、过程、预后及其并发症,学会自我管理,戒烟。
2. 饮食指导　每日足量饮水,适当控制主食量,限酒。
3. 生活指导　生活规律,避免熬夜、剧烈运动,适当减重(BMI<24 kg/m²)。
4. 心理指导　减轻心理压力,避免焦虑,配合治疗随访,获取家庭支持,树立信心。
5. 运动指导　适当运动,每周至少运动 3 ~ 5 次,累计时间 150 min 为好,运动时间推荐 30 min/次。
6. 药物指导　氨溴索片 30 mg tid po。

四、管理及随访 ▶▶▶

于社区医院建立健康档案,定期复查,每 6 个月监测 BMI、腰围,每年监测指脉氧、血常规、ESR、血脂、肝肾功能、心电图、胸片或胸部 CT。如有不适,随时就诊,必要时转诊。

五、练习题 ▶▶▶

1. 社区获得性肺炎与医院获得性肺炎有何区别?
2. 重症肺炎的诊断标准是什么?

六、推荐阅读 ▶▶▶

[1]汪永晨,方力争.全科医学[M].北京:人民卫生出版社,2021.
[2] 杜雪平,贾建国,卢祖洵.全科医学[M].北京:人民卫生出版社,2021.
[3] 中华医学会,中华医学杂志,中华医学会全科医学分会,等.成人社区获得性肺炎基层诊疗指南(2018)[J].中华全科医师杂志,2019,18(2):117-126.

第四节　**阻塞型睡眠呼吸暂停低通气综合征**

一、病历资料 ▶▶▶

(一)门诊接诊

一般资料:56 岁,男性,货车司机。

1. 主诉　睡眠打鼾伴晨起口干 5 年,加重 2 年。

2.问诊重点　夜间打鼾、晨起口干、家人发现睡眠时呼吸间歇现象和白天嗜睡是睡眠呼吸障碍的重要表现,是病史采集的关键点。

要关注以下方面:打鼾的情况、可观察到的呼吸暂停、夜间窒息或憋气、不能解释的白天嗜睡、睡眠时间、夜尿情况、白天头痛、易醒/失眠、记忆力减退、注意力和白天警觉性下降、性功能障碍等。

3.问诊内容

(1)诱发因素:有无吸烟、饮酒、服用镇静药物、劳累、气道狭窄、腺样体肥大、声带麻痹等诱发因素。

(2)主要症状:打鼾的情况、鼾声大小,有无规律,可观察到的呼吸暂停、夜间窒息或憋气,窒息感或憋醒次数多少,夜间打鼾、发现睡眠时呼吸间歇现象的次数及持续时间,睡眠中突然觉醒,自觉憋气甚至憋醒的次数。是否逐渐加重,加重的表现。

(3)伴随症状:白天嗜睡疲劳、睡觉不解乏、记忆力减退、工作能力下降、激动易怒、失眠易醒、多梦、早晨头痛、头晕、口干、夜间出汗、阳痿、性欲减退、胸痛、心慌以及与嗜睡有关的意外事故等。

(4)诊治经过:就诊情况,是否检查,检查结果,是否用药,用何种药,具体剂量、效果如何。

(5)既往史:相关疾病包括甲状腺功能减退、肢端肥大症、脑卒中、难治性高血压、充血性心力衰竭、心房颤动、夜间心律失常、肺动脉高压等。

(6)个人史:肥胖,职业司机,减重人群。有无长期吸烟、大量饮酒和/或服用镇静、催眠类或肌肉松弛类药物。

(7)家族史:询问家族中有无类似病史。

问诊结果

56岁,男性,货车司机,以"睡眠打鼾伴晨起口干5年,加重2年"来院。5年前无明显诱因出现睡眠打鼾,伴晨起口干,白天困倦,无鼻塞,注意力尚可,无咳嗽、咯痰、发热,未诊治。2年前睡眠打鼾加重,伴憋气,今为求进一步治疗遂来我院,门诊以"睡眠呼吸暂停低通气综合征"收入我科。

高血压2年,最高血压190/100 mmHg。未规律治疗。吸烟15年,20支/d,偶有饮酒,无心脏疾病病史,无糖尿病、脑血管疾病病史,无肝炎、结核、疟疾病史,无甲状腺疾病。

4.思维引导　阻塞型睡眠呼吸暂停低通气综合征(obstructive sleep apnea syndrome,OSAS)的特征是睡眠中上气道反复完全或部分塌陷引起阻塞性呼吸暂停、低通气和/或呼吸相关微觉醒(RERA)。OSAS的明确危险因素包括年龄较大、男性、肥胖、颅面异常和上气道异常。潜在危险因素包括吸烟、鼻充血,以及打鼾或OSAS的家族史。

患者中年男性,睡眠打鼾5年,加重2年,伴晨起口干,白天困倦,2年前睡眠打鼾加重,伴憋气。体重指数显示肥胖,与睡眠呼吸障碍的重要表现(晨起口干、夜间打鼾、家人发现睡眠时呼吸间歇现象和白天嗜睡等症状)相符合,需要完善睡眠呼吸检测,明确有无阻塞性通气证据。

(二)体格检查

1.重点检查内容及目的　查体的重点包括肥胖程度、血压(睡前和醒后血压)、颈围(颈围是否≥40 cm),颌面结构、鼻、口腔和咽气道等。肥胖是指体重超过标准体重的20%或以上,即BMI≥28 kg/m²。上气道解剖异常包括鼻腔阻塞(鼻中隔偏曲、鼻甲肥大、鼻息肉及鼻部肿瘤等)、Ⅱ度以上扁桃体肥大、软腭松弛、悬雍垂过长或过粗、咽腔狭窄、咽部肿瘤、咽腔黏膜肥厚、舌体肥大、舌根后坠、下颌后缩及小颌畸形等。还要注意其他系统并发症的相关体征,如心、肺、脑、神经系统检查等。

体格检查结果

T 36.5 ℃,P 94 次/min,R 16 次/min,BP 178/98 mmHg

身高 173 cm,体重 92.0 kg,BMI 31 kg/m²

发育正常,体型肥胖,神志清楚,查体合作。颈短粗,颈围 51 cm。鼻:外鼻无畸形,中隔居中,鼻黏膜正常,各鼻道未见异常分泌物,鼻腔通气可,各鼻窦区压痛,嗅觉粗测正常。咽喉:咽部无充血,软腭松弛,咽腔狭窄,双侧扁桃体Ⅰ度肿大,悬雍垂居中,稍粗长,咽反射灵敏,舌根肥厚。双肺呼吸音清,无干湿啰音。心率 94 次/min,律齐,各瓣膜区未闻及杂音。神经系统查体无异常。

2.思维引导　本例患者体型肥胖,BMI 达 31 kg/m²,颈短粗,悬雍垂粗长,舌根肥厚,咽腔狭窄,均是 OSAS 的易患因素。舌根肥厚,咽腔狭窄,入睡后容易发生舌根后坠,张口后难以暴露咽气道与舌根肥厚、咽腔狭窄有关系。以上解剖异常会加重打鼾,属于 OSAS 高危者。

(三)辅助检查

1.主要内容及目的　包括血常规、肝肾功能、血脂、甲状腺功能、心电图,必要时进行血气分析、肺功能检查、X 线咽喉部测量及 X 线胸片。

(1)初筛便携式诊断仪(portablemonitoring,PM)检查:能够同时记录、分析多项睡眠生理数据,并方便移动至睡眠室外(医院病房、患者家中)进行睡眠医学研究和睡眠疾病诊断的技术。相对于实验室标准多导睡眠监测(polysomnography,PSG),其监测导联较少,或无须技术员值守,更为简便、实用。

(2)整夜 PSG 监测:是诊断 OSAS 的标准手段,包括脑电图,多采用 C4A1、C3A2、O1A2 和 O2A1 导联;二导眼电图(EOG);下颌颏肌电图(EMG);心电图;口、鼻呼吸气流和胸腹呼吸运动;SpO_2;体位;鼾声;胫前肌肌电图等。正规监测一般需要整夜≥7 h 的睡眠。

辅助检查结果

(1)血脂:TC 6.98 mmol/L,TG 1.13 mmol/L,HDL 1.69 mmol/L,LDL 3.61 mmol/L。

(2)甲状腺功能:FT_3 5.02 pmol/L,FT_4 12.47 pmol/L,TSH 1.4 μIU/mL。

(3)多导睡眠监测结果:符合睡眠呼吸暂停低通气综合征(重度,阻塞型事件为主,有少量中枢型及混合型呼吸暂停事件)。呼吸暂停低通气指数(apnea-hypopnea index,AHI 睡眠中平均每小时呼吸暂停与低通气的次数之和):39.0 次/h,最长呼吸暂停时间为 47 s。中度低氧血症,最低血氧饱和度 78%,平均血氧饱和度 94%,血氧饱和度低于 90% 的时间占总时间 4.8%。

2.思维引导

(1)OSAS 诊断标准,具体内容如下。

1)临床出现以下症状任何一项或以上:①白天嗜睡、醒后精力未恢复、疲劳或失眠。②因夜间憋气、喘息或窒息而醒。③习惯性打鼾、呼吸中断。④高血压、冠心病、脑卒中、心力衰竭、心房颤动、2 型糖尿病、情绪障碍、认知障碍。

2)PSG 或 PM 监测:AHI≥5 次/h,阻塞型事件为主。

3)无上述症状,PSG 或 PM 监测:AHI≥15 次/h,阻塞型事件为主。

符合条件1)和2),或者只符合条件3)者可以诊断为成人OSAS。

OSAS表现的鉴别诊断范围很广,包括一些存在日间嗜睡的情况,如周期性肢体运动障碍、不安腿综合征、发作性睡病、中枢性睡眠呼吸暂停、伴睡眠呼吸障碍的非OSAS相关疾病,以及使用镇静药物,可通过临床病史和PSG与OSAS相鉴别。

患者呼吸睡眠监测提示AHI 39.0次/h,重度阻塞型为主的睡眠呼吸暂停低通气综合征,最低血氧饱和度80%,提示夜间睡眠有缺氧情况存在。

(2)OSAS病情分度:根据AHI和夜间最低SpO_2,将OSAS分为轻、中、重度,其中以AHI作为主要判断标准,夜间最低SpO_2作为参考。见表2-2。

表2-2　成人阻塞型睡眠呼吸暂停低通气综合征(OSAS)病情分度

程度	呼吸暂停低通气指数(次/h)	最低血氧饱和度(%)
轻度	5～15	85～90
中度	15～30	80～85
重度	>30	<80

大多数OSAS患者主诉日间嗜睡,或同床者诉其在睡眠中大声打鼾、倒吸气、窒息或呼吸中断(不太常见的症状包括非恢复性睡眠、夜间辗转反侧、晨起头痛和夜尿。嗜睡评分(ESS)可能有助于区分嗜睡和疲劳,ESS评分≥9分提示异常嗜睡,需进一步检查(表2-3)。

表2-3　嗜睡评分(ESS)量表

在以下情况有无嗜睡发生	从不(0)	很少(1)	有时(2)	经常(3)
坐着阅读时				
看电视时				
在公共场所坐着不动时(如开会)				
坐着与人谈话时				
饭后休息时(未饮酒)				
开车等红绿灯时				
下午静卧休息时				

注:评分≥9分考虑存在异常嗜睡。

(四)初步诊断

①睡眠呼吸暂停低通气综合征(重度阻塞型为主);②高血压 3 级 很高危;③高胆固醇血症。

二、治疗经过

1. 治疗方案 患者的 AHI 39.0 次/h,最低 SpO_2 78%,在健康教育基础上,积极给予无创正压通气治疗。

苯磺酸氨氯地平片 1 片 qd po。

阿托伐他汀钙片 1 片 qd po。

2. 思维引导 治疗 OSAS 的目标是缓解其症状和体征、改善睡眠质量、使 AHI 和血氧饱和度水平恢复正常。对于 OSAS,应将其作为一种需长期、多学科管理的慢性疾病进行治疗。多种有效的行为治疗和气道特异性疗法均可用于治疗 OSAS,包括减重、气道正压治疗、口腔矫正器和外科手术。

(1)减重和运动:对于所有超重或肥胖的 OSAS 患者,应推荐减重并运动。体重减轻后 OSAS 改善或消退的患者应努力维持减重,体重增加可加重 OSAS 或使其复发。

(2)睡眠体位:某些患者在仰卧位睡眠时出现 OSAS 或 OSAS 加重,非仰卧位(或侧卧位)睡眠可能纠正或改善 OSAS,应鼓励采取非仰卧位睡眠,但不应依赖该睡眠体位作为唯一治疗方法。

(3)避免酒精:所有未经治疗的 OSAS 患者均应避免酒精摄入,酒精可抑制中枢神经系统、加重 OSAS、加重嗜睡,并促进体重增加。

(4)气道正压治疗:成人 OSAS 患者主要采用气道正压治疗。持续气道正压(continuous positive airway pressure,CPAP)是通过维持咽跨壁压为正压,使咽跨壁压大于周围压力,还通过增加呼气末肺容积稳定上气道,从而预防上气道塌陷导致的呼吸事件(如呼吸暂停、低通气)。

(5)外科治疗:仅适合于手术确实可解除上气道阻塞的患者,需严格掌握手术适应证,手术不宜作为 OSAS 的初始治疗手段。

(6)药物治疗:目前尚无疗效确切的药物可以使用。

(7)合并症的治疗:对于并发症及合并症应给予相应治疗。

治疗效果

经单水平无创呼吸机(鼻罩、滴定治疗压,11 cmH_2O)治疗,AHI:0.9 次/h,最低血氧饱和度 93%,血氧饱和度小于 90% 的时间 0.6%。

三、管理及随访

于社区医院建立健康档案,定期复查,监测体重、血压,每 1 个月进行呼吸睡眠监测,了解睡眠呼吸暂停情况,同时进行 ESS 量表评分。如有不适,随时就诊,必要时及时转诊。见图 2-4。

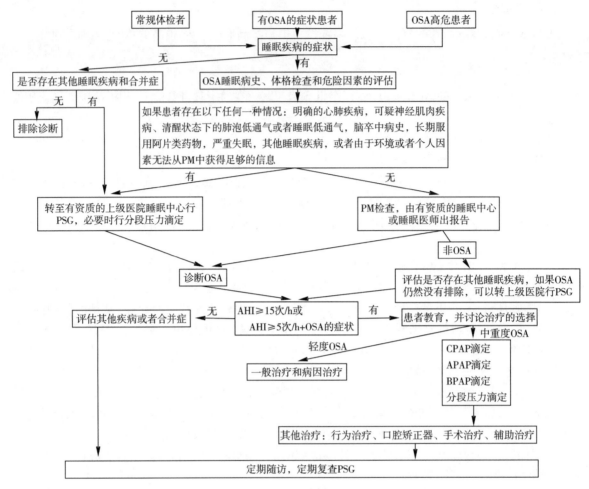

注：OSA.阻塞性睡眠呼吸暂停；PM.便携式诊断仪；PSG.多导睡眠监测；AHI.呼吸暂停低通气指数；CPAP.持续气道正
　　压通气；APAP.自动气道正压通气；BPAP.双水平气道正压通气

图2-4　基层医疗机构的管理流程

四、练习题

1. 睡眠呼吸暂停低通气综合征的主要临床表现有哪些?

2. 简述睡眠呼吸暂停低通气综合征的治疗。

五、推荐阅读

[1]陈荣昌,刘又宁,钟南山,呼吸病学[M].3 版.北京:人民卫生出版社,2022.

[2]中华医学会,中华医学会杂志社,中华医学会全科医学分会,等.成人阻塞性睡眠呼吸暂停基层
　　诊疗指南(2018 年)[J].中华全科医师杂志,2019,18(1):21-29.

第五节　胸腔积液

（一）门诊接诊

一般资料：患者青年男性,25岁,农民。

1. 主诉　间断胸闷伴发热7 d。

2. 问诊重点　胸闷是一种主观的呼吸不适感,加重时可出现呼吸困难,表现为呼吸频率、深度（如呼吸快而浅或慢而深）和节律的改变,严重者可呈端坐呼吸及发绀。问诊时需了解：胸闷出现的急缓、既往有无类似发作史、诱发与缓解因素,伴随症状,诊治经过、治疗效果。有无基础疾病,职业性粉尘或异物吸入史,出入量等。

3. 问诊内容

（1）诱发因素：有无情绪激动、受凉、劳累、剧烈运动、过度疲劳、接触变应原等诱发因素。

（2）主要症状：胸闷出现的急缓、程度,持续或间断性,既往有无类似发作史、诱发与缓解因素,发热的热峰、热型等。

（3）伴随症状：有无咳嗽、咳痰、心悸、胸痛、腹痛、腹泻、头痛、头晕、乏力、纳差等症状。

（4）诊治经过：是否到过医院就诊,做过什么检查和治疗,是否用药,用何种药、具体剂量、效果如何。

（5）既往史：既往有无气喘发作史及诊疗经过,有无心、肺、胃肠病及肾等基础疾病,有无内因性与外因性中毒,过敏病史,用药史,高原居留史等。

（6）个人史：职业性粉尘或异物吸入史,有无烟酒嗜好。

（7）家族史：一级亲属健康状况,有无家族遗传或传染病史如支气管哮喘、肺纤维化等有家族遗传倾向。

问诊结果

患者青年男性,农民,于7 d前无明显诱因出现胸闷,伴有发热,体温最高37.8 ℃,无明显咳嗽、咳痰、心悸、呼吸困难、面色苍白、盗汗、咯血、头晕、反酸、意识丧失等,至当地诊所使用青霉素输液治疗6 d(具体剂量不详),胸闷症状逐渐加重,体温波动于37.2~37.9 ℃。至当地市人民医院就诊,行胸部CT示：右侧胸腔积液,遂来我院行进一步诊疗,以"右侧胸腔积液性质待查"为诊断收入院。自发病以来,神志清,精神可,食欲正常,睡眠欠佳,大小便正常,体重无明显变化。

既往体健,无烟酒嗜好。父母已故,自然死亡。爱人体健。其余家人身体健康,无与患者相关类似疾病。平时规律饮食、规律运动、作息规律,经济收入稳定,家庭关系和谐,沟通良好。

4. 思维引导　患者无明显诱因出现胸闷伴发热,胸闷症状逐渐加重,行胸部CT示右侧胸腔积液,胸腔积液诊断明确。进一步根据影像学资料判断胸腔积液量和病变侧。小量胸腔积液常无症状,但如为胸膜急性炎症导致,多伴有胸痛和干咳,肺部听诊可闻及胸膜摩擦音,立位X线可见肋膈角变钝;中等量胸腔积液,X线下可见患侧中下肺部显示密度较高的均匀阴影,积液上缘为向上向外的弧线,缓慢增长时,患者较能适应,但多在活动后出现气促与心悸;大量胸腔积液可导致纵隔向健侧移位,肺呼吸面积减少,患者常有心悸、气促及呼吸困难。单侧胸腔积液多见于细菌性感染、结核性感染、恶性肿瘤及外伤;双侧胸腔积液多见于结核性感染、恶性肿瘤、心力衰竭、肾功能不全及低蛋白血症。本患者系青年男性,单侧胸腔积液伴有发热,胸闷症状逐渐加重,感染性胸腔积液可能性大,需进一步行胸腔穿刺引流明确积液类型,查明原因。

(二)体格检查

1. 重点检查内容及目的　对于胸闷、呼吸困难患者,首先需检查生命体征,除紧急情况外。其次应重点进行心肺查体,胸部查体:视诊需要看胸壁有无不对称、畸形、矛盾呼吸;触诊胸壁有无压痛、肿物、握雪感;叩诊鼓音提示气胸,浊音提示胸腔积液、肺部病变;听诊需要关注干、湿啰音和支气管呼吸音,肺外疾病如胰腺炎和类风湿关节炎等,胸腔积液时多有原发病的体征,注意查体全面系统。

体格检查结果

T 37.6 ℃,R 24 次/min,P 89 次/min,BP 135/78 mmHg

神志清,全身皮肤巩膜无黄染,心律齐,各瓣膜听诊区未闻及杂音,无心包摩擦音。周围血管搏动正常,无毛细血管搏动,无异常血管征,无 Duroziez 双重杂音,无脉搏短绌,无奇脉,无交替脉,无枪击音,无水冲脉,无动脉异常搏动。右侧胸廓饱满,气管、纵隔向左侧移位,触觉语颤减弱,无胸膜摩擦感,右下肺呼吸音低,叩诊浊音,未闻及胸膜摩擦音。腹平软,无腹壁静脉曲张,肝、脾肋下未及,未触及异常包块,全腹无压痛,移动性浊音(-),双下肢无水肿。

---

2. 思维引导　经上述病史采集及体格检查有大量胸腔积液体征,右侧胸廓饱满,气管、纵隔向左侧移位,触觉语颤减弱,右下肺呼吸音低,叩诊浊音,需进一步行胸腔穿刺引流明确积液性质,判断积液原因。

(三)辅助检查

1. 主要内容及目的

(1)X 线检查:在胸部 X 线片上以肋骨为参照,可判断胸腔积液量。

(2)B 超检查:是判断有无胸腔积液和指导胸膜腔定位穿刺的主要方法。

(3)CT 检查:胸部 CT 检查除了可以显示少量胸腔积液外,在 CT 横断面上,由于避免了 X 线的结构重叠,能够揭示被胸腔积液遮盖、在 X 线平片不能显示的肺内病灶和胸膜病变,同时可以清晰显示纵隔、气管和淋巴结情况,有助于病因诊断。

(4)正电子发射计算机断层扫描(PET/CT):鉴别良、恶性胸膜疾病,确定和查找肿瘤及其转移病灶提供诊断依据,对恶性肿瘤患者进行分期诊断并协助判断肿瘤复发和治疗评估、疗效随访。

(5)胸腔穿刺术和胸腔积液检查:分为诊断性胸腔穿刺和治疗性胸腔穿刺。诊断性胸腔穿刺可明确胸水性质;治疗性胸腔穿刺可减轻压迫症状,并可进行胸膜腔冲洗及给药。胸腔积液病因诊断流程见图 2-5。

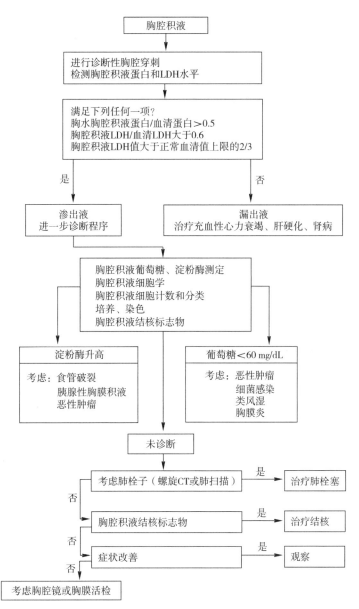

图2-5　胸腔积液病因诊断流程

注:LDH. 乳酸脱氨酶

辅助检查结果

(1)CRP 87.75 mg/L;PCT 0.20 ng/mL;ESR 38 mm/h。

(2)凝血功能:纤维蛋白原测定 6.79 g/L;D-二聚体 3.82 mg/L;纤维蛋白(原)降解产物 10.88 μg/mL。

(3)心肌酶:肌酸酶同工酶 27.9 U/L;乳酸脱氢酶 284 U/L。

(4)胸腔积液常规:外观 黄色、混浊;凝块 有凝块;蛋白定性(++);体液有核细胞数 5427.00×10^6/L;白细胞计数 5427.00×10^6/L;红细胞计数 0.005×10^{12}/L;单个核细胞计数 5345.00×10^6/L;单个核细胞比率 98.50%;多个核细胞计数 82.00×10^6/L;多个核细胞比率 1.50%;间皮细胞计数 0.000×10^6/L;间皮细胞比率 0.000%。

(5)胸腔积液生化:葡萄糖 4.87 mmol/L;氯 105.0 mmol/L;碱性磷酸酶 44 U/L,总蛋白 53.8 g/L;乳酸脱氢酶 494 U/L;淀粉酶 46.00 U/L;乳酸 4.00 mmol/L;C 反应蛋白 21.23 mg/L。

(6)胸腔积液腺苷脱氨酶(ADA):46 U/L。

(7)肿瘤标志物:肿瘤相关抗原 125 109.00 U/mL。

(8)结核分枝杆菌 T 细胞-λ:结核分枝杆菌 γ-干扰素释放试验 1.07 IU/mL;结核分枝杆菌特异性细胞免疫反应结果阳性。

(9)血常规、尿常规、粪便常规、肝功能(血清总蛋白 69.8 g/L)、肾功能、电解质、肌钙蛋白 I、BNP、甲状腺功能及抗体、传染病筛查、细菌毒素、G 试验、GM 试验、真菌 D-葡聚糖、人半乳甘露聚糖结果未见明显异常。

(10)心电图:正常范围心电图。

(11)胸腔积液彩超:右侧胸腔积液(大量,深约 96 mm,距皮 17 mm)。

(12)心脏彩超:三尖瓣轻度关闭不全。

(13)胸部 CT 平扫:右肺多发炎症,部分实变不张;右肺叶间裂积液;右侧胸腔积液;右侧胸腔少许积气。

(14)胸腔积液病理:镜下可见较多淋巴细胞,少量组织细胞。

2.思维引导　根据患者无明显诱因出现胸闷伴发热 7 d,胸闷症状逐渐加重,右侧胸廓饱满,气管、纵隔向左侧移位,触觉语颤减弱,右下肺呼吸音低,叩诊浊音,经胸腔积液 B 超探查及胸部 CT 平扫支持右侧胸腔积液诊断。进一步判断患者的胸腔积液为渗出液还是漏出液,患者胸腔积液穿刺结果显示:外观黄色、混浊;有凝块;蛋白定性(++);白细胞计数 5427.00×10^6/L;总蛋白 53.8 g/L;胸腔积液/血清总蛋白 53.8/69.8>0.5;胸腔积液/血清 LDH 494/284>0.6;且胸腔积液 LDH 水平高于血清正常值高限的 2/3。根据以上胸腔积液结果,可判断该患者为渗出性胸腔积液。判断患者的胸腔积液为渗出液之后,应进一步诊断患者渗出液的病因。渗出液最常见的原因是:肿瘤(肺癌及身体其他部位的转移)、结核、细菌感染、肺动脉栓塞,较少见原因包括寄生虫感染、风湿性疾病、外伤、胸导管阻塞引起的乳糜胸等,应逐一排除。该患者有胸闷、发热等结核中毒症状,且胸腔积液结果显示间皮细胞比率为 0.000%,<5%,蛋白 53.8 g/L,>40 g/L,ADA 46 U/L,胸腔积液病理结果显示镜下可见较多淋巴细胞,且该患者结核分枝杆菌 γ-干扰素释放试验 1.07 IU/mL↑,结合分枝杆菌特异性细胞免疫反应结果阳性,肿瘤标志物、细菌、真菌等结果均为阴性,考虑该患者为结核性胸腔积液。

(四)初步诊断

①结核性胸膜炎;②右侧胸腔积液;③肺部感染。

二、治疗经过

1.治疗方案

(1)一般治疗:规范治疗原发疾病,注意休息,营养支持,健康生活宣教,合理运动。

(2)抗感染药物:莫西沙星氯化钠注射液 250 mL qd ivgtt。

(3)对症处理:胸腔穿刺引流,注射用尿激酶 2WIU qd,胸腔注射。

(4)抗结核药物

1)CT 结果及胸腔穿刺后胸腔积液实验室检查结果回示后予以停用莫西沙星注射液,改为抗结核药物治疗。

2)抗结核四联药物治疗。①异烟肼(0.1 g/片) 晨起空腹 3 片。②利福平胶囊(0.15 g/片) 晨起空腹 4 片(肝功能损伤,改为利福喷丁胶囊每周两次,每次 3～4 粒)。③乙胺丁醇片(0.25 g/片) 晨起空腹 3 片。④吡嗪酰胺片(1.25 g/片) 早中晚各 2 片。

2. 思维引导 患者右侧胸腔积液性质待查,彩超提示右侧大量胸腔积液,CT 提示右肺多发炎症,右侧胸腔积液,经验性使用莫西沙星抗感染治疗,进一步行胸腔穿刺引流并送检,结果回示为渗出液,使用注射用尿激酶胸腔注射防止引流管堵塞,且间皮细胞比率为<5%,蛋白 53.8 g/L>40 g/L,ADA 46 U/L,胸腔积液病理结果显示镜下可见较多淋巴细胞,考虑结核性胸腔积液,进一步完善结核分枝杆菌 γ-干扰素释放试验 1.07 IU/mL,结核分枝杆菌特异性细胞免疫反应结果阳性,并排除其他引起渗出性胸腔积液的疾病,胸腔积液症状减轻后予以出院并院外口服抗结核四联用药。

治疗效果(入院 3 d 后)

(1)症状:经胸腔穿刺引流胸腔积液后胸闷、呼吸困难症状明显减轻,无发热、咳嗽、咳痰症状。

(2)查体:神志清楚,R 17 次/min,胸廓对称,无局部隆起,呼吸运动正常,肋间隙正常,语颤正常,无胸膜摩擦感,无皮下捻发感,叩诊清音,双肺呼吸音清,未闻及干、湿啰音,无胸膜摩擦音,语音共振正常。

(3)辅助检查胸腔积液探查彩超:右侧胸腔积液(少量,深约 10 mm)。

三、健康指导

1. 健康宣教 向患者解释结核性胸腔积液的诱因、过程、预后、并发症等。加强患者依从性,遵嘱用药及定期复诊,注意防护。

2. 饮食指导 ①低盐饮食:指导患者控制盐分摄入,有助于减轻水分潴留,缓解症状。提供低钠食物的清单,鼓励食用新鲜水果和蔬菜。②蛋白质摄入:强调蛋白质对于组织修复的重要性,鼓励摄取富含蛋白质的食物,如鱼、鸡肉、豆类等。

3. 生活指导 ①活动与休息平衡:鼓励患者适度活动,避免长时间站立或剧烈运动。提供关于合理休息和就寝的建议,以促进康复。②空气质量管理:提醒患者避免烟草烟雾和空气污染,保持清新的室内空气环境。

4. 心理指导 强调心理健康的重要性,提供心理支持和鼓励患者主动寻求帮助。推荐心理健康服务,帮助患者应对疾病带来的压力和焦虑。

5. 运动指导 指导患者进行适度的锻炼,如散步、瑜伽等,以促进血液循环和肺部功能。

6. 药物指导 ①药物使用说明:解释药物的用途、剂量和可能的不良反应。强调按时用药,避免自行停药或更改剂量。②监测和随访:提醒患者定期进行医学检查,监测病情和调整治疗计划。

四、管理与随访

于社区医院建立健康档案,对于结核性胸腔积液的患者定期检测:①免疫学检查,主要包括病原体特异抗体血清学检查、结核菌素皮肤试验、干扰素 γ 释放试验等。②影像学检查,通过超声或 X 线检测胸腔积液量,通过肺部 X 线或 CT 扫描检查,可观察到肺部、胸膜等部位有没有新的病变。③肝肾功能检查,使用抗结核药物往往会影响人体的肝肾功能,所以需要定期检查肝功能、肾功能等生化指标,确保使用药物期间身体健康。

五、练习题

1. 胸腔积液渗出液及漏出液的鉴别要点有哪些?

2. 渗出性胸腔积液见于哪些疾病?

六、推荐阅读

[1] 林果为,王吉耀,葛均波.实用内科学[M].15 版.北京:人民卫生出版社,2017.

[2] DAN L. LONGO,ANTHONY S. FAUCI,DENNIS L. KASPER,et al. 哈里森内科学手册[M].陈红,译.18 版.北京:北京大学医学出版社,2016.

[3] 胡品津,谢灿茂.内科疾病鉴别诊断学[M].6 版.北京:人民卫生出版社,2014.

第六节　支气管扩张

一、病历资料

(一)门诊接诊

一般资料:70 岁,男性,农民。

1. **主诉**　间断咳嗽、咳痰 3 年,加重并咯血 1 周。

2. **问诊重点**　咳嗽的性质、时间和规律,咳痰的性状,痰的颜色,咯血的量、颜色及相关伴随症状。咳嗽、咳痰、咯血的演变过程、诊治经过、治疗效果等。

3. **问诊内容**

(1)诱发因素:有无着凉、感冒、劳累、使用特殊药物等。

(2)主要症状:咳嗽的严重程度,音调,白天还是夜间明显,咳嗽、咳痰一阵持续多长时间,咳痰的颜色,发作的频率,如何缓解,咯血的量、颜色及频率等。

(3)伴随症状:是否伴随发热、咽痛、鼻塞、流涕、呼吸困难、气喘、心悸等。

(4)诊治经过:是否在院外进行相关检查(何种检查,检查结果情况),其他医院治疗过程(包括:药物种类、剂量、治疗方法)及治疗效果。

(5)既往史:有无高血压、哮喘、心脑血管病、糖尿病、高血脂等病史;有无长期用药史;有无肝炎、结核病史;有无手术外伤史;药物食物过敏史等。

(6)个人史:吸烟、饮酒史,患者生活方式,包括饮食、运动、睡眠、心理状况等,家庭社会关系,文化水平,经济状况,依从性等。

(7)婚育史:婚姻及子女情况。

(8)家族史:一级亲属是否有脑血管病、高血压、血脂异常、冠心病等疾病。

问诊结果

患者,男,70 岁,农民,3 年前受凉后出现咳嗽,伴咳痰,黄痰较多,晨起明显,伴轻度胸闷,无呼吸困难、发热、心悸、头晕,无腹痛、恶心、呕吐,至当地诊所给予口服药(头孢克洛、肺力咳、小柴胡),症状无好转,遂至当地医院查血常规提示白细胞升高(未见结果),胸部 X 线检查:肺纹理增粗,双肺轻微炎症,给予输液治疗(头孢曲松钠、氨溴索),治疗后症状好转,后症状反复发作,2~3次/年。1周前上述症状再发,咳嗽频率加重,大量黄脓痰,伴胸闷、呼吸困难,咯血1次,暗红色,2~4 mL,体温峰值38.3 ℃,至当地医院给予输液治疗(哌拉西林他唑巴坦、痰热清)及口服退热药物(布洛芬缓释胶囊),其间再发咯血1次,3~5 mL,症状无明显改善,为进一步诊治来我院就诊。患病以来神志清,精神可,饮食欠佳,大小便正常,体重减轻3 kg。

高血压病史10年,最高165/95 mmHg,现规律口服"硝苯地平(拜新同)30 mg qd,沙库巴曲缬沙坦,100 mg qd",血压波动于140/90 mmHg。脑梗死3年,口服"阿司匹林100 mg qd,阿托伐他汀10 mg qd",无冠心病、肝炎、结核等病史;吸烟40年,平均1包/d,饮酒45年,平均1~2次/周,250 mL/次。平素饮食规律,喜食面食,每日约步行1 km,情绪可,经济收入一般,配偶去世,子女关系一般,小学学历,沟通欠佳。其余病史无特殊。

4.思维引导　患者老年男性,有长期吸烟饮酒史。间断咳嗽、咳痰3年,慢性病程,着凉后起病,每次咳嗽,咳黄痰症状明显,偶有胸闷,外院查影像学胸部X线提示肺纹理增粗,给予抗生素、化痰药物等治疗,症状可缓解。1周前上述症状加重,咳嗽、咳痰频率增加,伴胸闷、呼吸困难、咯血、发热,当地医院治疗,效果欠佳。目前考虑支气管扩张,但肺炎、慢性阻塞性肺疾病等仍不能排除,需进一步体格检查及相关检查,明确病情。

(二)体格检查

1.重点检查内容及目的　患者考虑呼吸系统相关疾病,主要着重于呼吸系统检查。①生命体征,一般情况,皮肤黏膜;②胸部检查:胸廓,呼吸频率,节律;③肺检查:主要肺部听诊,呼吸音强弱,有无干、湿啰音;④心脏、腹部、神经系统等重要脏器查体。

体格检查结果

T 38 ℃,R 22次/min,P 85次/min,BP 165/95 mmHg,SO$_2$ 92%~99%

身高168 cm,体重55 kg,BMI 19.5 kg/m^2

发育正常,营养中等,体型中等,神志清,自主体位,表情痛苦,查体合作。全身皮肤黏膜无皮疹、溃疡。结膜无苍白,巩膜无黄染。双侧胸廓对称,呼吸频率稍快、节律无异常;无胸膜摩擦音;双肺叩诊清音;双肺下背部可闻及湿啰音,呼吸音粗。心率85次/min,律齐,各瓣膜听诊区未闻及杂音。腹软,平坦,肝、脾无肿大,无压痛、反跳痛,墨菲征(Murphy sign)阴性,肠鸣音3~5次/min。

2.思维引导　患者老年男性,BMI 19.5 kg/m^2,血压偏高。间断咳嗽、咳痰3年,症状加重1周,伴随胸闷、呼吸困难,少量咯血,查体:呼吸频率稍快,血氧饱和度偏低,双肺可闻及湿啰音,呼吸音增粗,目前考虑支气管扩张合并感染,需积极完善相关检查,如血气分析,血常规,心电图,心脏彩超,肺部CT,必要时择期行支气管镜等检查。

(三)辅助检查

1.主要内容及目的

(1)血常规:评估有无贫血、感染等情况。

(2)胸部CT:评估肺部有无支气管扩张征象及感染、占位病变。

(3)心电图:评估心脏心电活动。

（4）痰涂片及培养：了解痰中白细胞数量及有无特殊细菌感染情况。

（5）血气分析：了解患者有无缺氧、电解质紊乱、酸碱失衡等。

辅助检查结果

（1）血常规：白细胞 11×10^9/L，中性粒细胞 87.8%，中性粒细胞绝对值 8.4×10^9/L，淋巴细胞绝对值 1.8×10^9/L，血红蛋白 108 g/L。

（2）血气分析：pH 7.39，PCO_2 38 mmHg，PO_2 65 mmHg，K^+ 4.3 mmol/L，Na^+ 137 mmol/L，葡萄糖 7.6 mmol/L，乳酸 2.0 mmol/L。

（3）胸部CT：双肺支气管中等气道重度曲张样或囊状扩张，管壁增厚，双下肺轻微炎症（图2-6）。

（4）心电图：窦性心律，大致正常。

（5）痰涂片：白细胞 45 个/低倍视野，菌落少量，痰培养（−）。

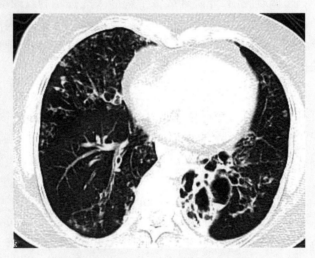

图2-6　胸部CT

（四）初步诊断

①支气管扩张；②肺部感染；③高血压 2 级 很高危；④轻度贫血；⑤脑梗死。

二、治疗经过

1. 治疗方案

（1）一般治疗：①避免着凉、劳累，卧床休息，保持大便通畅；②戒烟戒酒，生活作息规律，加强营养，增强体质，增强抵抗力；③家属多关心、照顾，心情愉悦，家庭成员帮助患者勤翻身拍背。

（2）氧疗：氧气吸入 2 L/min。

（3）药物治疗：①盐酸莫西沙星氯化钠注射液 0.4 g ivgtt qd；②氨溴索注射液 30 mg ivgtt bid；③云南白药胶囊 2 粒 po qid。

2. 思维引导　患者目前支气管扩张合并感染，伴有咯血，治疗目的是减轻咳嗽、咳痰、咯血症状，减少因呼吸道感染而导致的急性加重次数，预防扩张继续恶化，维持肺功能稳定，提高生活质量和阻止疾病进展。

支气管扩张治疗的基本原则是预防或抑制急性和慢性支气管感染，提高纤毛黏液清除率，减少结构性肺疾病的影响。急性合并病原体感染时,患者会出现痰量增多及脓性成分增加症状,应用抗生素控制病原体感染,同时排痰并控制喘息。可通过物理排痰,采用体位引流,清除气道分泌物。也可在物理排痰前进行雾化吸入,增强效果。排痰可减少肺中病原体(细菌、病毒等)数量,抗生素可清除体内病原体,适当的休息可以缓解喘息症状。

咯血治疗的首要措施为预防咯血窒息,应保证气道通畅,改善氧合,稳定血流动力学状态。对于反复咯血患者,咯血量少时,可对症治疗或口服云南白药等。若出血量中等,可静脉输注垂体后叶激素或酚妥拉明,治疗期间保持气道通畅,避免缺氧。若出血量大,经内科治疗无效,可考虑介入支气管动脉栓塞术治疗或外科切除病变肺组织手术治疗。

治疗效果

(1)症状:患者咳嗽、咳痰减轻,未再咯血。

(2)查体:BP 155/90 mmHg;SO_2 95%~97%;R 15 次/min、节律无异常;无胸膜摩擦音;听诊双肺呼吸音清,无干、湿啰音;心脏听诊无明显异常。

三、健康指导

1.健康宣教　向患者介绍支气管扩张的主要诱因,包括着凉、上呼吸道感染、劳累,主要症状包括反复咳嗽、咳痰、咳血等,咯血为该病的常见和紧急并发症,如有咯血要高度重视,及时来院就诊,有痰时积极咳出,同时重视自我管理。

2.饮食指导　合理膳食,加强营养,避免辛辣刺激食物,增强抵抗力。

3.生活指导　戒烟、戒酒,避免着凉、劳累,监测血压,规律服用降压药物。

4.心理指导　减轻心理压力,保持心情舒畅,避免焦虑,积极配合治疗随访,获取家庭支持,树立信心。

5.运动指导　适当活动即可,以有氧运动为主,每周至少运动3~5次。

6.药物指导　①盐酸莫西沙星片1片 qd po,1周;②盐酸氨溴索片30 mg bid po,1周。

四、管理及随访

于社区医院建立健康档案,定期复查。1个月后复查血常规,血气分析,胸部CT,痰培养,自行监测血压、血氧饱和度等。如有不适,随时就诊,必要时及时转诊。

五、练习题

1.咯血常见于哪些疾病?

2.支气管扩张急性加重期评价指标有哪些?

六、推荐阅读

[1]戴中上,钟严俊,陈燕.慢性阻塞性肺疾病合并支气管扩张症的研究进展[J].结核与肺部疾病杂志,2023,4(6):499-505.

[2]杜雪平,王永利.全科医学案例解析[M].北京:人民卫生出版社,2017.

[3]王香英,李素云.支气管扩张症急性加重预后影响因素的研究进展[J].中国医学创新,2020,17(2):159-162.

第三章　消化系统

第一节 消化性溃疡

一、病历资料

(一)门诊接诊

一般资料:患者李某,女,58 岁,家庭主妇。

1. 主诉　间断上腹痛 5 年,再发加重 3 d。

2. 问诊重点　腹痛为消化系统常见症状,问诊时应注意近 5 年病程中主要症状及伴随症状、疾病演变过程(加重或缓解,发作频率及时间改变)、诊治经过、治疗效果等,同时关注本次病情的诱发因素及疾病演变情况。

3. 问诊内容

(1)诱发因素:有无服用药物、进食辛辣刺激食物、暴饮暴食、酗酒等。

(2)主要症状:上腹部疼痛的性质、节律、是否向其他部位放射、加重或缓解因素。

(3)伴随症状:有无发热、寒战、胸闷、恶心、呕吐、呕血、黑便等症状。

(4)诊治经过:有无就诊记录,诊断为什么疾病,做过什么检查及治疗,其间使用过什么药物,剂量、疗程、疗效。

(5)既往史:既往健康状况,有无高血压、冠心病、糖尿病等病史,有无手术、外伤史,有无传染病病史,有无输血及献血史,有无食物、药物过敏史。

(6)个人史:有无吸烟史及饮酒史。有无有毒有害物质及疫水疫区接触史,患者的生活方式特别是饮食习惯。

(7)女性月经生育史:末次月经时间,有无性生活史等。

(8)家族史:部分患者有明显的家族史,该疾病存在遗传易感性。

问诊结果

患者中老年女性,58 岁,家庭主妇。5 年前无明显诱因出现腹痛,部位在上腹部,呈间断性胀痛,多于餐后出现,可自行缓解,无胸闷、呕吐、黑便等症状,当时未在意未诊治。3 d 前,进食后出现上腹部疼痛,程度较前剧烈,伴头晕、心悸、乏力、恶心、呕吐,呕吐物为咖啡色胃内容物,量约 150 mL,其间排柏油样便 2 次,共约 550 mL,无发热、胸闷等不适,自行口服"奥美拉唑肠溶胶囊 20 mg qd",效果差。患病以来,神志清,精神欠佳。饮食较前减少,睡眠可,大便如上述,小便正常。近期体重无明显变化。既往无高血压、冠心病、糖尿病、心房纤颤等病史,否认手术史,无吸烟、饮酒史,爱人吸烟,平时饮食规律,运动少,情绪稳定,家庭及社会关系和睦,专科学历,沟通良好。

4.思维引导　患者有反复上腹部疼痛病史,3 d 前进食后症状加重。急性胃黏膜病变多有严重创伤、手术或非甾体药物服用病史,临床表现为上腹痛、腹胀、恶心、呕吐、纳差等症状,完善胃镜可见到糜烂及出血病灶。胃十二指肠穿孔常表现为突发持续性腹痛,呈刀割样,程度剧烈,疼痛部位首先位于上腹部,继而累及全腹,伴恶心、呕吐、冷汗。急性心肌梗死常于活动或情绪激动后发作,疼痛部位多位于胸骨后、心前区及剑突下,可向左肩放射,疼痛性质呈压榨性疼痛,伴濒死感,同时伴发心悸、呼吸困难、胸闷、气喘等症状,通常服用"硝酸异山梨酯片"后症状缓解。急性胰腺炎临床表现为上腹疼痛,疼痛剧烈且持续,常向腰背部放射,可伴腹胀、恶心、呕吐等症状。该患者目前考虑消化性溃疡并出血的可能性大,应重点关注生命体征及腹部查体。

(二)体格检查

1.重点检查内容及目的　患者消化性溃疡并出血可能性大,首先应查看生命体征,着重腹部查体。腹部有无压痛、反跳痛、腹肌紧张,出现上述体征常提示腹膜炎出现;有无腹部包块,按压到包块时,注意包块的部位、大小、性质、活动度、压痛、与周围组织是否粘连;肠鸣音是否正常,肠梗阻时可见肠鸣音减弱或活跃;Murphy 征阳性提示胆囊疾病;卡伦征(Cullen sign)和格雷·特纳征(Grey Turner sign)常提示急性胰腺炎可能;麦氏点压痛阳性提示阑尾疾病。同时患者出现心悸,注意心脏查体时有无心律不齐、心脏杂音额外心音等异常体征,警惕心脏疾病。

体格检查结果

T 36.9 ℃,R 19 次/min,P 106 次/min,BP 134/75 mmHg

神志尚清,精神欠佳,全身皮肤及巩膜无黄染、出血点、蜘蛛痣及皮疹,浅表淋巴结无压痛及肿大。面色及睑结膜稍苍白,口唇稍苍白。胸廓对称无畸形,胸骨无压痛,肋间隙正常,肝颈静脉回流征阴性,呼吸运动两侧对称,未闻及胸膜摩擦音,两肺呼吸音清,未闻及干、湿啰音。心前区无隆起,心尖搏动不能明视,心率106 次/min,律齐,心音正常,心脏各瓣膜未闻及明显病理性杂音。腹部平坦,软,剑突下压痛明显,未触及反跳痛,未触及腹部包块,肝、脾肋下未触及,移动性浊音阴性,肠鸣音 8 次/min,肾区无叩击痛。双下肢未见明显水肿。

2.思维引导　经上述检查面色及睑结膜苍白,不除外消化道失血致贫血可能,完善血常规检查;心率106 次/min,进一步完善心电图及心脏彩超;剑突下压痛明显,肠鸣音活跃,进一步完善大便常规及隐血试验、全腹部 CT 及胃镜明确诊断。

(三)辅助检查

1.主要内容及目的

(1)血常规、ESR、CRP:进一步证实有无感染、贫血。

(2)幽门螺杆菌(helicobacter phlori,HP)检测:有助于明确病因。

(3)立位腹平片:可用于排查消化道穿孔及梗阻。

(4)全腹部 CT:查看腹部脏器影像,协助诊断。

(5)胃镜检查:确定病变位置、分期,鉴定病变性质。

(6)大便常规+隐血试验:明确是否有出血。

(7)心电图:明确是否有心肌缺血、心律失常等。

(8)心脏彩超:心脏大小及心脏内部结构,排除其他心脏疾病。

(9)肝肾功能、电解质:是否有肝肾功能的损害、电解质紊乱。

辅助检查结果

(1)血常规 WBC 5.5×10^9/L,N 69%,L 28%,RBC 3.27×10^{12}/L,Hb 89 g/L,PLT 233×10^9/L;CRP 2.3 mg/L;ESR 15 mm/h。

(2)大便隐血试验:阳性。

(3)血生化:肝功能正常,K^+ 3.3 mmol/L,Na^+ 130 mmol/L,Cl^- 90 mmol/L,Cr 96 μmol/L,BUN 6.5 mmol/L。

(4)心电图:窦性心动过速。

(5)血尿淀粉酶:阴性。

(6)腹部 CT:肝囊肿。

(7)立位腹平片:未见明显异常。

(8)幽门螺杆菌:^{13}C 呼气试验:80 dpm。

(9)胃镜:胃窦处见多发溃疡,取活检,病理回示:黏膜慢性炎。

(10)心脏彩超:左室舒张功能减低。

2.思维引导　根据该患者上腹部疼痛 5 年,经血常规、大便隐血试验、胃镜检查诊断支持胃溃疡并出血诊断。腹部立位平片未见膈下游离气体,不考虑消化性溃疡穿孔;心脏彩超、心电图检查暂不考虑心源性病因导致腹痛;肝功能及血肌酐正常,可排除肝肾衰竭。

(四)初步诊断

①胃溃疡并出血;②中度贫血;③低钾血症;④低钠血症;⑤幽门螺杆菌感染;⑥肝囊肿。

二、治疗经过

1.治疗方案

(1)一般治疗:禁食水、卧床休息,严密监测患者生命体征,如心率、血压、呼吸、尿量及神志变化,观察呕血、黑便情况。

(2)抑酸药:奥美拉唑 20 mg ivgtt bid。

(3)营养支持、补液、维持水电解质平衡:复方氨基酸、糖盐水、氯化钾、维生素等。

(4)胃黏膜保护剂:铋剂(胶体果胶铋、枸橼酸铋钾、胶体酒石酸铋等)、弱碱性抗酸剂(铝碳酸镁、硫糖铝、氢氧化铝凝胶等)。

(5)出血停止后抗 HP 治疗:阿莫西林胶囊(0.25 g)bid 一次 4 粒 po、克拉霉素片(0.25 g)bid 一次 2 片 po、枸橼酸铋钾胶囊(0.3 g)bid 一次 2 粒 po、奥美拉唑(20 mg)bid 一次 1 片 po,疗程 14 d。

2.思维引导　胃镜提示胃溃疡,对于胃溃疡并发急性出血,质子泵抑制剂(PPI)的止血效果显著优于 H_2 受体拮抗剂,其起效快并可显著降低再出血的发生率,尽可能早期应用 PPI 可改善出血病灶在胃镜下的表现,从而减少胃镜下止血的需要。我国最新指南建议,对于胃镜下止血治疗后的高危患者,如 Forrest Ⅰa 至Ⅱb 的溃疡、胃镜下止血困难或胃镜下止血效果不确定者、合并服用抗血小板药物或非甾体抗炎药(NSAID)者,给予静脉大剂量 PPI 72 h,并适当延长大剂量 PPI 的疗程,然后改为标准剂量 PPI 静脉输注,bid,使用 3~5 d,此后口服标准剂量 PPI 直至溃疡愈合,总疗程 6~8 周。幽门螺杆菌阳性,且近期无饮酒史,出血停止后给予四联疗法抗幽门螺杆菌治疗。血生化提示电解质紊乱,给予补液纠正。

治疗效果

(1)症状:2 d后患者腹痛较前好转,未再诉呕吐及柏油样便。

(2)查体:神志清楚,生命体征平稳,面色及睑结膜较前红润,上腹部压痛较前减轻,肠鸣音正常。

(3)辅助检查:血常规 WBC 6.1×10^9/L,N 69%,L 28%,RBC 4.01×10^{12}/L,Hb 99 g/L,PLT 196×10^9/L;K^+ 3.8 mmol/L,Na^+ 139 mmol/L,Cl^- 110 mmol/L。

三、健康指导

1. 健康宣教 向患者介绍此病的诱因、过程、预后,积极预防并发症如癌变。

2. 饮食指导 三餐定时,清淡饮食;避免过于辛辣、粗糙的食物及刺激性饮料(咖啡、浓茶、含酒精饮料等);少食产酸的食物,如红薯、韭菜、高甜食物;避免暴饮暴食。

3. 生活指导 生活作息规律,工作劳逸结合,戒烟酒。

4. 心理指导 减轻心理压力,避免过度紧张。

5. 药物指导 尽量停用非甾体抗炎药,若病情不允许,可同时加用抑酸和保护胃黏膜药物。

四、管理及随访

于社区医院建立健康档案,定期随访。停药 4 周后行^{13}C 或^{14}C 呼气试验,评估疗效,明确 HP 是否根除。观察临床症状是否缓解,以及是否有并发症,如消化道出血、穿孔、梗阻、癌变。胃溃疡患者 1 年内复查胃镜,证实溃疡已愈合,并排除癌变。如有不适,随时就诊,必要时及时转诊。

五、练习题

1. 哪些症状体征提示消化性溃疡出血病情危重?

2. 特殊类型的消化性溃疡有哪些?

六、推荐阅读

[1]陈旻湖,杨云生,唐承薇. 消化病学[M]. 北京:人民卫生出版社,2019.

[2]李军祥,陈誩,肖冰,等. 消化性溃疡中西医结合诊疗共识意见(2017 年)[J]. 中国中西医结合消化杂志,2018,26(2):112-120.

[3]王静,任菁菁. 全科医学导入式诊疗思维[M]. 北京:人民卫生出版社,2018.

第二节 胃食管反流病

一、病历资料

(一)门诊接诊

一般资料:患者高某,38 岁,男性,银行职员。

1. 主诉 间断胸骨后疼痛 3 年余,加重 1 周。

2.问诊重点　胸骨后疼痛系循环系统及消化系统常见症状,该患者慢性病程,问诊时应注意询问发病年龄、主要症状及伴随症状特点,重点在于区分哪个系统致本次发病,同时注意疾病的发展与演变。

3.问诊内容

(1)诱发因素:有无不规律饮食、暴饮暴食、长期压力大、工作劳累等诱发因素。

(2)主要症状:胸骨后疼痛诱因、发作时间、性质、程度、范围、加重或缓解因素等。

(3)伴随症状:是否伴反酸、烧心、心悸、心前区不适、大汗等症状。

(4)诊治经过:有无就诊记录,诊断为什么疾病,做过什么检查及治疗,其间使用过哪些药物,剂量、疗程、疗效。

(5)既往史:既往健康状况,有无高血压、冠心病、糖尿病、慢性胃炎等慢性疾病,有无贲门失弛缓手术史,有无外伤史,有无传染病病史,有无输血及献血史,有无食物、药物过敏史。

(6)个人史:有无长期吸烟、饮酒史,是否爱吃甜食、饱餐。

(7)家族史:有无家族遗传病病史。

问诊结果

患者中年男性,系银行职员,3年余前患者饱餐后出现胸骨后疼痛,呈间断性隐痛,伴反酸、烧心,无呕吐、腹泻、腹胀,无进行性吞咽困难,无咽痛,无心悸、胸闷、呼吸困难,无咳嗽、咳痰、咯血、发热,当时未诊治。1周前,上述症状发作频繁,多发生于饱餐后及夜间,程度较前加重,未向其他部位放射,伴反酸、烧心,自行口服"铝碳酸镁"后,症状较前稍减轻,患病来神志清,精神可,饮食睡眠可,大小便正常,近期体重无明显改变。

无高血压、冠心病、慢性胃炎、糖尿病病史,吸烟20余年,每天20支,未戒烟,无饮酒史。平时饮食规律,规律运动,略有焦虑情绪,经济收入稳定,家庭及社会关系和睦,研究生学历,沟通良好。

4.思维引导　患者慢性病程,急性发作,表现为胸骨后疼痛,伴反酸、烧心。食管癌多呈进行性吞咽困难,乏力、消瘦,于胃镜下完善组织活检可进一步鉴别。心绞痛及心肌梗死常于活动或情绪激动后发作,疼痛部位多位于胸骨后、心前区及剑突下,可向左肩放射,疼痛性质呈压榨性疼痛,伴濒死感,同时伴发心悸、呼吸困难、胸闷、气喘等症状,通常服用"硝酸异山梨酯片"后症状可缓解,进一步完善心电图、心脏彩超、心血管造影可鉴别。患者无咳嗽、咳痰、发热等呼吸系统相关症状,且呼吸系统疾病所致胸痛常因咳嗽或呼吸而加剧,可完善胸部CT进一步鉴别呼吸系统疾病。肋间神经痛常沿肋间神经带状分布,呈刀割样或触电样疼痛,服用止痛药物可缓解症状。该患者发作多见于饱餐后及夜间,伴反酸、烧心,考虑反流性食管炎可能性大,应在查体时重点行腹部检查,注意腹部外形是否正常,肠鸣音快慢,是否触及压痛、反跳痛、腹部包块等,同时注意双肺听诊是否正常,心脏有无杂音,心界有无扩大。

(二)体格检查

1.重点检查内容及目的　患者消化系统疾病可能性大,应注意腹部体征。腹部是否平坦,腹壁张力是否增高,剑突下是否有压痛、反跳痛,肠鸣音是否亢进,若剑突下压痛阳性,考虑消化系统疾病可能性大;心脏听诊是否有杂音,异常心音,心率加快或减慢,心律是否整齐,心脏浊音界是否增大,双下肢是否水肿,若心律增快,出现第四心音及第三心音奔马律,心尖区出现粗糙的收缩期杂音或伴收缩中晚期喀喇音,为二尖瓣乳头肌功能失调或断裂所致,胸骨左缘3~4肋间新出现的收缩期杂音伴震颤,为室间隔穿孔。

体格检查结果

T 36.3 ℃,R 19 次/min,P 76 次/min,BP 115/72 mmHg

神志清,精神可,营养中等,全身浅表淋巴结未触及肿大,咽无充血,扁桃体不大,颈静脉无怒张,气管居中。胸廓对称无畸形,未见皮疹、糜烂及窦道,两肺呼吸音清,未闻及干、湿啰音。心前区无隆起,心率 76 次/min,律齐,各瓣膜未闻及明显病理性杂音。腹部平坦,软,剑突下压痛阳性,无反跳痛,未触及腹部包块,肝、脾肋下未触及。胆囊区无压痛,麦氏点无压痛,移动性浊音阴性,肠鸣音正常。双下肢未见水肿。

2.思维引导　经上述检查有剑突下压痛,心肺相关查体未见明显异常,提示消化系统疾病,建议完善食管钡餐、内镜、高分辨率食管测压(high resdution esophageal manomentry,HREM)等检查,明确诊断。

(三)辅助检查

1.主要内容及目的

(1)胃镜检查:是评价食管炎的灵敏指标,完善活检可与食管癌等疾病相鉴别。

(2)食管钡餐造影:多用于拒绝胃镜或不耐受胃镜检查患者,完善该检查可与食管癌、贲门失弛缓综合征等疾病相鉴别。对该疾病特异性不高。

(3)高分辨率食管测压(HREM):有利于了解食管动力状态,预测抗反流治疗的疗效和是否需要长期维持治疗。

(4)24 h 食管 pH 监测:明确是否存在过度酸、碱反流。一般用于内镜检查及 PPI 试验后仍不能确定反流患者。

(5)心电图:明确是否有心肌缺血、心律失常等。

(6)心脏彩超:心脏大小及心脏内部结构,排除其他心脏疾病。

(7)心肌酶、心肌梗死三项:排查急性心肌梗死。

(8)胸部 CT:与肺部疾病相鉴别。

(9)肝肾功能、电解质:是否有肝肾功能的损害、电解质紊乱。

辅助检查结果

(1)胃镜检查:食管下段黏膜灰白粗糙,血管网模糊,见条状黏膜缺损。

(2)心电图:窦性心律,77 次/min。

(3)心脏彩超:未见明显异常。

(4)胸部 CT:双肺散在小结节。

(5)肝肾功能:未见明显异常。

(6)心肌酶、心肌梗死三项:未见明显异常。

2.思维引导　根据该患者胸骨后疼痛 3 年余,经过胃镜检查,支持胃食管反流病诊断。心脏彩超、心电图未见心脏大、心肌缺血、室壁运动异常等改变,暂不考虑循环系统相关疾病所致。胸部 CT 未见气胸、毛刺征,肺门淋巴结肿大,胸膜改变,暂不考虑呼吸系统相关疾病所致。肝功能及血肌酐正常,可排除肝肾衰竭。

（四）初步诊断

胃食管反流病。

二、治疗经过

1. 治疗方案

（1）一般治疗：健康宣教，调整饮食，保持健康生活习惯。

（2）抑酸药：艾司奥美拉唑 40 mg qd，服用 4 周。

（3）抗酸药和黏膜保护药：铝碳酸镁、硫糖铝、铋剂。

（4）促动力药：莫沙必利 5 mg tid，服用 4 周。

（5）中成药：如枳术宽中胶囊、达立通颗粒、荆花胃康胶丸等。

（6）维持治疗：停药后很快复发且症状持续者、有食管炎并发症者，需要长程维持治疗，以调整至患者无症状之最低剂量为适宜剂量。

2. 思维引导　患者胃镜检查结果提示胃食管反流，嘱患者避免进食降低食管下括约肌（lower esophageal sphincter，LES）压力的食物，进食后不宜立即卧床，睡前 2 h 不宜进食。给予质子泵抑制剂抑制 H-K-ATP 酶，从而抑制胃酸分泌；给予莫沙必利增加食管下括约肌压力、改善食管蠕动功能，促进胃排空。

治疗效果

（1）症状：4 d 后胸骨后疼痛较前缓解，未诉反酸、烧心。

（2）查体：神志清楚，生命体征平稳，心肺查体未见明显异常，腹部平坦，软，全腹部未触及压痛及反跳痛。

三、健康指导

1. 健康宣教　向患者介绍此病的诱因、过程、预后，积极预防并发症。

2. 饮食指导　避免食用高脂肪、巧克力、咖啡、浓茶等；避免夜餐或饱餐；进食后不宜立即卧床，睡前 2 h 不宜进食，抬高床头 15～20 cm。

3. 生活指导　生活有规律，保持大便通畅，不宜紧束腰带，建议戒烟、戒酒。

4. 心理指导　增加对此疾病的认识，消除长期服药的担忧、恐惧，正确对待疾病，减轻心理压力。

5. 运动指导　肥胖尤其是腹型肥胖会导致腹压增高，使 LES 结构受损，从而导致此病，故需要适当运动，控制体重，建议每周规律运动，从有氧运动开始，每次运动时间不少于 15 min，每周 3～4 次，逐渐增加运动量。

6. 药物指导　避免应用降低 LES 压的药物及引起胃排空延迟的药物，如硝酸甘油、钙通道阻滞剂及抗胆碱能药物。需要服用时，应权衡获益和风险，酌情选择。

四、管理及随访

于社区医院建立健康档案，定期随访。发病时，每月随访一次，病情稳定初期每 3 个月复查一次，之后每年复查血常规、大便常规、胃镜。如有不适，随时就诊，必要时及时转诊。

五、练习题

1. 反流性食管炎的诊断标准是什么？

2. 反流性食管炎需要和哪些疾病鉴别？

六、推荐阅读

[1]陈旻湖,杨云生,唐承薇.消化病学[M].北京:人民卫生出版社,2019.

[2]汪忠镐,吴继敏,胡志伟,等.中国胃食管反流病多学科诊疗共识[J].中国医学前沿杂志(电子版),2019,11(9):30-56.

[3]王静,任菁菁.全科医学导入式诊疗思维[M].北京:人民卫生出版社,2018.

第三节 肠易激综合征

一、病历资料

(一)门诊接诊

一般资料:45岁,男性,公司员工。

1. 主诉　间断腹痛2年。

2. 问诊重点　腹痛的性质、部位、时间,腹痛有无节律性,腹痛相关其他伴随症状,腹痛的演变过程、诊治经过、治疗效果等。

3. 问诊内容

(1)诱发因素:有无饮酒、饮食不当、情绪波动、药物等诱发因素。

(2)主要症状:腹痛的部位及是否有其他部位的放射,腹痛的时间及是否有节律,腹痛的性质、严重程度,腹痛与饮食有无关联。

(3)伴随症状:有无食欲缺乏、反酸、烧心、恶心、呕吐、腹泻等伴随症状,发病期间大、小便有无性状改变及体重有无明显变化。

(4)诊治经过:是否在院外进行相关检查(何种检查,检查结果情况),是否服用药物(包括药物种类、剂量)及服药后症状有无改善。

(5)既往史:有无高血压、心脑血管、高血脂疾病等;有无消化道溃疡、肝炎、结核、胰腺疾病病史;有无长期用药史;有无手术外伤史;药物食物过敏史等。

(6)个人史:吸烟饮酒史,患者生活方式,包括饮食、运动、睡眠、心理状况等,家庭社会关系,文化水平,经济状况,依从性等。

(7)家族史:一级亲属是否有溃疡病史、高血压、血脂异常、冠心病、脑血管病变等疾病。

问诊结果

患者,男,45岁,职员,2年前聚餐后出现腹痛,脐周为主,疼痛明显,阵发性,每次持续5~10 min,无其他部位放射,伴恶心、腹胀,大便3~5次,糊状便,便后症状稍缓解,无黏液、血便,无头晕、头痛,无胸痛,咳嗽,至诊所给予口服药物治疗"奥美拉唑40 mg qd,肠炎宁3粒 tid"治疗,症状缓解后间断发作,约每3个月发作1次,多见于劳累、压力大或应酬时,后频率逐渐增多,1周发作1次,至当地社区医院查腹部彩超示:轻度脂肪肝,给予"雷贝拉唑10 mg、铝碳酸镁0.5 g tid"口服1周,症状无明显改善,为进一步诊治,遂来我院就诊。患病以来,神志清,精神可,食欲稍差,大便糊状,2~3次/d,小便量正常,体重无明显变化。

既往高血压病史 5 年,最高 150/95 mmHg,现口服"氨氯地平片 5 mg qd",血压波动于 140/90 mmHg。吸烟 20 年,平均 1 包/天,饮酒 28 年,平均 3 次/周,250～400 mL/次。22 岁结婚,有 1 子 1 女,均体健。平素饮食欠规律,喜食面食,运动偏少,每日约步行 1 千米,经济收入稳定,家庭及社会关系和谐,大专学历,压力大,应酬稍多;1 周前身边同事得了"胃肿瘤",自己平时有"胃病",感到很紧张和焦虑。其余病史无特殊。

4.思维引导   患者,中年男性,平素压力大,应酬多,有烟酒史,慢性病程,急性发作,阵发性腹痛,压力大或应酬后症状加剧,伴大便 3～5 次/d,糊状便,便后可稍缓解,无明显恶心、呕吐,外院腹部彩超轻度脂肪肝。其中腹痛没有明显的节律性不符合消化道溃疡的典型特征,但仍有必要进行胃肠镜检查明确有无恶性病变,可消除患者疑虑;腹痛的性质特点也基本可排除胰腺炎;发病以来小便正常,脐周为主,无腰背痛,可暂时排除泌尿系疾病。根据问诊目前功能性胃肠病、慢性阑尾炎等仍不能排除,需进一步体格检查及完善相关检查进行鉴别,辅助诊断。

(二)体格检查

1.重点检查内容及目的   患者考虑消化系统疾病,主要着重于腹部查体。①一般情况,皮肤、巩膜有无黄染、蜘蛛痣,有无手术瘢痕。②腹部是否平坦、对称,有无胃肠型。③肠鸣音有无亢进和减弱,有无血管杂音等。④进行肝、脾触诊。⑤腹部柔软程度,有无压痛、反跳痛,Murphy 征及麦氏点情况。⑥心、肺、神经系统等重要脏器查体。

体格检查结果

T 36.7 ℃,R 17 次/min,P 75 次/min,BP 150/95 mmHg

身高 170 cm,体重 65 kg,BMI 22.5 kg/m²

发育正常,营养一般,体型中等,神志清,精神可,自主体位,表情正常,查体合作。全身皮肤黏膜无皮疹、溃疡、瘢痕、色素沉着。结膜无苍白,巩膜无黄染。心率 75 次/min,律齐,心肺听诊无明显异常。腹软,平坦,肠鸣音 5～7 次/min,未闻及血管杂音,肝脾无肿大,脐周有轻微压痛,无反跳痛,Murphy 征阴性,阑尾区无压痛。

2.思维引导   患者 BMI 22.5 kg/m²,体型中等。血压偏高。脐周压痛,程度不剧烈,无反跳痛,肠鸣音活跃,Murphy 征阴性,麦氏点无压痛,肝脾无肿大,暂排除阑尾炎,考虑可能为消化道疾病,明确病因仍需完善相关检查,如血常规、生化及胃肠镜和腹部 CT 等。

(四)辅助检查

1.主要内容及目的

(1)血糖、糖化血红蛋白:了解患者血糖水平。

(2)血常规、CRP:了解有无感染、贫血等。

(3)肝肾功能:评估有无肝肾功能损伤。

(4)血脂:了解血脂情况,评估心血管疾病风险。

(5)淀粉酶、脂肪酶:大致评估胰腺外分泌功能。

(6)粪便常规:了解有无出血、感染。

(7)心电图:有助于识别心律失常、心肌缺血或陈旧性心肌梗死等。

(8)彩超:腹部彩超进一步明确肝及胆囊、肾及输尿管有无病变。

(9)胃肠镜:明确胃肠道有无炎症、溃疡、占位等病变。

（10）腹部 CT：检查腹腔脏器有无器质性病变。

（11）全消化道钡餐检查：了解消化道动力、功能和结构有无异常。

辅助检查结果

（1）血糖：5.8 mmol/L，糖化血红蛋白 5.2%，血常规、CRP，肾功能，血脂淀粉酶、脂肪酶正常范围。

（2）肝功能：ALT 48 U/L，AST 78 U/L。

（3）心电图：窦性心律，大致正常。

（4）腹部彩超：肝回声稍低，脂肪肝，胆囊、肾及输尿管无异常。

（5）胃镜：慢性浅表性胃炎。

（6）肠镜：结直肠无明显异常。

（7）腹部 CT：肝密度减低，脂肪肝，余脏器无明显异常。

（8）消化道钡餐检查：钡剂在消化道通过速度增快，小肠张力亢进及痉挛收缩，结肠袋明显增多，结肠拉直，钡剂快速达到乙状结肠。

（四）初步诊断

①肠易激综合征、腹泻型；②脂肪肝；③慢性胃炎；④高血压 1 级 低危。

三、治疗经过

1. 治疗方案

（1）一般治疗：戒烟戒酒，低热量膳食，避免辛辣、生冷刺激食物，合理运动，定期检测肝功能，腹部彩超。

（2）药物治疗：①匹维溴铵 50 mg tid po。②蒙脱石散 tid po 1 次 1 袋。③双歧杆菌四联活菌片 tid po 1 次 3 片。

（3）心理行为治疗：可至专科门诊进一步就诊，评估有无焦虑、抑郁等心理问题，适当进行心理疏导治疗及精神类药物应用。

2. 思维引导　患者目前腹痛主要考虑肠易激综合征，同时有脂肪肝、慢性胃炎、高血压。该患者压力大和应酬后症状明显，近期有同事得"胃肿瘤"，患者精神紧张、焦虑，可能为诱发因素。因此首先需对患者进行病情详细告知，取得患者的信任，与患者建立良好的医患关系，消除疾病的相关顾虑是治疗的基础，同时要进行高血压健康宣教，调整生活方式，控制饮食，合理运动。药物治疗方面：主要给予解痉止痛，改善大便性状及调节肠道菌群药物，必要时可至精神心理科进行辅助治疗。

治疗效果

（1）症状：患者饮食恢复正常，未再出现明显腹痛症状，大便 1 次/d。

（2）体征：生命体征平稳，腹软，腹部及脐周无压痛及反跳痛，肠鸣音 3 次/min，余查体未见明显异常。

三、健康指导

1. 健康宣教　向患者介绍本病的主要诱因、过程、预后、常见急慢性并发症，取得患者信任，通过检查可排除患有"胃肿瘤"的可能,本病也不会危及患者生命。要重视自我管理,定期测量血压和血糖、肝功能等。

2. 饮食指导　忌辛辣刺激食物,均衡饮食,合理安排各种营养成分,可溶性食物可适当加量,可适当摄入寡糖、单糖类食物,规律、定量饮食,严格遵守,长期坚持。

3. 生活指导　戒烟、酒,生活有规律,避免熬夜、过度紧张、劳累,保证足够睡眠。

4. 心理指导　家属、医护人员多关心、倾听患者的诉求,使患者避免过度紧张、减轻心理压力、保持心情舒畅,积极配合治疗、随访,获取家庭支持,树立信心。

5. 运动指导　适当运动,以有氧代谢运动为主,每周至少运动 3~5 次,累计时间 250 min 为宜(如跑步、有氧运动、瑜伽和骑自行车等),运动时间推荐餐后 30 min~1 h 后。

6. 药物指导　①匹维溴铵 50 mg tid po,持续 4 周。②蒙脱石散 tid po 1 次 1 袋。③双歧杆菌四联活菌片 tid po 1 次 3 片。

四、管理及随访

社区医院建立健康档案,定期复查,自行监测血糖、血压,社区医院定期检查肝功能,腹部彩超等。如有不适,随时就诊,必要时及时转诊。

五、练习题

1. 肠易激综合征分为哪些类型?
2. 肠易激综合征的治疗原则有哪些?

六、推荐阅读

[1] 中华医学会消化病学分会胃肠功能性疾病协作组,中华医学会消化病学分会胃肠动力学组. 2020 年中国肠易激综合征专家共识意见[J]. 中华消化杂志,2020,40(12):803-818.
[2] PALSSON OLAFUR S,WHITEHEAD WILLIAM,TöRNBLOM HANS,et al. Prevalence of Rome IV Functional Bowel Disorders Among Adults in the United States,Canada,and the United Kingdom[J]. Gastroenterology,2020,158:1262-1273.

第四节　急性胰腺炎

一、病历资料

(一)门诊接诊

一般资料:患者 35 岁,男性,公司职员。

1. 主诉　腹痛 6 h。

2. 问诊重点　腹痛的特点,伴随及不伴随症状,疾病演变过程,诊治经过,治疗效果等。还要注意患者生活方式,包括饮食、运动、睡眠、心理状况等,家庭社会关系,经济状况,文化水平,依从性等。

3. 问诊内容

(1)诱发因素:有无饱餐、饮酒、情绪、药物、劳累、外伤等诱发因素。

(2)主要症状:腹痛的部位、性质、程度、加重及缓解因素(包括与进食、排便、体位的关系),有无放射痛等。

（3）伴随症状：有无恶心、呕吐、腹胀、黑便、呕血、便血、便秘、肛门停止排气排便、腹泻,有无发热、头晕、抽搐、胸痛、胸闷、心悸、皮疹、尿血、尿频、尿痛等症状。

（4）疾病演变过程：腹痛部位、剧烈程度或性质的变化。

（5）诊治经过：来诊之前是否于外院就诊,检查及用药情况,检查结果及用药的种类、剂量,用药效果如何。

（6）既往史：既往是否有类似情况发生,如何诊治;有无消化道溃疡、肝脏疾病、胆结石、泌尿系结石、肿瘤等既往病史;有无高血压、糖尿病、骨质疏松、椎间盘突出等病史;有无肝炎、结核史;有无外伤输血史,药物食物过敏史等。

（7）个人史：吸烟饮酒史,有毒有害物质接触史,疫水疫区接触史,患者生活方式,包括饮食、运动、睡眠、心理状况等,家庭社会关系,文化水平,经济状况,依从性等。

（8）家族史：如肿瘤、消化道溃疡等有家族遗传或聚集倾向疾病。

问诊结果

患者,男,35 岁,公司职员,6 h 前进食油腻食物后出现腹痛,为上腹部持续性疼痛,可忍受,向腰背部放射,蜷曲位稍减轻,直立位加重,伴恶心、呕吐,呕吐 1 次,为胃内容物,非喷射性,呕吐后腹痛无明显减轻,伴腹胀,排气减少,无发热,无头晕头痛,无咳嗽胸闷,无胸痛心悸,无反酸烧心,无腹泻等不适,腹痛程度逐渐加重,不可忍受,部位及性质同前,自服奥美拉唑胶囊 20 mg,腹痛无减轻,遂来我院。患病以来,未进食,未排大便,小便 1 次,色黄,体重无明显变化。

既往发现血脂升高 2 年,具体值不详,未正规治疗。有饮酒史,平均每周 2 ~ 3 次,每次 100 ~ 150 mL,偶吸烟。平素肉食居多,缺乏锻炼,睡眠可,情绪可,家庭经济收入稳定,家庭及社会关系和谐,本科学历,沟通良好。其余病史无特殊。

4.思维引导　患者以腹痛 6 h 为主诉入院,腹痛为上腹部持续性疼痛,按疼痛部位及性质主要考虑肝胆、胰腺、胃、十二指肠等疾病,需警惕急性冠脉综合征、腹主动脉夹层及急性阑尾炎。急性胆囊炎多为右上腹持续性疼痛,性质较剧烈,可阵发性加重,向右肩部放射,可伴有发热、恶心、呕吐等症状;消化道溃疡穿孔可有上腹部慢性、周期性、节律性腹痛病史,突发上腹部剧烈疼痛,可有疼痛短暂减轻后再次加重并蔓延至全腹;若患者既往有冠心病史或冠心病高危因素需警惕急性冠脉综合征,多伴胸痛、胸闷、心悸、出汗等症状,可伴濒死感和恐惧感;腹主动脉夹层多为撕裂样疼痛,较剧烈,多有高血压或腹部外伤病史;急性阑尾炎早期可表现为上腹部或脐周疼痛,最后转移到右下腹,多伴发热。患者为进食油腻食物后出现上腹部持续性疼痛,向腰背部放射,蜷曲位稍减轻,直立位加重,伴恶心、呕吐,伴腹胀,排气减少,腹痛程度逐渐加重,既往高脂血症病史,考虑急性胰腺炎可能性大,急性胆囊炎、急性阑尾炎不排除,应在查体时重点行腹部体格检查。

（二）体格检查

1.重点检查内容及目的　首先注意患者生命体征,检查体温、脉搏、呼吸、血压、血氧饱和度等,若生命体征平稳,进一步完善相关体格检查,着重腹部查体。腹部查体按视、听、叩、触顺序进行,视诊腹部皮肤有无色素沉着、静脉曲张、腹部形态膨隆或凹陷、是否有胃肠型及蠕动波;听诊肠鸣音,判断胃肠道蠕动情况;有无血管杂音,提示血管源性疾病;叩诊肝浊音界,判断有无消化道穿孔;移动性浊音,判断有无腹腔积液;肾区叩击痛提示泌尿系疾病;浅触诊有无腹肌紧张、包块、压痛;深触诊有无包块、局部压痛、反跳痛,需注意从健侧至患侧,最后按压疼痛部位;肝、脾、胆囊、双肾触诊是否有脏器肿大及表面形态;Murphy 征阳性提示急性胆囊炎;女性怀疑妇科疾病可行子宫双合诊或三合诊;另需完善必要的全身查体,如皮肤巩膜有无黄染,心肺听诊及神经系统检查,全面评估患者情况。

体格检查结果

T 36.8 ℃,R 20 次/min,P 98 次/min,BP 右上肢 142/85 mmHg 左上肢 135/82 mmHg,身高 177 cm,体重 80 kg,BMI 25.5 kg/m²,腹围 85 cm

发育正常,营养良好,体型偏胖,神志清,自主体位,表情痛苦,查体合作。全身皮肤黏膜及巩膜未见黄染,无皮疹、瘢痕、色素沉着。双肺呼吸音清,未闻及干、湿啰音。叩诊心界不大,心率 98 次/min,律齐,各瓣膜听诊区未闻及杂音。腹稍膨隆,无胃肠型、蠕动波,腹软,中上腹压痛阳性,伴反跳痛及肌紧张,肝脾肋下未触及,Murphy 征阴性,肾区无叩击痛,移动性浊音阴性,肠鸣音 2 次/min,未闻及血管杂音。四肢活动自如,双下肢无水肿,生理反射存在,病理反射未引出。

2. 思维引导   体格检查患者生命体征平稳,体型偏胖,体重超重,血压偏高,主要为中上腹压痛、反跳痛阳性及局部肌紧张,肠鸣音减弱,余无明显阳性体征。患者测血压偏高,平素无高血压病史,考虑为应激状态所致血压升高。肠鸣音减弱考虑为原发病所致肠道活动减弱,不排除麻痹性肠梗阻。结合患者病史及体格检查结果,需排查急性胰腺炎、急性胆囊炎、消化道穿孔等疾病,警惕主动脉夹层等致命性腹痛。完善血常规、淀粉酶、脂肪酶、血气分析、肝肾功能、血糖、血脂、D-二聚体、心电图、腹部彩超、腹部平片或 CT 等检查进一步明确诊断。

(三)辅助检查

1. 主要内容及目的

(1)血常规、CRP、PCT:提示感染性疾病,如急性胆囊炎、急性阑尾炎等。

(2)血清淀粉酶、脂肪酶:血淀粉酶和/或脂肪酶升高 3 倍以上有助于急性胰腺炎的诊断。

(3)血气分析、肝肾功能、血糖、血脂、电解质:急性胰腺炎根据严重程度分级可分为轻症、中度重症、重症,重症急性胰腺炎预后差,需及时转诊,血气分析、肝肾功能,血糖及血钙有助于急性胰腺炎的严重程度分级,血脂有助于判断是否为高脂血症型急性胰腺炎。

(4)D-二聚体:提示主动脉夹层及肠系膜动脉栓塞等疾病。

(5)心电图:排除心脏疾病。

(6)腹部彩超、平片或 CT:了解腹部影像学,提示病变部位及严重程度。

辅助检查结果

(1)血常规、CRP、PCT:WBC 11.2×10⁹/L、N% 78%、L% 18%、RBC 4.90×10¹²/L、Hb 155 g/L、PLT 317×10⁹/L、HCT 58%,CRP 39 mg/L,PCT 0.16ng/mL。

(2)血清淀粉酶 869 U/L,血清脂肪酶 546 U/L。

(3)血气分析、肝肾功能、电解质正常,随机血糖 9.6 mmol/L,胆固醇 8.9 mmol/L,甘油三酯 13.58 mmol/L。

(4)D-二聚体正常。

(5)心电图:窦性心律,心率 95 次/min,未见明显 ST-T 异常。

(6)腹部彩超:胰腺肿大,余未见异常。

(7)腹部平片:肠道少量积气。

2. 思维引导   患者持续性上腹部疼痛,查体中上腹压痛,肠鸣音减弱,相关检查结果回示淀粉酶、脂肪酶均升高 3 倍以上,彩超示胰腺肿大,急性胰腺炎诊断明确,彩超未发现胆囊结石等胆道疾病,甘油三酯13.58 mmol/L,无大量饮酒、口服药物、手术外伤等病史,考虑高甘油三酯血症性急性胰腺炎(HTG-AP),因患者生命体征稳定,血气分析、肝肾功能等正常,无脏器功能不全,影像学检查未发现局部并发症,考虑为轻症急性胰腺炎。血常规、CRP、PCT均轻度升高,患者无发热等症状,考虑为应激状态或无菌性炎症,暂不考虑细菌感染。入院后24 h、48 h需复查相关指标,完善腹部增强CT进一步评估病情,首次增强CT评估最佳时间为发病后72~96 h,对于病因不明者,可考虑磁共振胰胆管造影(MRCP)或内窥镜超声检查隐匿性胆总管结石。

(四)初步诊断

①轻症高甘油三酯血症性急性胰腺炎;②血脂异常;③窦性心动过速;④高血压病?

二、治疗经过

1. 治疗方案

(1)一般治疗:禁食水,留置胃管,负压引流,大黄灌肠,芒硝外敷。

(2)液体复苏:患者无心、肾功能不全,早期积极补液,以5~10 mL/(kg·h)的速度给予静脉输注等渗晶体溶液。

(3)降脂治疗:低分子肝素5000 U H q12h,胰岛素0.1 U/(kg·h)持续静脉泵入(监测血糖调整胰岛素用量)。

(4)抑制胰液分泌及胰酶活性药物:生长抑素25 μg/h持续泵入,乌司他丁100 000 U ivgtt bid,加贝酯300 mg ivgtt qd×3d后改为100 mg ivgtt qd。

(5)抑酸药物:奥美拉唑40 mg ivgtt qd。

2. 思维引导 患者诊断轻症高甘油三酯血症性急性胰腺炎,早期需禁食水,呕吐及腹胀者给予胃肠减压,若无明显恶心、呕吐,腹痛已缓解,有饥饿感,可以尝试开始经口进食,不以血清淀粉酶脂肪酶高低作为进食指征;早期积极补液,以250~500 mL/h或5~10 mL/(kg·h)的速度给予静脉输注等渗晶体溶液,入院后6 h、24 h、48 h根据患者心率、血压、尿量、红细胞压积、尿素氮等指标重新评估所需要的输液量;患者病因为高甘油三酯血症,需针对病因进行降脂治疗,将血清甘油三酯水平快速降至5.65 mmol/L以下,禁食状态下可给予低分子肝素及小剂量胰岛素应用,轻症患者胃肠功能可耐受时应尽早口服降脂药物如贝特类、他汀类药物,若经治疗入院24~48 h后血清甘油三酯仍>11.3 mmol/L或降幅未达到50%,建议实施血液净化治疗。给予抑制胰液分泌及胰酶活性药物减少胰液分泌抑制胰酶活性,如生长抑素及其类似物、乌司他丁、加贝酯等;抑酸药物可通过抑制胃酸分泌而间接抑制胰酶分泌,还可预防应激性溃疡的发生;另注意禁食患者需给予补充能量、电解质,维持水电解质酸碱平衡。监测生命体征、尿量、血常规、血气分析、肝肾功能、血糖、血脂、电解质等指标,入院24 h、48 h后再次进行严重程度分级。

治疗效果

(1)症状:48 h后腹痛腹胀缓解,无恶心、呕吐,有饥饿感。

(2)查体:生命体征平稳,BP 128/73 mmHg,心率84次/min,心肺听诊未闻及异常,腹软,上腹部轻压痛,无反跳痛,肠鸣音4次/min,余查体未见明显异常。

(3)辅助检查:复查血常规:WBC $8.7×10^9$/L、N% 70%、L% 20%、RBC $4.50×10^{12}$/L、Hb 136 g/L、PLT $225×10^9$/L、HCT 46%,血清淀粉酶169 U/L,血清脂肪酶245 U/L,胆固醇6.6 mmol/L,甘油三酯4.3 mmol/L,空腹血糖6.1 mmol/L,血气分析、肝肾功能、电解质均正常。腹部增强CT:胰腺体尾部肿大,胰周间隙模糊,左侧肾前筋膜增厚,增强胰腺均匀轻度强化。

三、健康指导

1. 健康宣教　向患者介绍本病的主要诱因、过程、预后等,尽量避免诱发因素,高脂血症需长期服药,定期复查,告知相关药物副作用。

2. 饮食指导　避免暴饮暴食,选择易消化、低盐低脂、无刺激性食物,忌烟酒。

3. 生活指导　生活有规律,避免过度紧张劳累,保证足够睡眠,患者 BMI 25.5 kg/m^2,属于超重,适当减重。

4. 心理指导　减轻心理压力,保持心情舒畅,避免焦虑,积极配合治疗随访,获取家庭支持,树立信心。

5. 运动指导　适当进行体育锻炼,循序渐进,增强体质。

6. 药物指导　非诺贝特 200 mg qn po,注意有无肌痛、肌肉压痛、乏力和消化道症状,服药 1 个月后复查肝功能、肌酶、血脂。

四、管理及随访

于社区医院建立健康档案,出院后 1、3、6 个月门诊随访,行血常规、肝功能、血脂、血糖、血淀粉酶脂肪酶、粪常规、腹部超声检查等,评估是否有全身及局部并发症,病因是否去除。随访 2~3 次后如无并发症且病因去除的患者无需随访评估。高脂血症患者应每月复查血脂 1~2 次。

五、练习题

1. 急性胰腺炎的抗感染指征有哪些?

2. 急性胰腺炎的转诊指征有哪些?

六、推荐阅读

[1] 林果为,王吉耀,葛均波. 实用内科学[M]. 15 版. 北京:人民卫生出版社,2017.

[2] 杜雪平,王永利. 全科医学案例解析[M]. 北京:人民卫生出版社,2017.

[3] 中华医学会,急性胰腺炎基层诊疗指南(实践版.2019)[J]. 中华全科医师杂志,2019,18(9):827-831.

第五节　胃癌

一、病历资料

(一)门诊接诊

一般资料:患者 50 岁,男,老师。

1. 主诉　间断上腹部隐痛不适 2 年,加重伴黑便 10 d。

2. 问诊重点　上腹部不适、黑便均为胃癌常见症状,患者起病缓慢,问诊时应关注其主要症状的变化、特点,诊治经过,治疗效果等。

3. 问诊内容

(1)诱发因素:有无幽门螺杆菌感染、有无腌制食品、霉变食品摄入史、长期居住地是否有水土含硝酸盐过多、化学污染等。

（2）主要症状：上腹部隐痛的特点，疾病的演变过程以及本次加重的特点，黑便的性状、次数及量。

（3）伴随症状：有无乏力、纳差、消瘦，有无吞咽困难、恶心、呕吐，有无头晕、心悸等。

（4）诊治经过：做过何种检查，检查结果如何，是否用药，用何药、剂量、效果等。

（5）既往史：有无消化道溃疡、萎缩性胃炎病史，有无高血压、糖尿病、心脑血管疾病病史，有无肝炎、结核病史，有无外伤、输血史，有无食物、药物过敏史等。

（6）个人史：有无吸烟、饮酒史，常食用热烫食物、霉变食物、腌制食品、烧烤食品等不良饮食习惯，长期心理状态不佳如抑郁、焦虑等情况。

（7）家族史：直系亲属健康状况，有无消化道溃疡或肿瘤等有家族遗传或聚集倾向疾病。

问诊结果

患者，男，50 岁，老师，2 年前开始间断出现上腹部隐痛不适，多于进食后出现，自服奥美拉唑 1 粒可缓解，无发热、呕吐、腹泻、黑便等不适，未诊治。10 d 前患者饮酒后出现上腹部疼痛加重，口服奥美拉唑未见明显缓解，伴有黑便，大便成形，2 次/d，无反酸、烧心、恶心、呕吐等，遂来就诊，自发病以来精神差，饮食欠佳，睡眠欠佳，大便如上述，小便正常，体重未见明显变化。

既往体健，无高血压、糖尿病、高血脂等病史，无冠心病、脑血管疾病、肝炎、结核等病史，饮酒 20 余年，每周 4 次左右，每次约 200 g，无吸烟史，平素饮食规律，喜食面食，规律运动，情绪可，经济收入稳定，家庭及社会关系和谐，本科学历，沟通良好。父亲因"心肌梗死"去世，其余病史无特殊。

4. 思维引导　患者为中年男性，近 2 年来间断出现上腹部隐痛不适，多于进食后出现，未予以重视，自服奥美拉唑可以缓解，应考虑在这 2 年期间已有慢性萎缩性胃炎、胃溃疡等疾病，慢性萎缩性胃炎和胃溃疡均有癌变的可能，10 d 前饮酒后出现上腹部疼痛，伴有黑便，此时应特别注意萎缩性胃炎、胃溃疡出血或癌变出血等可能。

（二）体格检查

1. 重点检查内容及目的　首先评估患者生命体征，包括血压、脉搏、呼吸、意识等，如果患者血压低、心率快、意识淡漠则考虑消化道出血量大，存在失血性休克的可能，需立即处理。若生命体征平稳，接下来应该着重于腹部查体，包括视、听、叩、触。视诊包括腹部是否有皮疹、色素、腹纹、瘢痕、疝等，腹部的外形膨隆或者凹陷，腹壁静脉是否曲张，腹部是否可看到蠕动波。腹部听诊包括肠鸣音和血管杂音。叩诊若移动性浊音阳性提示腹水。腹部触诊包括腹肌是否紧张，是否有压痛、反跳痛，是否可触及肿块，局部压痛。完善必要的全身检查如结膜是否有苍白，提示贫血，左侧锁骨上淋巴结是否肿大，肿大者多提示肿瘤转移。

体格检查结果

T 36.5 ℃，R 15 次/min，P 75 次/min，BP 110/70 mmHg

身高 175 cm，体重 75 kg，BMI 24.48 kg/m²，腹围 76 cm

发育正常，营养良好，神志清，自主体位，表情正常，查体合作。结膜无苍白，无腹壁静脉曲张，无胃肠型，无蠕动波，锁骨上未触及肿大淋巴结。心肺听诊未闻及杂音。腹部平坦柔软，无压痛、反跳痛，肝、脾均未触及，Murphy 征阴性，麦氏点压痛阴性，左右肾区无叩击痛，移动性浊音阴性，肠鸣音正常，3 次/min，无气过水声，无血管杂音。

2.思维引导 患者结膜无苍白,说明无严重贫血,腹部平坦柔软,无腹壁静脉曲张,说明无下腔静脉阻塞,无压痛及反跳痛说明无腹膜炎。

(三)辅助检查

1.主要内容及目的

(1)血常规、肝肾功能、电解质、凝血功能、血糖、血脂等:评估患者一般情况及手术耐受性。

(2)血清肿瘤标志物如癌胚抗原 CEA、CA19-9、CA125、CA72-4:有助于胃癌早期预警、术后再发的预警。

(3)心电图:初步评估心脏情况。

(4)影像学检查:①X 线钡餐检查可以用于早期胃癌的筛查;②CT 平扫及增强检查:是胃癌治疗前分期的基本检查,可以判断局部淋巴结转移及远处转移情况,是术前判断 N、M 分期的首选方法;③PET/CT 检查有助于胃癌全身转移的判断;④胃镜检查和胃组织病理学活检:胃镜检查是目前诊断胃癌最可靠的方法,胃组织活检是诊断胃癌的"金标准"。

辅助检查结果

(1)血常规:血红蛋白 97 g/L,肝肾功能、电解质、凝血功能未见明显异常。

(2)血清肿瘤标志物:癌胚抗原 110 ng/mL,CA 19-9 441 U/mL。

(3)心电图:大致正常心电图。

(4)胃镜检查:①慢性食管炎;②胃癌。胃组织病检:腺癌,中分化,Lauren 分型:肠型。

(5)头胸 CT 平扫及全腹部 CT 平扫加增强提示:①胃小弯-胃底胃壁增厚;②肝胃间隙多发淋巴结肿大;③前列腺增生;④头胸部未见明显异常。

2.思维引导 辅助检查主要围绕评估患者一般情况、间接或直接辅助诊断展开,例如入院后常规化验包括血常规、肝肾功能、电解质、凝血功能等即可对患者一般情况进行初步判断,心电图可以初步排除心脏疾病,肿瘤标志物可以间接提示是否为恶性病变,而胃镜检查及胃组织活检才是诊断该患者的关键性检查,此患者胃镜及胃组织活检已明确为胃腺癌,影像学检查可见肝胃间隙淋巴结多发肿大,则提示已有附近淋巴结转移,影像学检查可以为手术做准备。胃癌分期标准:推荐美国癌症学会(AJCC)和国际癌症联盟(UICC)联合制定的 TNM 分期系统,0 期:Tis、N_0、M_0,表示原位癌,即仅限于胃内黏膜表面的早期肿瘤。I 期:T_1、N_0、M_0,表示肿瘤侵犯浆膜下层但未侵犯淋巴结或远处器官。II 期:T_2、N_0、M_0 或 T_1、N_1、M_0,表示肿瘤侵犯浆膜层或侵犯黏膜下层并转移至邻近的 1~2 个淋巴结。III 期:T_3、N_0、M_0 或 T_2、N_1、M_0 或 T_1、N_2、M_0,表示肿瘤侵犯胃外器官或结构,或者转移至邻近的 3~6 个淋巴结。这一阶段分为 IIIA、IIIB 和 IIIC,具体根据肿瘤扩散的程度进行进一步区分。IV 期:T_4、N_0 或 N_1 或 N_2 或 N_3、M_0 或任何 T、任何 N、M_1,表示肿瘤已经侵犯附近的组织、淋巴结或发生远处转移。

(四)初步诊断

①胃腺癌 $T_1N_2M_0$;②胃癌出血;③轻度贫血;④前列腺增生。

二、治疗经过

1.治疗方案 该患者考虑有局部淋巴结转移,可采取新辅助化疗+根治性手术+化疗的方案。

(1)一般治疗:禁食,营养支持、维持水电解质平衡等治疗。

(2)抑酸治疗:艾司奥美拉唑 40 mg ivgtt q12h。

（3）转入肿瘤科行新辅助化疗 2 次，间隔 1 个月，予以奥沙利铂 200 mg+5% 葡萄糖 250 mL ivgtt，帕洛诺司琼 5 mL iv，福沙匹坦双葡甲胺 150 mg+0.9% 氯化钠注射液 150 mL ivgtt，其间辅以中药治疗。

（4）转入胃肠外科行根治性手术。

2. 思维引导 胃癌综合性治疗包括以下几个方面。

（1）营养支持治疗：无论术前、术后均应予以营养支持治疗，可以提高患者对手术的耐受和术后恢复的速度。

（2）一般药物治疗：针对患者症状采取的对症治疗，例如促进患者食欲和消化的药物多潘立酮、伊托必利片、复方消化酶等，抑酸药物奥美拉唑、泮托拉唑等，镇痛药物羟考酮、吗啡等，抑制化疗期间出现的恶心、呕吐药甲氧氯普胺（胃复安）、多拉司琼、昂丹司琼等，保肝药物谷胱甘肽、甘草酸苷等。

（3）内镜治疗：内镜治疗分为内镜下黏膜切除术和内镜黏膜下剥离术，适用于早期无淋巴结转移的胃癌。

（4）手术治疗：手术治疗分为根治性手术和非根治性手术，根治性手术需要完整切除原发病灶，并清扫附近淋巴结，非根治性手术包括姑息手术和减瘤手术。

（5）中药治疗：中药治疗可有效缓解化疗期间不良反应如恶心、呕吐、厌食、腹胀、腹泻等，但中药治疗需要监测肝肾功能。

（6）化学治疗：化疗分为术前化疗和术后化疗，术前化疗又称新辅助化疗，可以减少肿瘤范围，提高手术根治率和治愈机会。术后化疗适用于胃癌分期为 II、III 期的患者，推荐使用 5-氟尿嘧啶（5-FU）、替加氟、丝裂霉素（MMC）、多柔比星、顺铂或卡铂、亚硝脲类、依托泊苷等，联合化疗多采用 2~3 种联合，以免增加药物毒副作用。

（7）靶向治疗：曲妥珠单抗适用于人表皮受体生长因子 2 过表达的患者，可与化疗同时应用，但心力衰竭、心肌梗死、恶性心律失常患者禁用。甲磺酸阿帕替尼可抑制血管内皮生长因子受体 2 的表达，从而抑制肿瘤血管的生成，达到抗肿瘤目的。

胃癌早期无淋巴结及远处转移者可采取内镜下治疗，如果有局部淋巴结转移则宜行新辅助化疗缩小其病变范围后再行根治性手术治疗，术后可以考虑再行化疗。

治疗效果

患者手术顺利，术后恢复良好，无恶心、呕吐、发热等不适，手术切口愈合良好，恢复半流质饮食，复查血常规、肝肾功、电解质、炎症指标、心肌酶等无明显异常，复查全腹 CT 呈术后改变，嘱出院后 2~3 周来院复诊，并至肿瘤科进一步制订术后化疗方案。

三、健康指导

1. 健康宣教 合理膳食，适当运动，戒烟戒酒，尽量避免腌制、久置的食物，定期到正规医院进行健康监测、复查，可以早期发现，及时治疗，有助于改善预后。

2. 饮食指导

（1）少食多餐，进食时间规律，以每天 5~6 餐为宜，细嚼慢咽。多食蛋白质丰富的食物，按照清流、流食、半流、软食、普食顺序进食。少食甜食和脂肪，避免食用畜肉脂肪，应选择易消化吸收的脂肪，如植物油、奶油、蛋黄等。

（2）食物禁忌：①忌食生冷、过热、粗硬食物；②忌吃辛辣刺激性强的调味品，如胡椒、芥末等；③严禁饮烈性酒、浓茶等；④避免过油及过于粗糙的食物，如炸鸡、油条等油炸食物。

（3）预防贫血:适当选用动物肝脏、新鲜蔬菜等,以提高各种维生素、矿物质的获取量。胃癌全胃切除后,易发生缺铁性贫血,因此可适当食用瘦肉、鱼、虾、动物血、动物肝以及大枣、绿叶菜、芝麻酱等富含蛋白质与铁质的食品,防止贫血。

四、管理和随访

于社区医院建立健康档案,术后 3 个月、1 年门诊随访,行胃镜及腹部 CT 检查,化验血常规、肝肾功能、肿瘤标志物等,评估是否有复发和转移。

五、练习题

1. 胃癌合并出血如何治疗?
2. 胃癌术后如何管理?

六、推荐阅读

[1]林果为,王吉耀,葛均波.实用内科学[M].15 版.北京:人民卫生出版社,2017.
[2]方力争,贾建国.全科医生手册[M].2 版.北京:人民卫生出版社,2017.
[3]胃癌诊疗指南(2022 年版),中华人民共和国国家卫生健康委员会,2022-04-03.

第六节　结直肠癌

一、病历资料

(一)门诊接诊

一般资料:李某,55 岁,男,农民。

1. 主诉　血便 1 月余,加重 3 d。

2. 问诊重点　应关注患者的主要症状、诊疗经过、治疗效果,重点关注疾病发展过程中粪便性状和排便习惯的变化。

3. 问诊内容

（1）诱发因素:有无不洁饮食、饮酒、进食异物、排便用力等诱发因素。

（2）主要症状:血便的颜色是鲜红色还是暗红色,血液与粪便混合还是附着于粪便表面,是否带有血块,是否伴有里急后重,每日大便次数等。

（3）伴随症状:有无腹部包块、便秘、腹痛、腹胀、肛门排气排便减少或停止、乏力、纳差、消瘦、低热等症状。

（4）诊治经过:用药否、用何种药、具体剂量、效果如何,已行何种检查(特别是结肠镜及病理结果),结果如何。

（5）既往史:有无高血压、糖尿病、心脑血管疾病、肝炎、结核、消化道溃疡、炎症性肠病、肠息肉等病史,有无手术、外伤、输血献血史,有无药物食物过敏史。

（6）个人史:生于何地、在何地久居、有无疫区、疫情、疫水接触史,有无职业相关有害物质接触史,有无吸烟、饮酒、冶游史、静脉药瘾史。

（7）家族史:有无家族性腺瘤性息肉病,炎症性肠病,肿瘤家族史,家族成员健康情况,有无家族遗传病史。

问诊结果

患者,55 岁,男性,1 个月前无明显诱因出现暗红色血便,血液与粪便混合,大便不成形呈糊状,约 4 次/d,伴里急后重,伴左侧腹胀、腹痛,无恶心、呕吐,无头晕、乏力,无寒战、高热等症状。自行口服奥美拉唑、阿莫西林等药物治疗,症状无明显缓解,3 d 前上诉症状加重,血便量明显增多,伴腹痛加剧,遂来我院。患病来,饮食睡眠尚可,大便如上述,小便正常,体重无明显变化。

患者河南商丘人,久居本地,既往体健,偶尔少量饮酒,吸烟 35 年,平均 20 支/d,未戒烟。喜肉食,无规律运动。直系亲属无与患者类似疾病,无家族性遗传病史。

4.思维引导 血便和排便次数增多是消化道疾病的常见症状,常见疾病有消化道溃疡、痔疮、溃疡性结肠炎、消化道肿瘤等。中年男性患者是消化道肿瘤的高危人群,同时出现血便、排便习惯和性状改变的症状,应重点筛查,体格检查着重腹部查体。

(二)体格检查

1.重点检查内容及目的 筛查消化道肿瘤,腹部查体尤为重要。有无腹部膨隆、移动性浊音、液波震颤等腹腔积液体征;是否可触及腹部包块,若触及包块,应明确质地、大小、活动度等,若肿瘤发生腹腔转移,其他部位也可能触及质硬包块,常见于肝脏;是否有腹膜炎体征,重点检查腹部压痛、反跳痛、是否有腹肌紧张;是否有肠梗阻体征,肿瘤生长堵塞肠腔时可引起肠梗阻,查体可见腹部膨隆,偶见胃肠型及蠕动波,肠鸣音亢进或消失,叩诊鼓音,听诊可闻及气过水声;怀疑直肠癌时应行直肠指诊,注意有无肿物及指套染血。

体格检查结果

T 36.7 ℃,P 96 次/min,R 18 次/min,BP 116/72 mmHg

神志清、精神可、营养中等,全身皮肤黏膜稍苍白,无黄染、皮下无水肿,无肝掌、蜘蛛痣。全身浅表淋巴结未触及。结膜苍白,巩膜无黄染,心肺听诊未闻及明显异常。腹部平坦、无腹壁静脉曲张,无胃肠型,无蠕动波,腹式呼吸存在。左侧腹压痛阳性,无反跳痛,余无明显压痛、反跳痛。腹部柔软、未触及包块。肝脾肋缘下未触及,墨菲征阴性,移动性浊音阴性,无液波震颤,肠鸣音 4 次/min,无过水声,无血管杂音。直肠指诊未触及肿物,无指套血染。

2.思维引导 经上述腹部体格检查,提示患者暂无大量腹水,无明显肠梗阻征象,应进一步完善结肠镜及增强 CT 等相关检查,筛查肿瘤,完善血常规、凝血功能、肝肾功能、电解质、粪常规等生化检查,评估患者内环境及脏器功能。

(三)辅助检查

1.主要内容及目的

(1)血、尿、粪常规:血常规有助于判断是否存在感染及炎症反应状态,有无贫血,评估出血量,尿常规用于筛查泌尿系统疾病,粪常规可提示胃肠道出血及感染。

(2)凝血功能:进一步评估血凝状态。

(3)肝肾功能、电解质及血糖筛查:是否有肝肾功能的损害、内环境紊乱和糖尿病。

(4)消化系统肿瘤标记物:协助消化道肿瘤的诊断。

(5)血型及传染病筛查:筛查常见传染病,同时为手术及紧急输血准备。

(6)动态心电图、肺功能:评估心肺功能。

(7)双下肢静脉超声:筛查深静脉血栓。

(8)结肠镜及病理检测:筛查肿瘤,并明确诊断,同时可评估肿瘤位置及病理分型。

(9)肺及全腹部 CT 平扫+双期增强:明确肿瘤位置及是否合并转移。

辅助检查结果

(1)血常规:WBC 6.10×10^9/L,RBC 2.24×10^{12}/L,Hb 81.0 g/L,PLT 247×10^9/L。尿常规:隐血(-),蛋白(-),白细胞(-),红细胞0 个/uL,细菌未见。粪常规:大便颜色,棕褐色;大便状态,软便;免疫隐血法(粪便)(+)。

(2)凝血功能:凝血酶原时间(PT) 10.7 s,活化部分凝血活酶时间(APTT) 31.5 s,国际标准化比值(INR) 0.94,凝血酶时间(TT) 18.80s D-二聚体(D-Dimer) 0.33 mg/L(FEU),纤维蛋白降解产物(FDP) 2.50 μg/mL。

(3)肝肾功能及电解质:K$^+$ 4.95 mmol/L,ALT 16 U/L,总胆红素(TBIL) 9.40 μmol/L,非结合胆红素(IBIL) 4.10 μmol/L,白蛋白(ALB) 42.5 g/L,血肌酐(Crea) 61 μmol/L,尿素(Urea) 6.00 mmol/L,谷氨酸(Glu):4.11 mmol/L。

(4) 消化系统肿瘤标记物:癌胚抗原 1.72 ng/mL,甲胎蛋白 2.91 ng/mL,CA125 42.90 U/mL,CA19-9 10.80 U/mL;非小细胞肺癌抗原21-1 3.19 ng/mL,总前列腺特异性抗原 1.670 ng/mL,游离前列腺特异抗原 0.43 ng/mL。

(5)血型:O 型 阳性;传染病筛查均阴性。

(6)动态心电图:基础心率为窦性心律,心率动态变化在正常范围,全程平均心率高于正常范围,偶发房性期前收缩,ST-T 未见明显异常动态变化,心率变异性在正常范围。

(7)肺功能:肺通气功能、弥散功能正常,肺泡弥散量正常,肺总量正常,残气量正常,功能残气量正常,肺活量正常,残气/肺总量正常。

(8)心脏超声:左房增大,左室舒张功能下降,EF 65% 。

(9)双下肢深静脉超声:双侧股总静脉、股浅静脉、腘静脉、胫前静脉、胫后静脉、腓静脉、足背静脉、小腿肌间静脉未见明显异常。

(10)结肠镜及病理结果:结肠脾曲新生物,病理提示结肠腺癌。

(11)胸腹 CT 平扫+增强提示:结肠脾曲肠壁增厚,Ca? 请结合肠镜检查,肝内多发小囊肿,右肾囊肿,前列腺增生伴钙化,右肺上叶肺大疱,右肺下叶少许炎症,右肺中叶小结节。

2. 思维引导　中老年患者出现血便及大便习惯和性状改变时,应尽早行结肠镜检查筛查结直肠癌,本患者结肠镜及病理活检提示结肠腺癌,下一步应完善 CT 平扫及增强扫描评估原发灶的位置、大小、是否局部侵犯周围组织,以及是否存在转移,结直肠癌易转移至肝、肺等器官,部分患者还合并癌性腹水。患者未发现肿瘤远处转移灶,一般情况及脏器功能可,考虑尽早行手术治疗。

(四)初步诊断

①结肠脾曲腺癌 IIB 期($cT_4N_0M_0$);②肺部感染;③肝囊肿;④肾囊肿;⑤前列腺增生。

二、治疗经过

1. 治疗方案

(1)相关科室会诊:请肿瘤科、结直肠肛门外科、营养科、精神心理科等相关科室会诊后,考虑患者为局部进展期结肠脾曲腺癌,未见明显淋巴结及远处转移灶,拟限期行左半结肠癌根治术。

（2）术前准备：①无渣饮食及营养支持，半流质饮食辅助肠内营养粉剂 TP 100 g P.O 每日三次；②术前 1 d 及术日早晨排便灌肠各一次；③术前禁食水、术前备皮、备血、留置尿管等。

（3）手术方式：腹腔镜辅助下左半结肠癌根治术。

（4）术后治疗：①预防性抗感染治疗，头孢曲松 2 g 静脉滴注 每日一次；②保肝护胃治疗：奥美拉唑针 20 mg 静脉滴注，每日一次，异甘草酸镁注射液 0.1 g 静脉滴注，每日一次；③营养支持治疗：脂肪乳氨基酸（17）葡萄糖（11%）1440 mL，ω-3 鱼油脂肪乳注射液 10 g，多种维生素 1 支，多种微量元素注射液 40 mL，以上药物均静脉滴注，每日一次；④补液、补充电解质治疗：10% 葡萄糖注射液 500 mL 静脉滴注，每日一次，0.9% 氯化钠注射液 500 mL 静脉滴注 每日一次，15% 氯化钾注射液 1.5 g 静脉滴注（浓度小于等于 3‰），4 ~ 6 g 每日；⑤预防深静脉血栓：依诺肝素钠注射液 6000 IU 皮下注射 每日一次；⑥其他：根据患者胃肠功能恢复情况尽早经口进食，必要时给予肠内营养补充。

2. 思维引导　综合分析该患者的辅助检查结果：结肠镜提示结肠脾曲新生物，病理提示结肠腺癌。全腹 CT 平扫+增强提示：结肠脾曲肠壁增厚，考虑恶性病变，未见明显区域淋巴结重大，无远处转移。初步诊断：结肠脾曲腺癌 IIB 期（$T_{4a}N_0M_0$，癌细胞已经突破结肠或直肠壁生长，但还没有生长到邻近的其他组织或器官（T_4）。还没有扩散到附近的淋巴结（N_0），也没有远处转移（M_0）），并且该患者心肺等脏器功能良好，无明显手术禁忌，推荐限期行左半结肠癌根治术。完善术前准备，手术选择腹腔镜辅助下左半结肠癌根治术的微创方式，既切除病灶又清扫肿瘤引流区域淋巴结，最大限度预防术后复发，同时腹腔镜微创手术减少患者创伤，缩短术后住院时间。

治疗效果

患者手术顺利，术后恢复良好，无吻合口瘘、消化道梗阻，胸腹腔、手术切口感染，深静脉血栓等并发症。患者手术切口愈合良好，恢复半流质饮食，复查内环境及脏器功能等各项指标无明显异常，复查全腹 CT 无明显异常。

嘱患者出院，2 ~ 3 周后返院复查，并肿瘤科进一步就诊制订化疗方案。

三、健康指导

1. 健康宣教　详细介绍结肠癌的定义、原因、症状、诊断过程和治疗方法，以便患者对自己的疾病有全面的了解。

2. 饮食指导　增加膳食纤维，促进肠道蠕动，使肠道排空更顺畅。增加蔬菜、水果、全麦面包、谷物等高纤维素食物的摄入，避免食用过度加工的食物。

3. 生活指导　保持积极乐观的态度，维持健康的体重。

4. 心理指导　提供信息和教育，帮助他们了解疾病的实际情况，并减少对未知的恐惧；建立支持系统：鼓励患者与家人、朋友、亲密人士等交流沟通。

5. 运动指导　选择一些低强度运动，如散步、游泳、自行车骑行、练瑜伽、打太极拳等。

6. 用药指导　准确、规律地服用药物，不要自行停止或更改药物的剂量。

四、管理及随访

定期复诊，进行全面的体格检查，行血常规、肝肾功能、腹部 CT 等辅助检查，以评估疾病进展和治疗反应，并及时调整药物剂量或治疗方案。

五、练习题

1. 哪些属于结直肠癌的高危人群？
2. 结直肠癌的临床表现有哪些？

六、推荐阅读

[1]吴孟超,吴在德. 黄家驷外科学[M].8 版. 北京:人民卫生出版社,2020.
[2]方力争,贾建国. 全科医生手册[M].2 版. 北京:人民卫生出版社,2017.

第四章　肾病风湿系统

慢性肾功能不全

一、病历资料

(一)门诊接诊

一般资料:60 岁,男性,退休工人。

1.主诉　纳差、乏力 6 个月。

2.问诊要点　纳差、乏力为消化系统常见症状,但是有时慢性肾脏疾病会以消化道症状为首发症状就诊,患者慢性发病,问诊时应注意 6 个月病程中,主要症状及伴随症状特点、疾病演变过程、诊治过程、治疗效果。

3.问诊内容

(1)诱发因素:有无进食生冷刺激、不卫生食物、过度劳累等。

(2)主要症状:纳差与饮食的关系,发生的时间,乏力发生的缓急、持续的时间及进展变化,加重缓解的因素。

(3)伴随症状:有无呕吐、腹痛、腹泻,若有呕吐,呕吐的特点、时间,呕吐物的性质,有无腰痛、夜尿增多等,有无水肿、胸闷、呼吸困难,有无怕冷、懒言少语、大便干结。

(4)诊疗经过:是否就诊过,检查及用药情况,效果如何,以利于迅速诊断、治疗。

(5)既往史:有无高血压、糖尿病、冠心病、肝病等,如果患者有高血压、冠心病、心功能不全时,可能出现纳差、乏力,如既往有甲状腺疾病,甲状腺功能减退时,可出现纳差、乏力,肝病出现肝硬化时也会出现纳差、乏力。有无手术外伤史、过敏史等。

(6)个人史:出生地,居住地,有无疫区、疫情、疫水接触史,有无牧区、矿山、高氟区、低碘区居住史,有无化学性物质、放射性物质、有毒物质接触史,有无吸毒史,吸烟饮酒史,饮食口味偏好,精神心理状况,平素运动情况,家庭社会关系,近期收入情况等。

(7)家族史:如有无遗传性疾病,如多囊肝、多囊肾、奥尔波特综合征(Alport syndrome)等。

问诊结果

　　患者老年男性,退休前是工人。6 个月前无明显诱因出现纳差、乏力,伴夜尿增多,腰部酸困感、下肢水肿,无恶心、呕吐,无腹痛、腹泻、大便异常,无反应迟钝、疲劳怕冷、懒言少语,无发热、咳嗽、咳痰,无心悸、胸闷、胸痛,未治疗。近期体重无明显下降。无肝病、冠心病、甲状腺疾病,吸烟40 余年,每天 10 支,偶饮酒,无嗜酒,家庭关系和睦,邻里关系融洽,有退休金,无焦虑、抑郁情绪,平素规律进行适量体育锻炼,饮食健康,无劳累、熬夜等不良生活习惯,无长期精神类药物应用史。

4.思维引导　患者纳差、乏力 6 个月,症状渐渐加重,伴有夜尿增多、腰部酸困感,首先考虑肾脏疾病,查体时要注意患者皮肤黏膜有无苍白,双下肢有无水肿,有无肾区叩击痛等。患者无肝病、高血压、冠心病病史,暂不考虑基础疾病引起的肾病。无腹痛、腹泻、大便异常等消化道症状,暂时不考虑消化道疾病,患者无反应迟钝、疲劳怕冷、懒言少语,故暂不考虑甲状腺疾病,无发热、咳嗽、咳痰、呼吸困难,暂不考虑呼吸道疾病。近期无消瘦,肿瘤可能性不大。

(二)体格检查

1.重点检查内容及目的　患者慢性肾脏病可能性大,应注意内科系统查体,注意营养状态,有无发热,皮肤黏膜有无苍白、黄染、水肿、出血等,浅表淋巴结有无肿大,有无心脏扩大、杂音、肝脾大、胸腹水,腹部有无压痛、反跳痛、包块。

体格检查结果

T 36.5 ℃,R 18 次/min,P 80 次/min,BP 160/96 mmHg

发育正常,营养可,体型匀称,神志清楚,自主体位,慢性病容,表情自如,查体合作。全身皮肤黏膜苍白,无黄染,无皮疹、皮下出血,皮下无水肿,无肝掌、蜘蛛痣。全身浅表淋巴结未触及。眼睑无水肿、下垂。眼球无凸出、下陷、震颤、斜视。结膜苍白,无充血、水肿、出血、滤泡。巩膜无黄染、斑点。舌无溃疡、震颤、偏斜。口唇黏膜无斑疹、溃疡、出血点。颈动脉搏动正常。颈静脉无怒张。气管居中。肝颈静脉回流征阴性。甲状腺无肿大、无压痛、震颤、血管杂音。胸廓对称,无局部隆起、塌陷、压痛,呼吸运动正常。胸壁无静脉曲张、皮下气肿。胸骨无叩痛。呼吸运动正常,肋间隙正常,语颤正常,无胸膜摩擦感,无皮下捻发感,叩诊清音,双肺呼吸音清,无干、湿啰音,无胸膜摩擦音,语音共振正常。心前区无隆起,心尖搏动正常,心浊音界正常,心前区无异常搏动,心率 80 次/min,律齐,心脉率一致,各瓣膜听诊区未闻及杂音,无心包摩擦音。周围血管搏动正常。腹平坦,无腹壁静脉曲张,无胃肠型,无蠕动波,腹式呼吸存在。脐正常、无分泌物。腹部无压痛、反跳痛。腹部柔软、无包块。肝肋缘下未触及,脾肋缘下未触及,墨菲征阴性,左、右肾区无叩击痛,输尿管点无压痛,移动性浊音阴性,无液波震颤,下肢静脉曲张,双下肢轻度水肿。

2.思维引导　经上述检查有全身皮肤黏膜苍白,双下肢轻度水肿,提示贫血、体循环淤血,但是双下肢水肿,不能排除低蛋白血症、甲状腺功能不全、肝病等所致,进一步行实验室检查及影像学检查,明确诊断。

(二)辅助检查

1.主要内容及目的

(1)血常规:了解有无贫血及血液系统疾病。

(2)肝肾功能、电解质、血脂、血糖:明确有无肝、肾功能不全,有无电解质紊乱等,了解患者基本的脏器功能。

(3)铁三项:了解有无缺铁及储存铁不足。

(4)尿常规:了解患者肾功能,有无蛋白尿、管型尿。

(5)甲状旁腺素:了解有无继发性甲状旁腺功能亢进症。

(6)甲状腺功能:了解甲状腺功能。

(7)肾脏及肝脏彩超:了解肝肾结构及大小。

(8)心电图:了解有无心脏疾病。

（9）心脏彩超：了解心脏大小及内部结构,排除心脏疾病引起的心功能不全。

（10）胸腔、腹腔彩超：了解有无浆膜腔积液等。

辅助检查结果

（1）血常规：WBC 5.2×10^9/L,N% 60.9% L% 28.7% RBC 3.6×10^{12}/L,Hb 103 g/L,PLT 220×10^9/L。

（2）肝功能正常,肾功能：肌酐581 μmol/L,尿素氮23.22 μmol/L,尿酸456 μmol/L,肾小球滤过率10.02 mL/min/1.73 m²;电解质：钾4.5 mmol/L,钠144.0 mmo/L,钙2.6 mmo/L,磷1.42 mmo/L;血糖、血脂未见明显异常。

（3）铁三项：未见明显异常。

（4）尿常规：尿蛋白(+++)。

（5）甲状旁腺素、甲状腺功能：未见异常。

（6）心电图：大致正常心电图。

（7）肾脏彩超：双肾大小形态正常,右肾107 mm×50 mm×36 mm,实质厚13 mm,皮质厚7.2 mm,左肾107 mm×46 mm×38 mm,实质厚12.8 mm,皮质厚7.6 mm。包膜光滑,实质回声增强,集合系统无分离,血流灌注稍减少。双肾弥漫性回声改变伴血流稍减少。肝脏彩超未见明显异常。

（8）心脏彩超：左室舒张功能下降,结构正常,EF值正常。

（9）胸腹腔彩超：未见积液。

2. 思维引导　各种原因引起的肾结构和功能障碍≥3个月,包括肾小球滤过率(glomerular filtration rate,GFR)正常和不正常的病理损伤、血液或尿液成分异常及影像学检查异常,或不明原因的GFR下降(<60 mL/min)超过3个月,称为慢性肾脏病(chronic kidney disease,CKD)。目前国际公认的慢性肾脏病分期依据美国肾脏基金会制定的指南分为1~5期：1期,GFR正常或升高,GFR ≥90 mL/min;2期,GFR轻度降低60 mL/min≤GFR≤89 mL/min;3a期,GFR轻到中度降低45 mL/min≤GFR≤59 mL/min;3b期,GFR中度到重度降低30 mL/min≤GFR≤44 mL/min;4期,GFR重度降低15 mL/min≤GFR≤29 mL/min;5期,<15 mL/min或透析。根据患者纳差、乏力6月余,伴夜尿增多,下肢轻度水肿,血压高,贫血貌及肝肾功能等检查,支持慢性肾功能不全5期、贫血、肾性高血压、高磷血症的诊断。患者心脏彩超未见异常,可以排除心功能不全,甲状腺功能未见异常,可排除甲状腺功能不全,血常规未提示血液病,肝功能未见异常,无低蛋白血症,可以排除肝脏相关疾病。

（三）初步诊断

①慢性肾脏病5期;②肾性贫血;③肾性高血压。

二、治疗经过

1. 治疗方案

（1）一般治疗：合理饮食,根据肾功能损伤程度,采取优质低蛋白饮食,饮食定时定量,适当减少水的摄入。

（2）药物治疗：请肾内科专科会诊制订药物治疗方案：人促红细胞生成素(EPO) 5000 IU H 每周2次,改善贫血;复方α酮酸片4片 tid po;骨化三醇0.25 μg qd po;氨氯地平片5 mg qd po;缬沙坦片 80 mg qd po;碳酸氢钠片 0.5 g tid po。

2.思维引导　患者目前诊断慢性肾脏病 5 期、肾性贫血、肾性高血压,患者目前的治疗,一是改善尿毒症症状,二是对并发症的治疗,以及心血管事件的预防,必要时进行肾脏替代治疗。对患者血压、血糖、尿蛋白定量、血肌酐上升幅度、GFR 下降幅度等指标,应控制在理想范围,具体治疗目标见表 4-1。

表 4-1　患者血压、血糖、尿蛋白定量、GFR 下降速度、血肌酐升高速度治疗目标

项目	目标
血压	
CKD1-4 期	<130/89 mmHg
CKD5 期	<140/90 mmHg
血糖(糖尿病患者,mmol/L)	空腹 5.0~7.2,睡前 6.1~8.3
HbA1C(糖尿病患者)	<7%
蛋白尿	<0.5 g/24 h
GFR 下降速度	<4 ml/(min·年)
肌酐升高速度	<5 μmol/(L·年)

三、健康指导

1.健康宣教　养成良好的起居、饮食、排便习惯,保证足够的睡眠和休息时间;告知患者预防感染的重要性,注意皮肤清洁,皮肤瘙痒时勿抓伤皮肤,保持口腔清洁等

2.饮食指导　根据肾功能损伤程度,采取优质低蛋白饮食治疗,保证充足的热量,饮食定时定量,适当减少水的摄入,限盐,补充富含铁的食物,戒烟限酒,严格遵守,长期坚持。

3.生活指导　生活有规律,避免熬夜、过度紧张、劳累,保证足够睡眠。

4.心理指导　减轻心理压力,保持心情舒畅,避免焦虑,积极配合治疗随访,获取家庭支持,树立信心。

5.运动指导　适当运动,慢性肾脏病患者在病情稳定期可以进行轻强度的运动,如散步、练气功、练八段锦、打太极拳等。每周运动次数按照具体身体情况而定,以运动后无明显乏力为标准。

6.药物指导　人促红细胞生成素 EPO 5000 IU H 每周 2 次,改善贫血;复方 α 酮酸片 4 片 tid po每日 3 次,骨化三醇 0.25 μg qd po;氨氯地平片 5 mg qd po;缬沙坦片 80 mg qd po;碳酸氢钠片 0.5 g tid po。交代用药时间、剂量、不良反应,定期监测相关指标。

四、管理及随访

于社区医院建立健康档案,定期复查,监测肾功能、电解质、血常规、尿常规、心脏彩超、心电图等,如有不适,随时就诊,必要时及时转诊。

五、练习题

1.慢性肾脏病的预防措施及健康教育有哪些?

2.慢性肾脏病的病因有哪些?

六、推荐阅读

[1]王海燕.肾脏病学[M].3版.北京:人民卫生出版社,2010.
[2]姜群.蛋白尿的临床解读[J].中华全科医师杂志,2008,7(5):353-355.

第二节　肾病综合征

一、病例资料

(一)门诊接诊

一般资料:59岁,男,退休人员。

1.主诉　泡沫尿、双下肢水肿3月余。

2.问诊重点　起病特点、有无感染等诱因,水肿的持续时间、部位,有无少尿、泡沫尿等伴随症状。疾病的演变过程、诊疗经过及治疗效果等。

3.问诊内容

(1)诱发因素:有无着凉、感冒、劳累等诱发因素。

(2)主要症状:应仔细询问患者水肿的部位、发作时间、性质、病程进展,加重及缓解因素等。

(3)伴随症状:尿量有无变化,是否合并胸腔积液、腹水,是否有与水肿伴发的躯体或精神症状或体征。

(4)诊治经过:是否检查,结果如何,是否用药,何种药,剂量,效果如何。

(5)既往史:是否有同种系统疾病病史,是否有高血压、糖尿病、冠心病等慢性病史,有无手术外伤史,过敏史等。

(6)个人史:是否抽烟、饮酒,从事何种职业,有无疫区疫水接触史。

(7)家族史:是否有家族遗传史,一级亲属是否有高血压、糖尿病、冠心病等慢性病史。

问诊结果

患者男性,59岁,因"泡沫尿、双下肢水肿3月余"来院门诊。3个月前无明显诱因发现尿中泡沫增多,伴双下肢水肿,无肉眼血尿,无尿频、尿急、尿痛,无畏寒、发热,无皮疹及关节疼痛等。未就医,水肿进行性加重。起病以来,体重增加5 kg,饮食正常,睡眠欠佳,尿量无明显减少。

既往有高血压6年,最高180/110 mmHg,现口服"硝苯地平缓释片"治疗,血压控制不佳。否认糖尿病、冠心病病史,否认结核、肝炎等传染病史,预防接种史随社会计划免疫接种,无手术、外伤、输血史,无食物、药物过敏史。否认有疫区疫水接触史,久居本地。无烟酒嗜好。母亲有"高血压"病史,死于"脑卒中"。父亲身体康健,无兄弟姐妹。平素饮食规律,肉食居多,缺乏锻炼,熬夜较多,情绪可,家庭及社会关系和谐,本科学历,沟通良好。

4.思维引导　患者中年男性,泡沫尿伴双下肢水肿,心肺及腹部未见明显异常,因此考虑肾脏疾病的可能性较大。患者有高血压病史,水肿需要与高血压肾损害、高血压心脏病和高血压药物相关疾病进行鉴别诊断。

（二）体格检查

1.重点检查内容及目的　需重点检查水肿部位、指压特性和程度。

（1）水肿部位：根据水肿部位可初步判断引起水肿的可能原因。全身性水肿常为对称性，一般以下垂部位显著；局限性水肿则可发生在身体任何部位，晨起时表现为眼睑或颜面部水肿常为急性肾小球肾炎患者，局限于胸廓以上伴有静脉扩张，见于上腔静脉压迫征，仅限于两侧下肢应考虑全身性水肿，患者由于站立体位所致，一侧下肢水肿往往为静脉血栓或静脉曲张、丝虫病、淋巴管阻塞等。

（2）水肿的指压特性：由心、肝或肾疾病引起的水肿，指压后出现凹陷，称凹陷性水肿；由淋巴管阻塞或甲状腺功能减退引起的水肿，指压后不出现凹陷，称非凹陷性水肿。

（3）水肿程度：可分为轻、中、重三度。轻度水肿仅发生于眼睑、眶下软组织、胫骨前、踝部皮下组织，指压后可出现组织轻度凹陷，平复较快。中度水肿见于全身疏松组织，指压后出现明显的或较深的组织凹陷，平复缓慢。重度水肿为全身组织严重水肿，身体下垂部位皮肤紧而发亮，甚至有液体渗出，有时可伴有胸腔、腹腔、鞘膜腔积液。

体格检查结果

T 36.5 ℃，P 70 次/min，R 18 次/min，BP 150/100 mmHg

神志清，精神可，查体合作，全身浅表淋巴结未触及肿大，全身皮肤黏膜无黄染，未见瘀点、瘀斑。双眼睑水肿。心、肺无异常体征，腹平软，无压痛、反跳痛。双肾区无叩击痛，双侧输尿管点压痛（-），肋脊点、肋腰点压痛（-），耻骨联合上方压痛（-）。双下肢中度凹陷性水肿。

2.思维引导　患者目前考虑肾病可能性较大，需要完善相关实验室检查，如血常规、尿常规、24 h 尿蛋白定量、肝肾功能、血脂、肾脏彩超等。

（三）辅助检查

1.主要内容及目的

（1）血常规：评估全血细胞情况、是否合并感染性疾病及贫血。

（2）肝肾功能、血脂：评估肝肾功能，血脂是否异常。

（3）抗核抗体（ANA）、抗双链 DNA（ds-DNA）抗体、ENA、抗中性粒细胞胞质抗体（ANCA）、补体、肿瘤标志物：排除相关继发性因素。

（4）尿常规、尿 24 h 尿蛋白定量：明确是否有大量尿蛋白。

（5）肾脏彩超、肾动静脉、双下肢静脉彩超：明确肾脏及相关血管是否受累。

辅助检查结果

（1）血常规：WBC 7.7×10^9/L，N 55.0%，RBC 3.34×10^{12}/L，Hb 130 g/L，PLT 139×10^9/L。

（2）尿常规：蛋白（++++），红细胞（-），尿比重1.20。

（3）尿 24 h 蛋白定量：7.5 g/d。

（4）肝功能：血浆白蛋白20 g/L。

（5）肾功能：尿素氮 12.1 mmol/L，肌酐 89 μmol/L。

（6）血脂：总胆固醇 8.5 mmol/L，甘油三酯 2.7 mmol/L。

（7）ANA、抗 ds-DNA 抗体、ENA、ANCA、补体、肿瘤标志物：均为阴性。

（8）肾脏、肾动静脉、双下肢静脉彩超：双肾形态大小正常，肾动静脉、双下肢静脉未见明显异常。

（9）肾穿病理结果：具体如下（图4-1）。

1）镜下所见：免疫荧光，3个肾小球，毛细血管壁颗粒状沉积，IgG+++，IgM+，Ig A+，C3++，C4+，C1q-，FRA-，κ+，λ±，Ig G1±，IgG4+-，++PLA2R++。

2）光镜：镜下可见1条肾皮质，1条皮髓交界，共计14个肾小球。①肾小球：小球基底膜弥漫性增厚、钉突形成，上皮下嗜复红蛋白沉积。②肾小管：上皮细胞空泡、颗粒变性，可见少量蛋白管型，小灶状管腔扩张、细胞地平、刷状缘脱落，小灶状萎缩（≤10%）。③肾间质：小灶状单核、淋巴细胞浸润伴有纤维化。④小动脉：管壁增厚，可见玻璃样变性，管腔狭窄。⑤免疫组化：HbsAg-，HbcAg-，Amyploid A-，Amyploid P-。⑥刚果红染色：阴性。⑦氧化后刚果红染色：阴性。

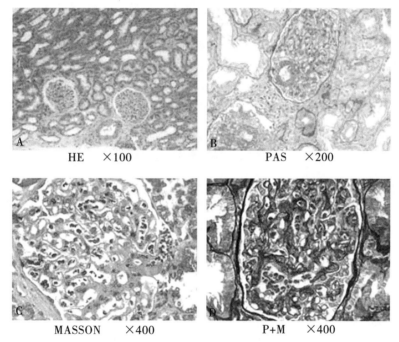

A. 100倍镜下HE染色切片；B. 200倍镜下PAS染色切片；C. 400倍镜下MASSON染色切片；D. 400倍镜下P+M染色切片。

图4-1 肾脏穿刺病理结果

2. 思维引导　肾病综合征是指大量蛋白尿（成人>3.5 g/d）、低蛋白血症（<30 g/L）、水肿和/或高脂血症的一组临床综合征。其中前两项为诊断的必要条件。

肾病综合征的病因分为原发性和继发性。原发性肾病综合征包括微小病变肾病、系膜增生性肾小球肾炎、膜增生性肾小球肾炎、局灶节段性肾小球硬化、膜性肾病等；继发性肾病综合征可由药物或毒物损伤、感染性、过敏性、肿瘤、代谢性、系统性及遗传疾病等引起。根据患者临床症状与实验室检查，目前符合原发性肾病综合征的诊断标准：诊断为膜性肾病。

（四）初步诊断

诊断为：原发性肾病综合征 膜性肾病Ⅱ期。

二、治疗经过

1. 治疗方案

（1）一般治疗：①注意休息，避免劳累，适当运动，预防下肢血栓形成；②低盐低脂优质蛋白饮食；低盐（<3 g/d），优质蛋白饮食 0.8 ~ 1.0 g/(kg·d)，热量摄入 ≥30 ~ 35 kcal/(kg·d)。

（2）对症治疗：①利尿消肿：如氢氯噻嗪 25 mg tid po，注意患者电解质变化。②减少尿蛋白：使用 ACEI/ARB 类药物，如缬沙坦 80 mg qd po。③降脂治疗：阿托伐他汀 20 mg qn po。甘油三酯偏高的患者可先采用贝特类药物降低甘油三酯。

（3）并发症防治：抗血小板聚集：双嘧达莫 50 mg tid po；膜性肾病患者是并发血栓疾病的高危人群，应在肾穿 2 周后加用预防血栓形成的药物。

（4）免疫抑制剂治疗：根据患者情况进行选择，一般首选糖皮质激素联合环磷酰胺方案。同时给予拉唑类保护胃黏膜、碳酸钙和维生素 D_3 预防骨质疏松。

2. 思维引导   患者中年男性，以"泡沫尿、双下肢水肿 3 月余"为主诉来诊。排除其他相关疾病后考虑肾脏系统疾病。首先根据临床表现和实验室检查可初步诊断为肾病综合征，肾穿刺活检病理是诊断的金标准，通过肾穿结果可以诊断该病例为原发性肾病综合征 膜性肾病 II 期。

原发性（特发性）膜性肾病的预后不良因素包括：持续大量蛋白尿，男性，年龄超过 50 岁，难以控制的高血压，肾小管萎缩与间质纤维化。如病理结果合并新月体形成和/或节段性硬化时，预后更差。存在反复感染、血栓栓塞等并发症的患者预后也将受到影响。

治疗效果

（1）症状：双下肢及眼睑水肿减轻。

（2）查体：T 36.3 ℃，P 72 次/min，R 18 次/min，BP 138/98 mmHg，双下肢轻度凹陷性水肿。

（3）辅助检查：①尿常规：蛋白（++），红细胞（−）；②24 h 尿蛋白定量：3.0 g/d；③肝功能：血浆白蛋白 26 g/L；④肾功能：尿素氮 5.8 mmol/L，肌酐 79 μmol/L；⑤血脂：总胆固醇 5.32 mmol/L，甘油三酯 2.2 mmol/L。

三、健康指导

1. 健康宣教   向患者介绍本病的主要诱因、过程、预后、常见急慢性并发症，重视自我管理。
2. 饮食指导   均衡饮食，低盐低脂优质蛋白饮食，避免进食辛辣刺激性食物。
3. 生活指导   生活规律，避免熬夜、过度紧张、劳累，保证足够睡眠。
4. 心理指导   减轻心理压力，保持心情舒畅，避免焦虑，积极配合治疗随访，获取家庭支持，树立信心。
5. 运动指导   适当轻度运动，避免劳累。
6. 用药指导   激素类药物不可随意停药，需要遵医嘱进行增减。定期检测指标变化。

四、管理及随访

于社区医院建立健康档案，遵医嘱进行药物治疗，每月定期复查血常规、肝肾功能、血脂、尿蛋白定量等，根据检查结果进行药物的调整。如有不适，随时就诊，必要时及时转诊。

五、练习题

1. 膜性肾病常见的并发症有哪些？

2. 继发性膜性肾病有哪些?

六、推荐阅读

[1]祝墡珠.全科医生临床实践[M].北京:人民卫生出版社,2013.
[2]葛均波,徐永建.内科学[M].8版.北京:人民卫生出版社,2013.
[3]陈灏珠,林果为,王吉耀.实用内科学[M].14版.北京:人民卫生出版社,2013.

第三节　类风湿关节炎

一、病历资料

(一)门诊接诊

一般资料:55岁,女,退休人员。

1. 主诉　多关节肿痛11年,加重1周。

2. 问诊重点　关节肿痛为风湿免疫病常见症状,问诊时应注意关节疼痛、肿胀的诱因、部位、发病的时间、持续时间、严重程度、缓解或加重的方式、伴随症状、疾病演变过程、诊治经过及治疗效果等。

3. 问诊内容

(1)诱发因素:有无受凉、劳累、不规律用药等诱发因素。

(2)主要症状:关节肿痛出现的部位、累及的关节数量、持续的时间,视觉模拟评分(visual analogue scale,VAS),有无晨僵,晨僵持续的时间,有无关节畸形,畸形的关节部位、数量,关节周围的肌肉有无萎缩、痉挛,诱发加重或缓解的因素等。

(3)伴随症状:有无发热、乏力,有无口腔溃疡、雷诺现象,有无皮下结节、指端的坏疽,有无胸闷、心悸,有无咳嗽、咳痰、气短,有无恶心、呕吐、纳差,有无肢体麻木、感觉异常,有无淋巴结肿大,有无口干眼干等。

(4)诊治经过:起病时的治疗经过,到哪里就诊,做过什么检查,结果如何,用何种药、具体剂量、疗程及治疗效果如何,有无规律随诊,治疗方案如何调整。

(5)既往史:有无高血压、冠心病、糖尿病等慢性病史,有无肝炎、结核、伤寒、疟疾等传染病史,预防接种史情况,有无重大手术、外伤及输血史,有无药物、食物过敏史。

(6)个人史:吸烟饮酒史,抽烟、饮酒史,有无咖啡因摄入过多等。了解患者的职业,生活方式,包括饮食、运动、睡眠、心理状况等,家庭社会关系,文化水平,经济状况,依从性以及家庭的支持度等。

(7)月经生育史:初潮年龄、经期、月经情况,生育情况,有无不良孕产史等。

(8)家族史:一级亲属是否有自身免疫性疾病家族史,器官特异性自身免疫性疾病如桥本甲状腺炎、弥漫性结缔组织病如类风湿关节炎、干燥综合征等病史,有无糖尿病、高血压、血脂异常、冠心病、脑血管病等病史。

问诊结果

患者55岁女性,11年前患者无诱因出现双侧第3近端指间关节、掌指关节、肩关节、腕关节、踝关节、膝关节、髋关节及颈椎疼痛、肿胀,伴有晨僵,持续约1 h可缓解,上述关节活动受限,双手提物、抬举、行走及转颈困难,无皮下结节,无咳嗽、咳痰、心悸、胸闷、恶心、呕吐、肢体麻木等其他系统受累症状,至当地某三甲医院就诊,查血常规:WBC 11.15×10⁹/L,N% 78.35%,Hb 132.3 g/L,PLT 267.8×10⁹/L;肝肾功能:ALT 12 U/L,AST 37 U/L,肌酐(Cr) 76 μmol/L;ESR 36 mm;CRP 17 mg/L;类风湿因子(RF)40.0 IU/mL;抗环瓜氨酸肽抗体(CCP) 174;X线示:双手部分指间关节、双侧掌指关节、双侧腕骨间关节及桡腕关节不同程度变窄,部分骨性融合,部分关节面局部骨质吸收、毛糙或硬化,周围软组织肿胀,相应部分腕骨结构破坏,密度不均匀,骨质密度普遍降低,双膝关节边缘轻度骨质增生;诊断为类风湿关节炎、膝关节骨关节炎、骨质疏松,给予泼尼松5 mg qd、甲氨蝶呤10 mg qw、来氟米特10 mg qd、硫酸羟氯喹0.2 g bid、白芍总苷0.6 g tid及补钙,症状逐渐减轻,规律至医院复诊,长期口服泼尼松5 mg qd、来氟米特10 mg qd、硫酸羟氯喹0.2 g bid维持治疗。患者近3年口干,进食无须水送服。近1年来因情绪波动大,病情时轻时重,未规律用药及复诊。1周前,患者受凉后出现右膝关节肿、热、痛,活动明显受限,觉乏力,无发热,无皮下结节、指端坏疽,无眼干、脱发、光过敏、口腔溃疡、皮疹、雷诺现象,无胸闷、心悸,无咳嗽、咳痰、气短,无恶心、呕吐、纳差,无肢体麻木、感觉异常,无淋巴结肿大。发病来,精神、睡眠、饮食一般,偶有便秘,小便正常,体重无明显变化。

既往高血压病6年,血压最高140/110 mmHg,平日规律服用缬沙坦80 mg qd,血压控制在110/80 mmHg左右。平素口味偏重。无规律运动,偶尔家务劳动。近年来病情反复,对治疗丧失信心,情绪低落。无烟酒不良嗜好。家庭及社会关系和谐,大专学历,沟通良好。余病史无特殊。

4.思维引导 类风湿关节炎(rheumatoid arthritis,RA)是一种以侵蚀性关节炎为主要临床表现的自身免疫病,关节受累主要为双手、腕关节等小关节,表现为对称性、持续性多关节炎,未经正确治疗的RA可迁延不愈,出现关节的软骨和骨破坏,最终可导致关节畸形和功能丧失。询问病史中除疼痛、压痛、关节肿胀、晨僵、关节畸形、关节功能障碍等关节表现外,还应注意有无类风湿结节、类风湿血管炎、干燥综合征、胸膜和肺、心脏、胃肠道、肾、神经系统、血液系统损伤等关节外表现,同时,类风湿关节炎多迁延、反复,30%~60%的患者伴有不同程度的焦虑、抑郁情绪,应注意心理-社会评估。

(二)体格检查

1.重点检查内容及目的 RA患者,在进行生命体征查体的同时,应重点检查关节炎的情况,有无压痛、肿胀,关节疼痛数目,关节肿胀数目,关节有无畸形、挛缩,有无皮下结节,有无皮疹、皮肤血管炎等,除此之外还应注意有无皮肤、眼睑、甲床苍白,评估有无贫血,有无淋巴结肿大、脾大,评估有无累及血液系统,有无镜面舌、猖獗龋,了解有无继发干燥综合征,肺部听诊有无双肺爆裂音,了解有无肺间质纤维化情况,心脏瓣膜听诊区有无病理性杂音,了解有无累及循环系统,有无剑突下、上腹部压痛,了解有无累及胃肠道,有无双手或下肢感觉异常、腱反射亢进等,了解有无累及神经系统表现等。

针对该患者,重点检查受累关节肿胀、压痛情况,关节畸形的情况,并应进行关节功能分级、肢体活动能力的判断,有无关节外表现等。

体格检查结果

T 36.5 ℃,P 84 次/min,R 18 次/min,BP 110/74 mmHg

身高 160 cm,体重 57 kg,BMI 22.27 kg/m²

神志清,精神欠佳,全身皮肤黏膜未见黄染、出血点、破溃。全身浅表淋巴结未触及肿大,睑结膜无苍白,口唇红润,口腔黏膜无溃疡、白斑,舌体无胖大,伸舌居中,无猖獗齲。双肺呼吸音清,未闻及干、湿啰音及胸膜摩擦音,心前区无隆起及凹陷,心界正常,心率 84 次/min,心律齐,各瓣膜听诊区未闻及病理性杂音。周围血管征(−)。腹软,无压痛、反跳痛,肝脾肋下、剑突未及。双手第 3 近端指间关节及左手第 2、3 掌指关节活动受限、肿胀,无压痛;双腕关节制动、屈曲、背伸受限,无肿胀及压痛;左手不能完全握拳,双手轻度尺侧偏斜;右膝关节肿胀,压痛(+),凉髌征消失,浮髌征(−);双膝关节骨擦音及骨擦感。脊柱无畸形、压痛,四肢无水肿,双足背动脉搏动正常。VAS 评分 8 分。

2. 思维引导 经上述检查:患者存在双手小关节及腕关节骨质侵蚀、关节畸形,右膝关节活动受限;压痛关节数 1、肿胀关节数 5、VAS 8 分,需完善血沉、C 反应蛋白等炎症指标及类风湿因子等特异性抗体评估病情活动度。同时,患者存在口干等关节外症状,需警惕有无心肺等其他系统受累情况,可完善口腔、眼及肾检查,完善心电图、心肌酶、超声心动图、胸部 DR 等明确心肺情况。

(三)辅助检查

1. 主要内容及目的

(1)血尿便常规、肝肾功能、凝血等常规检查:了解有无其他系统受累情况。

(2)ESR、hsCRP、补体、免疫球蛋白、抗 CCP、类风湿因子等:评估疾病活动度。

(3)ENA 抗体谱:评估有无合并其他弥漫性结缔组织病。

(4)心电图、超声心动图、胸部 DR:了解有无心肺等关节外受累。

(5)膝关节 X 线及右膝关节超声:了解关节情况,评估是否需要关节腔穿刺。

(6)甲状腺功能:评估有无合并自身免疫性甲状腺炎。

辅助检查结果

(1)血常规:WBC 8.42×10⁹/L,N% 68.6%,PLT 307×10⁹/L,HGB 141 g/L。

(2)尿常规(−)。

(3)肝肾功、血脂等:ALP 134 U/L,ALT 10 U/L,Cr 86 μmol/L,TG 1.78 mmol/L,HDL-C 2.16 mmol/L,LDL-C 2.30 mmol/L。

(4)炎症指标:ESR 49 mm/h;hsCRP 58.4 mg/L。

(5)自身抗体:RF 110.4 IU/mL;抗 CCP 174 U/mL。

(6)免疫球蛋白 3 项:IgA 4.94 g/L,IgG 及 IgM 正常;补体 C3、C4 正常。

(7)凝血:PT 11.2 s,APTT 24.4 s,INR 0.92,纤维蛋白原(FIB) 3.40 g/L,D-Dimer 1.93 mg/L。

(8)甲功:TSH 4.918 μIU/mL,三碘甲状腺原氨酸(T_3)及甲状腺素(T_4)正常。

(9)膝关节 X 线:双膝关节间隙狭窄,部分关节面不连续,未见明显骨赘形成。符合 RA 改变。

2. 思维引导　患者主要表现为对称性多关节肿痛,先后累及近端指间关节、掌指关节、肩关节、腕关节、踝关节、膝关节、髋关节及颈椎,伴晨僵、活动受限,查体示关节畸形、活动受限,RF、抗 CCP 抗体阳性,手 X 线示骨质密度减低及骨质侵蚀,符合 1987 美国风湿病学会(ACR)对 RA 的分类标准 4 条以上(晨僵、3 个或 3 个以上关节区的关节炎、手关节炎、对称性关节炎、血清 RF 阳性、X 线改变);根据 2010 ACR 和欧洲抗风湿病联盟(EULAR)分类标准,2~10 中大关节(1 分)、超过 10 个小关节(5 分)、血清学 RF 及抗 CCP 抗体高效价阳性(3 分)、CRP 和 ESR 均升高(1 分),共 10 分,故 RA 诊断成立。

患者年龄>50 岁,膝关节疼痛在关节活动时加重(使用相关性疼痛),休息后缓解,右膝关节外压痛,活动受限,关节畸形;体格检查示明显的骨擦音及骨擦感;膝关节 X 线示双膝关节间隙狭窄,部分关节面不连续。根据 1986 年膝骨关节炎(OA)的分类标准,考虑 OA 诊断明确。

(四)初步诊断

①类风湿关节炎;②双膝骨关节炎;③高血压 3 级 很高危。

二、治疗经过

1. 治疗原则　缓解疼痛;减轻炎症;保护关节结构;维持功能;控制系统受累。

2. 治疗方案

(1)生活方式干预:休息、低盐饮食、避免剧烈运动。

(2)类风湿关节炎治疗:泼尼松 5 mg qd、来氟米特 10 mg qd、硫酸羟氯喹 0.2 g bid 治疗,加用甲氨蝶呤 10 mg 每周联合治疗,完善胸部 CT、PPD 试验、血 T-SPOT、TB 及相关感染指标除外感染等禁忌证,可考虑予生物制剂治疗。治疗目标为疾病活动评分(disease activity score,DAS)评分<2.6 分,即临床缓解。

(3)膝关节炎治疗:予玻璃酸钠关节腔注射治疗。

(4)高血压治疗:继续缬沙坦 80 mg qd 控制血压,监测血压变化。

(5)骨质疏松的治疗:钙尔奇 D、阿法骨化醇、双磷酸盐。

(6)康复锻炼:康复师指导功能锻炼。

(7)心理疏导。

(8)家属的沟通。

(9)纳入慢病管理:规律随诊并定期复查相关指标,评估病情控制及药物的安全性。

3. 思维引导　类风湿关节炎虽无法根治,但通过达标治疗可有效缓解症状和控制病情。目前临床常用 DAS-28 来评估疾病活动度,即 28 个关节炎疾病活动度,活动度分级如下(表 4-2)。

表 4-2　类风湿关节炎活动度评分表

DAS28	疾病活动度
<2.6	缓解
≥2.6 且≤3.2	低疾病活动度
>3.2 且≤5.1	中等疾病活动度
>5.1	高疾病活动度

该患者压痛关节数 1,肿胀关节数 5,ESR 49 mm/h,VAS 8 分,DAS 评分 5.03 分,处于中等疾病

活动度状态,存在的危险因素有病程较长,病情时而反复,存在高血压等合并症,口味偏重,无规律运动,伴心理问题,治疗依从性差,因此,治疗方案制订中必须仔细评估患者病情活动度,坚持个体化用药方案,注意药物选择个体化、药物剂量个体化,同时关注药物相关不良反应,提高患者治疗的依从性,帮助患者建立战胜疾病的信心,以良好的心态积极面对疾病,提高生活质量,必要时寻求心理干预和药物治疗,改善患者的睡眠状态。

三、健康管理 ►►►

1. 健康宣教　向患者介绍本病的主要诱因、过程、预后,重视自我管理,并定期随诊。

2. 饮食指导　合理安排各种营养成分,规律、定量饮食,戒烟限酒,严格遵守,长期坚持。

3. 生活指导　生活有规律,避免熬夜、过度紧张、劳累,保证足够睡眠,避免受累关节过度负重。

4. 心理指导　减轻心理压力,保持心情舒畅,避免焦虑,积极配合治疗随访,获取家庭支持,树立信心。

5. 运动指导　适当运动,推荐非高强度、有氧运动为主,每周 1~2 次,有助于缓解患者的关节功能和提高生活质量,缓解疲劳感。

6. 药物指导　泼尼松 5 mg qd;来氟米特 10 mg qd;硫酸羟氯喹 0.2 g bid;甲氨蝶呤 10 mg qw;钙尔奇 D 600 mg qd;阿法骨化醇 0.5 μg qd。交代用药时间、剂量、不良反应,定期监测相关指标。

四、管理及随访 ►►►

于社区医院建立健康档案,定期复查,对处于疾病活动期的患者,每 1 个月随访 1 次,并进行疾病活动度评估;对处于疾病稳定期的患者,每 3~6 个月随访 1 次,并进行疾病活动度评估。

五、练习题 ►►►

1. 类风湿关节炎的诊断标准是什么?
2. 类风湿关节炎治疗手段有哪些?

六、推荐阅读 ►►►

[1]葛均波,徐永健,王辰,等. 内科学[M]. 9 版. 北京:人民卫生出版社,2018.
[2]施桂英,栗战国,等. 凯利风湿病学[M]. 9 版. 北京:北京大学医学出版社,2015.
[3]方霖楷,黄彩鸿,谢雅,等. 类风湿关节炎患者实践指南[J]. 中华内科杂志,2020,59(10):772-778.

第五章　内分泌与代谢系统

第一节 糖尿病

一、病历资料

(一)门诊接诊

一般资料:患者52岁,男性,个体经营者。

1. 主诉　体检发现血糖升高7年。

2. 问诊重点　首次发现血糖升高的时间、血糖值,有无相关症状,疾病演变过程、诊治经过、治疗效果等。

3. 问诊内容

(1)诱发因素:有无饮酒、饮食不当、情绪、药物、劳累等诱发因素。急性感染、创伤或其他应激情况下可出现暂时性血糖升高。

(2)主要症状:体检发现血糖升高,需要注意询问为空腹血糖或随机血糖,具体数值多少,后有无再复查或监测。有无多食、多饮、多尿、体重减轻、乏力等症状。

(3)伴随症状:有无糖尿病并发症相关症状,如视物模糊、心悸、胸闷、腹痛纳差、恶心、呕吐、四肢感觉异常等。

(4)诊治经过:是否定期监测血糖及血糖值,就诊、检查及治疗情况,治疗效果如何。

(5)既往史:有无高血压、心脑血管疾病等病史;有无肝炎、结核、胰腺疾病病史;有无甲状腺疾病、库欣综合征、胰高血糖素瘤、嗜铬细胞瘤等内分泌疾病;有无长期用药史;有无手术外伤史;药物食物过敏史等。

(6)个人史:吸烟饮酒史,有毒有害物质接触史,疫水疫区接触史,患者生活方式,包括饮食、运动、睡眠、心理状况等,家庭社会关系,文化水平,经济状况,依从性等。

(7)家族史:家族中是否有糖尿病、高血压、血脂异常、冠心病、脑血管病等疾病。

问诊结果

患者,男,52岁,个体经营者,7年前体检时发现空腹血糖6.8 mmol/L,无多饮、多食、多尿、体重减轻、乏力等,无视物模糊、心悸、胸闷、腹痛、纳差、恶心、呕吐、四肢感觉异常等不适,自行通过饮食运动控制,未药物治疗,未规律监测血糖。5年前至社区门诊查空腹血糖7.8 mmol/L,诊断"糖尿病",后规律口服"二甲双胍缓释片0.5 g qd"治疗,偶尔自测空腹血糖,波动于6~9 mmol/L,餐后未测。1周前体检,查空腹血糖10.6mmol/L,尿常规:尿糖+、尿蛋白+,甘油三酯2.66 mmo/L,药物改为"格列齐特缓释片60 mg qd,二甲双胍缓释片0.5 g qd"口服,近1周监测血糖,空腹波动于7~10 mmol/L,餐后波动于10~15 mmo/L,遂来诊。患病以来,神志清,精神尚可,近3 d患者只进食少量主食,大便正常,小便量正常,泡沫较多,无尿频、尿急、尿痛等不适,体重无明显变化。

既往高血压病史5年,最高160/95 mmHg,现口服"氨氯地平片5 mg qd",血压波动于140/90 mmHg。发现血脂异常2年,具体值不详,未治疗。无冠心病、脑血管疾病、肝炎、结核等病史,吸烟20余年,约20支/d,饮酒20余年,1~2次/周,每次约200 g。平素饮食规律,喜食面食,规律运动,每日步行约5千米,情绪可,经济收入稳定,家庭及社会关系和谐,大专学历,沟通良好。其余病史无特殊。

4.思维引导 患者发现血糖升高7年,多次测空腹血糖(静脉血浆葡萄糖)均>7 mmol/L,可诊断糖尿病。糖尿病的诊断标准为:①典型糖尿病症状(烦渴多饮、多尿、多食、不明原因体重下降),同时随机血糖≥11.1 mmol/L或空腹血糖≥7 mmol/L或OGTT(口服葡萄糖耐量试验)2 h血糖≥11.1 mmol/L或HbA1c≥6.5%。②无糖尿病典型症状者,须改日复查确认。诊断标准中血糖值为静脉血浆葡萄糖。若确诊糖尿病,还需进行糖尿病分型,共有4种类型:1型糖尿病、2型糖尿病、特殊类型糖尿病和妊娠糖尿病,我国糖尿病绝大多数属于2型。该患者中年起病,发展较慢,无典型糖尿病症状及相关并发症证据,考虑2型糖尿病可能性大,可完善体格检查及相关实验室检查明确有无糖尿病相关并发症,并排除1型或特殊类型糖尿病。

(二)体格检查

1.重点检查内容及目的 患者考虑2型糖尿病,主要着重于糖尿病相关危险因素及并发症的查体。①身高、体重、腰围等;②视力、眼底检查:有无糖尿病眼底病变;③四肢皮肤、血压、全身大血管搏动、听诊血管杂音:提示有无血管病变;④神经系统:四肢神经如针刺痛觉、温度觉、振动觉、触觉、踝反射、四肢肌力等;脑神经如双侧眼睑、眼球运动、双侧瞳孔、听力、面部感觉等;自主神经,卧立位心率、血压等;⑤心、肺、腹等重要脏器查体。

体格检查结果

T 36.2 ℃,R 16次/min,P 卧位64次/min,立位70次/min

BP 右上肢卧位142/95 mmHg 立位135/86 mmHg

左上肢卧位138/92 mmHg 立位130/85 mmHg

右下肢卧位149/93 mmHg 左下肢卧位145/89 mmHg

身高173 cm,体重78 kg,BMI 26.06 kg/m²,腹围98 cm

发育正常,营养良好,体型偏胖,神志清,自主体位,表情正常,查体合作。全身皮肤黏膜无皮疹、溃疡、瘢痕、色素沉着。双眼视力正常,眼睑无下垂、结膜无苍白,巩膜无黄染,眼球运动正常,双侧瞳孔等大等圆,对光反射灵敏。听力正常,颈软,双侧颈动脉搏动正常,未闻及血管杂音。心率64次/min,律齐,心肺听诊无明显异常。腹软,稍膨隆,无明显压痛及反跳痛,未闻及血管杂音。四肢活动自如,双足痛觉减弱,踝反射减弱,余肢体痛、温、触觉、振动觉及腱反射正常,双侧足背动脉搏动正常,病理征阴性。

2.思维引导 患者BMI 26.06 kg/m²,属于超重,腹围98 cm,腹型肥胖。血压偏高,测量卧立位血压无直立位低血压,右侧踝肱指数1.04,左侧踝肱指数1.05,踝肱指数为同侧下肢收缩压(踝动脉压)/上肢收缩压(肱动脉压),休息时踝肱指数正常范围为0.9~1.3,降低提示下肢外周动脉疾病。四肢血管搏动正常,颈动脉,腹部动脉,足背动脉等未闻及血管杂音。双足痛觉减弱,踝反射减弱,考虑存在糖尿病周围神经病变。需进一步完善相关辅助检查明确有无糖尿病相关并发症。

(五)辅助检查

1. 主要内容及目的

(1)血糖:监测三餐前、三餐后2 h、睡前血糖,必要时加测凌晨1点血糖,了解患者血糖水平,为制定和调整降糖策略提供参考。

(2)尿常规:尿比重、尿糖、尿蛋白,有无肾损伤,尿酮体对糖尿病酮症酸中毒有诊断价值。

(3)血气分析:对糖尿病酮症酸中毒、高渗性昏迷、乳酸性酸中毒有诊断价值。

(4)血脂:评估心血管疾病风险。

(5)肝肾功能:有无肝肾损伤,指导和调整降糖药物的选择。

(6)OGTT+胰岛素、C肽释放:判断有无胰岛素抵抗、评估胰岛功能,鉴别1型糖尿病。

(7)HbA1c:反映近2~3个月血糖控制情况,对诊断及是否需要调整治疗方案有指导意义,对糖代谢控制状况与糖尿病慢性并发症的相关性优于血糖测定结果。

(8)抗体:胰岛细胞抗体(ICA)、胰岛素抗体(IAA)、谷氨酸脱羧酶自身抗体(GADAb)、蛋白酪氨酸磷酸酶2抗体(IA-2A)、锌转运体8抗体(ZnT8A)等,对1型及特殊类型糖尿病有诊断价值。

(9)尿点式蛋白或24 h尿蛋白定量:有无糖尿病肾病及其分期。

(10)心电图:有助于识别心律失常、心肌缺血或陈旧性心肌梗死等。

(11)彩超:血管彩超(颈动脉、主动脉、肾动脉、下肢动脉),是否有硬化、斑块、狭窄。

(12)眼底:有无糖尿病视网膜病变,提示微血管病变,对糖尿病血管并发症、高血压、糖尿病患者的病情评价有重要参考价值。

(13)四肢神经电图:对糖尿病神经病变有诊断价值。

辅助检查结果

(1)入院前3 d血糖监测情况(mmol/L)。见表5-1。

表5-1　入院前3 d血糖监测情况(mmol/L)

时间	空腹	早餐后2 h	中餐前	中餐后2 h	晚餐前	晚餐后2 h	睡前
第1天	7.8	未测	未测	11.8	7.7	12.5	8.2
第2天	8.1	12.7	9.6	10.2	8.9	12.3	9.5
第3天	7.2	10.7	8.0	9.9	8.7	10.3	7.9

(2)尿常规:尿比重1.025,尿糖(+),尿蛋白(+-),尿酮体(-)。

(3)血脂:总胆固醇5.43 mmol/L,甘油三酯2.41 mmol/L。高密度脂蛋白0.76 mmol/L,低密度脂蛋白3.53 mmol/L。

(4)肝功能:正常。

(5)肾功能:尿酸409 μmol/L,尿素氮6.16 mmol/L,肌酐87 μmol/L,eGFR(估算的肾小球滤过率)89.1 mL/(min · 1.73 m²)。

（6）OGTT+胰岛素、C 肽释放。见表 5-2。

表 5-2 OGTT+胰岛素、C 肽释放结果

时间	血糖 （mmol/L）	胰岛素 （μIU/mL）	C 肽 （pmol/L）
0 h	6.22	3.46	718.2
1 h	15.95	17.68	1432.0
2 h	17.96	19.74	1729.0

注：空腹基础胰岛素正常值 1.9～23.0 μIU/mL，空腹基础 C 肽正常值 366.6～1466.7 pmol/L。

（7）HbA1c：8.4%。

（8）抗体：均为阴性。

（9）尿点式蛋白：微量尿白蛋白 161.98 mg/L，尿肌酐测定 12092 μmol/L，尿肌酐计算 1367.9 mg/L，微量尿白蛋白/尿肌酐（UACR）118.4 mg/g。

（10）心电图：窦性心律（63 次/min），正常心电图。

（11）彩超：动脉彩超示双侧颈动脉内膜毛糙增厚伴左侧颈内动脉斑块形成，双下肢动脉可见多发斑块形成，未见明显狭窄。

（12）眼底检查未见明显异常。

（13）四肢神经电图：双下肢周围神经源性损害。

2. 思维引导　糖尿病患者相关体格检查及辅助检查主要围绕糖尿病危险因素及相关并发症。该患者相关辅助检查结果：①监测血糖值及 HbA1c 提示血糖控制不达标；②胰岛素及 C 肽基础分泌值正常，2 型糖尿病诊断明确，胰岛素及 C 肽释放水平于口服葡萄糖后 2 h 达高峰，存在分泌延迟；③尿蛋白弱阳性，尿微量白蛋白升高，UACR 118.4 mg/g，eGFR 89.1 mL/(min · 1.73 m^2)，考虑存在糖尿病肾病，需复查或进一步检查确诊；④患者双足痛觉减弱，踝反射减弱，神经电图示双下肢周围神经源性损害，可诊断糖尿病周围神经病变；⑤既往高血压病史，最高 160/95 mmHg，分级为高血压 2 级，合并糖尿病，危险分层为很高危；⑥血脂示甘油三酯、低密度脂蛋白偏高，高密度脂蛋白偏低。

（四）初步诊断

①2 型糖尿病 糖尿病肾病？糖尿病周围神经病变；②高血压 2 级、很高危；③血脂异常；④外周动脉斑块形成。

四、治疗经过

1. 治疗方案

（1）一般治疗：糖尿病宣教，控制饮食，戒烟限酒，合理运动，适当减重。

（2）降糖药物：格列齐特缓释片 60 mg qd po，二甲双胍缓释片 1.0 g qd po。

（3）降压药物：氨氯地平片 5 mg qd po，缬沙坦 80 mg qd po。

（4）降脂药物：阿托伐他汀片 10 mg qn po。

（5）营养神经药物：甲钴胺 0.5 mg tid po。

2. 思维引导　患者 2 型糖尿病诊断明确，糖尿病治疗"五驾马车"：饮食控制、运动疗法、药物治

疗、健康教育及自我监测。患者体重超重,有烟酒嗜好,未严格控制饮食及运动,未监测血糖及定期复查。因此首先需对患者进行糖尿病宣教,调整生活方式,严格控制饮食,合理运动,适当减重(BMI <24 kg/m²)。患者入院后严格控制饮食运动,监测血糖仍不达标,需调整降糖方案。2 型糖尿病降糖方案应首先给予生活方式干预和二甲双胍一线治疗,若 HbA1c 不达标可二联治疗。患者查 OGTT 试验、胰岛素及 C 肽释放试验结果显示胰岛功能尚可,入院时口服格列齐特缓释片 60 mg qd,二甲双胍缓释片 0.5 g qd,无明显药物相关不良反应,可考虑增加药物剂量,二甲双胍缓释片剂量改为 1.0 g qd,继续监测血糖,观察药物不良反应,若仍不达标可加用其他口服类型降糖药物或胰岛素治疗。血糖控制目标为毛细血管血糖空腹 4.4~7.0 mmol/L,非空腹<10 mmol/L,HbA1c<7%。患者高血压病史,血压控制不佳,微量白蛋白尿,可加用 ACEI 或 ARB 类药物,血压控制目标为<130/80 mmHg。患者血脂异常,需加用降脂药物,无明确 ASCVD 病史,血脂控制目标为总胆固醇< 4.5 mmol/L、高密度脂蛋白>1.0 mmol/L、甘油三酯<1.7 mmol/L、低密度脂蛋白<2.6 mmol/L。

治疗效果(治疗 5 d 后)

(1)症状:患者未诉明显不适。
(2)查体:血压波动于 135/80 mmHg,双足痛觉减弱,踝反射减弱,余无明显阳性体征。
(3)辅助检查:空腹血糖波动于 6.0~8.0 mmol/L,餐后血糖波动于 9.0~11.0 mmol/L。

三、健康指导

1. 健康宣教　向患者介绍本病的主要诱因、过程、预后、常见急慢性并发症,重视自我管理,学会居家测血糖方法,需应用胰岛素患者学会胰岛素注射方法及注意事项。

2. 饮食指导　调控每日摄入总热量,均衡饮食,合理安排各种营养成分,规律、定量饮食,戒烟限酒,严格遵守,长期坚持。

3. 生活指导　生活规律,避免熬夜、过度紧张、劳累,保证足够睡眠,适当减重(BMI<24 kg/m²)。

4. 心理指导　减轻心理压力,保持心情舒畅,避免焦虑,积极配合治疗随访,获取家庭支持,树立信心。

5. 运动指导　适当运动,以有氧代谢运动为主,每周至少运动 3~5 次,累计时间 150 min 为好,运动时间推荐餐后 30 min~1 h 后。

6. 药物指导　二甲双胍片缓释片 1.0 g qd po,格列齐特缓释片 60 mg qd po,氨氯地平片 5 mg qd po,缬沙坦 80 mg qd po,阿托伐他汀钙片 10 mg qd po,甲钴胺 0.5 mg tid po。交代用药时间、剂量、不良反应,定期监测相关指标,必要时调整降糖、降压药物。

四、管理及随访

于社区医院建立健康档案,定期复查,自行监测血糖、血压,每 3 个月监测 BMI、腰围、HbA1c、尿常规,半年监测 UACR,每年监测血脂、肝肾功能、心电图、视力和眼底、足背动脉和周围神经病变检查。如有不适,随时就诊,必要时及时转诊。

五、练习题

1. 1 型与 2 型糖尿病的临床鉴别要点有哪些?
2. 口服降糖药的种类、作用机制及常见不良反应有哪些?

六、推荐阅读

[1]林果为,王吉耀,葛均波.实用内科学[M].15版.北京:人民卫生出版社,2017.

[2]中华医学会糖尿病学分会,国家基层糖尿病防治管理手册(2022)[J].中华内科杂志,2022,61(7):717-748.

[3]方力争,贾建国.全科医生手册[M].2版.北京:人民卫生出版社,2017.

第二节　血脂异常

一、病历资料

(一)门诊接诊

一般资料:患者38岁,男,公务员。

1.主诉　发现血脂升高1年。

2.问诊重点　有无相关症状,是否进行饮食控制、体育锻炼,有无吸烟史,家族中有无类似病例。

3.问诊内容

(1)高危因素:平素饮食、生活习惯,家族中有无类似病例,一级亲属有无早发心脑血管疾病史。

(2)主要症状:具体血脂指标,平素有无头晕、乏力、肢体麻木等症状。

(3)伴随症状:有无怕冷、食欲减退、腹胀、胸闷、胸痛等。

(4)诊治经过:是否行饮食、生活方式或药物干预治疗,效果如何,有无定期复查。

(5)既往史:有无高脂血症、高血压病、糖尿病、冠心病、脑血管疾病等病史,有无过敏史。

(6)个人史:有无吸烟、饮酒史,平素饮食生活习惯,家庭及社会关系。

(7)家族史:有无家族性高脂血症、早发心脑血管疾病。

问诊结果

　　患者,男性,38岁,公务员,1年前体检发现血脂升高(具体值不详),未进行控制,未复查,平素常感疲乏,无头晕、头痛、胸闷、肢体麻木等不适。无高血压、糖尿病、冠心病、脑血管疾病病史,吸烟5年,每天10支,未戒烟,无嗜酒。平常饮食不规律,喜食肉类,基本不运动。母亲有"高脂血症",父亲体健。余病史无特殊。

　　4.思维引导　高脂血症一般缺乏相应的临床表现,询问患者有无胸闷、头晕等症状,是为鉴别患者有无合并心脑血管疾病。既往史、个人史,比如有无吸烟史,家族史的询问,有助于掌握患者高危因素,初步判断患者为原发性高脂血症还是继发性高脂血症。

(二)体格检查

1.重点检查内容及目的　着重检查患者身高、体重、腹围、血压、眼底,心脏、颈部血管杂音、足背动脉搏动,下肢情况,皮肤或肌腱有无黄色瘤及跟腱增厚。目的是发现患者有无早期的动脉硬化,有无心脑血管疾病的危险因素。

体格检查结果

T 36.8 ℃,P 78 次/min,R 16 次/min,BP 120/60 mmHg

身高 183 cm,体重 101 kg,腹围 107 cm,BMI 30.15 kg/m²

神志清楚,精神可,眼底检查正常。颈部血管未闻及杂音。双肺呼吸音清,未闻及干、湿啰音。心前区无隆起,心尖搏动位于左侧第 5 肋间锁骨中线内 0.5 cm,范围 2 cm,未触及震颤及心包摩擦感,叩诊心界大小正常,心率 78 次/min,律齐,未闻及杂音和额外心音,未闻及心包摩擦音。腹软,无压痛及反跳痛,肠鸣音 4 次/min。双侧足背动脉搏动正常。双下肢无水肿。生理反射存在,病理反射未引出。

2. 思维引导　高脂血症患者可表现为黄色瘤、早发性角膜环和眼底改变,腹型肥胖等,该患者腹围 107 cm,BMI 30.15 kg/m²,属于肥胖,体格检查未发现黄色瘤、早发性角膜环和眼底改变,可进一步复查血脂,行血糖、颈动脉彩超等检查。

(三)辅助检查

1. 主要内容及目的

(1)血脂:了解目前血脂情况。

(2)血糖:明确有无糖代谢异常。

(3)颈动脉彩超:了解有无大血管病变。

辅助检查结果

(1)血脂:TG 1.82 mmol/L,TC 6.05 mmol/L,HDL-C 1.31 mmol/L,LDL-C 3.81 mmol/L,N-HDL-C 4.74 mmol/L。

(2)血糖:6.01 mmol/L。

(3)颈动脉彩超:双侧颈总动脉、颈内动脉、颈外动脉、椎动脉及锁骨下动脉未见明显异常。

2. 思维引导　为防治 ASCVD,应对以下重点人群进行血脂筛查:①有血脂异常、冠心病或动脉粥样硬化家族史,尤其是直系亲属中有早发冠心病或其他动脉粥样硬化病史;②有 ASCVD 病史;③有多项 ASCVD 危险因素(高血压、糖尿病、肥胖、过量饮酒以及吸烟史);④有皮肤或肌腱黄色瘤。

该患者有血脂异常,且有多项 ASCVD 危险因素(肥胖、吸烟史),为血脂重点筛查人群。其中 LDL 是导致动脉粥样硬化的主要危险因素。低 HDL-C 是 ASCVD 的独立危险因素,应重点关注。

血脂异常的危险分层,符合下列任意条件者,可直接列为高危或极高危人群。

(1)极高危:ASCVD 患者,包括急性冠脉综合征,稳定型心绞痛,血运重建术后,缺血性心肌病,缺血性脑卒中,外周动脉粥样硬化病等。

(2)高危:①LDL-C ≥ 4.9 mmol/L 或 TC ≥ 7.2 mmol/L。②糖尿病患者 1.8 ≤ LDL-C < 4.9 mmol/L 或 3.1 ≤ TC<7.2 mmol/L 且年龄 ≥ 40 岁。

对不符合以上者,评估 10 年 ASCVD 发病风险。

表 5-3 10 年 ASCVD 发病风险评估方法

危险因素(个)		血清胆固醇水平		
		3.1≤TC<4.1 或 1.8≤LDL-C<2.6	4.1≤TC<5.2 或 2.6≤LDL-C<3.4	5.2≤TC<7.2 或 3.4≤LDL-C<4.9
无高血压	0~1	低危	低危	低危
	2	低危	低危	中危
	3	低危	中危	中危
有高血压	0	低危	低危	低危
	1	低危	中危	中危
	2	中危	高危	高危
	3	高危	高危	高危

注:危险因素包括吸烟、低 HDL-C 及男性≥45 岁或女性≥55 岁,慢性肾病患者的危险评估及治疗参见特殊人群血脂异常的治疗。低危<5%;中危 5%~9%;高危≥10%。

ASCVD 10 年发病风险为中危且年龄<55 岁者,评估余生危险。具有以下任意两项及以上危险因素者,定义为高危。

1. 收缩压≥160 mmHg 或舒张压≥100 mmHg;2. 非 HDL-C>5.2 mmol/L;3. HDL-C<1.0 mmol/L;4. BMI≥28 kg/m²;5. 吸烟。

表 5-4 血脂异常危险分层及目标值

危险分层	疾病或危险因素	LDL-C 目标值
极高危	ASCVD 患者	<1.8 mmol/L
高危	LDL-C≥4.9 mmol/L 或 TC≥7.2 mmol/L 糖尿病患者 LDL-C≥1.8 mmol/L,小于 4.9 mmol/L,或 TC≥3.1 mmol/L,小于 7.2 mmol/L,且年龄≥40 岁。 高血压+2 项及以上危险因素	<2.6 mmol/L
中危	无高血压,2 项及以上危险因素 高血压+1 项危险因素	<3.4 mmol/L
低危	无高血压,0~1 项危险因素,高血压,无危险因素	<3.4 mmol/L

注:ASCVD 动脉粥样硬化性心血管疾病,包括急性冠脉综合征,稳定型心绞痛,血运重建术后,缺血性心肌病,缺血性脑卒中,外周动脉粥样硬化病等。

危险因素有:吸烟,年龄(男性≥45 岁,女性≥55 岁),HDL-C<1.0 mmol/L(40 mg/dL)。

根据血脂异常的危险分层,该患者不属于极高危、高危人群,进一步评估 10 年 ASCVD 发病风险,患者无高血压,LDL-C 3.81 mmol/L,有 1 个危险因素(吸烟),属于低危人群,但患者吸烟,体重指数>28 kg/m²,故该患者仍为高危人群,应该按高危人群进行血脂管理。

(四)初步诊断

①血脂异常;②肥胖。

二、治疗经过

1. 治疗方案

(1)一般治疗:建议患者食物多样,谷类为主,多吃蔬果、奶类、大豆,餐餐有蔬菜;吃动平衡,保持健康体重,维持 BMI 20.0~23.9 kg/m²;戒烟。

(2)药物治疗:阿托伐他汀钙片 10 mg 每日 1 次。

2.思维引导　高脂血症的治疗,应首先对患者进行血脂异常危险分层,进一步确定患者的血脂目标值及治疗方案。对极高危者生活方式干预同时立即启动他汀类药物进行调脂治疗,起始宜中等强度他汀,若胆固醇水平不能达标,与其他调脂药物联合使用。LDL-C 基线值较高不能达目标值者,LDL-C 至少降低 50%。对高危者生活方式干预的同时应立即启动中等强度他汀治疗。

对低、中危者生活方式干预 6 个月 LDL-C 未达标者,启动低、中强度他汀治疗,或者 LDL-C 至少降低 30%。

根据血脂异常的危险分层,该患者应该按高危人群进行血脂管理,LDL-C 目标值<2.6 mmol/L,目前该患者 LDL-C 为 3.81 mmol/L,应在生活干预的同时,立即启动中等强度的他汀治疗。

治疗效果(1 月后)

血脂:TG 1.12 mmol/L,TC 3.63 mmol/L,HDL-C 1.39 mmol/L,LDL-C 1.76 mmol/L,N-HDL-C 2.24 mmol/L。

肝功能:ALT 11U/L,AST 17U/L,碱性磷酸酶(ALP) 92U/L,谷氨酰转移酶(GGT) 10U/L,TBIL 11.4 μmol/L,结合胆红素(DBIL) 2.6 μmol/L,IBIL 8.8 μmol/L。

肌酸激酶:59 U/L。

三、健康指导

1.健康宣教　向患者介绍疾病的病因、危险因素,并发症。鼓励患者及家属参加健康讲座,家属协助患者减脂减重,制订饮食方案,督促患者运动。

2.饮食指导　食物多样,谷类为主,要求每日膳食应包括谷薯类、蔬菜水果类、畜、禽、鱼、蛋、奶类、大豆、坚果类等食物,平均每天摄入 12 种以上,每周 25 种以上。多吃蔬菜、奶类、大豆,餐餐有蔬菜,保证每天摄入 300～500 g 蔬菜,深色蔬菜应占 1/2。天天吃水果,保证每天摄入 200～350 g 新鲜水果,果汁不能代替鲜果。吃各种各样的奶制品,相当于每天液态奶 300 g。适量吃鱼、禽、蛋、瘦肉。少盐少油,控糖限酒。

3.生活、运动指导　吃动平衡,健康体重,该患者应坚持规律的中等强度代谢运动,建议每周 5～7 d、每次 30 min,体重维持在 BMI:20.0～23.9 kg/m²。

4.戒烟　戒烟门诊就诊。

5.药物指导　交代用药时间,不良反应,定期监测指标。

四、管理及随访

药物治疗开始后 4～8 周复查血脂、肝功能、肌酸激酶,若无特殊情况且血脂达标可改为每 6～12 个月复查 1 次;长期达标者可每年复查 1 次。如血脂未达标则需调整降脂药剂量或种类,或联合应用不同作用机制的降脂药进行治疗。每当调整降脂药种类或剂量时,都应在治疗 6 周内复查。

五、练习题

1.如何确定高脂血症患者的降脂目标?

2.高脂血症的治疗药物有哪些?

六、推荐阅读

[1]林果为,王吉耀,葛均波.实用内科学[M].15 版.北京:人民卫生出版社,2017.

[2]中国血脂管理指南修订联合专家委员会.中国血脂管理指南(2023年)[J].中国循环杂志,2023,38(3):237-271.

[3]祝墡珠.住院医师规范化培训:全科医学科示范案例[M].上海:上海交通大学出版社,2016.

第三节 痛风

一、病历资料

(一)门诊接诊

一般资料:患者46岁,男,职员。

1. 主诉 间断右侧第一跖趾关节肿痛3年,加重1d。

2. 问诊重点 首次关节肿痛发作的诱因、部位、性质、程度、伴随症状、诊治经过、治疗效果,疾病演变过程;1d前加重的诱因、疼痛性质、程度、伴随症状。

3. 问诊内容

(1)诱发因素:有无饮酒、食用海鲜、果糖饮料、剧烈运动、饮水过少、受寒、外伤等诱发因素。

(2)主要症状:第一跖趾关节疼痛时,需要询问局部有无红肿热及结节,是否检测血尿酸,具体数值是多少,之后是否复测。是否控制饮食,有无其他关节疼痛,有无季节性,疼痛特点是否为对称性。

(3)伴随症状:有无发热、皮疹、外伤、化脓、皮肤色素沉着、多个小关节对称性疼痛、风湿结节、关节畸形、负重大关节疼痛、心脏瓣膜病,或关节外其他表现。

(4)诊治经过:是否监测血尿酸值及其波动范围,服药的种类、剂量、效果如何,此次来诊之前,是否于外院就诊,检查及用药情况,检查结果及用药的种类、剂量、效果如何。

(5)既往史:有无高血压、糖尿病、高脂血症、心脑血管疾病史;有无肝炎、结核病史;有无长期用药史;有无手术外伤史、药物食物过敏史。

(6)个人史:吸烟、饮酒史,患者生活方式,包括饮食、运动、睡眠、心理状况等,家庭社会关系,文化水平,经济状况,依从性等。

(7)家族史:一级亲属是否有痛风、高尿酸血症、糖尿病、高血压、血脂异常、冠心病、脑血管疾病等病史。

问诊结果

患者男性,46岁,办公职员,3年前饮用1000mL啤酒后出现右侧第一跖趾关节疼痛,夜间发病,程度较轻,局部无发热、红肿、关节畸形及关节外症状,持续1d后,自行缓解,未重视。1年前,食用大量海鲜食物后,再次出现上述症状,疼痛部位同前,程度较前加重,伴有局部肿胀,无外伤、局部结节、皮疹、发热,在当地社区卫生服务中心就诊,测血尿酸580μmol/L,诊断为"痛风",给予吲哚美辛片50mg qd,非布司他片10mg qd,服用1周,症状改善停药。1d前,饮用啤酒、食用海鲜后又出现上述症状,伴局部肿胀、皮温高、局部结节,无皮肤破损、关节畸形、关节外表现,应用非布司他片1片,未见好转,来诊。患病以来,神志清,精神欠佳,饮食尚可,睡眠欠佳,大、小便正常,体重无明显变化。

否认高血压、糖尿病、高脂血症、心脑血管疾病病史;无肝炎、结核病史;吸烟20余年,约20支/d,饮酒20余年,1~2次/周,每次约50 g。平素饮食规律,规律运动,每日约步行5千米,情绪平稳,经济收入可,家庭及社会关系和谐,本科学历,沟通良好。其余病史无特殊。

4. 思维引导 患者饮用啤酒或食用海鲜食物后,出现右侧第一跖趾关节肿痛,活动障碍3年,典型发作,血尿酸580 μmol/L,可诊断痛风。痛风的诊断标准如下。① 满足以下条件≥8分,即可诊断:累及踝关节或足中段关节(1分),累及第一跖趾关节(2分);关节皮肤发红,压痛或触痛,活动障碍(各1分);具有以下3条中的2条为1级典型发作:疼痛达峰<24 h,症状缓解≤14 d,两次发作间期疼痛完全缓解,有1次典型发作(1分),反复典型发作(2分);皮下灰白色结晶、表面皮肤薄、血供丰富、皮肤破溃后排出粉笔屑样尿酸盐结晶(4分);实验室:血尿酸值<240 μmol/L(-4分),360~<480 μmol/L(2分),480~<600 μmol/L(3分),≥600 μmol/L(4分),关节或滑囊液尿酸盐阴性(-2分);影像学特征:X线手或足至少1处有骨侵蚀(4分)。关节超声"双轨征"或CT有尿酸盐沉积(4分)。② 偏光显微镜证实有症状关节或滑囊或痛风石中存在尿酸盐结晶(直接确诊,无须其他条件)。痛风需要与化脓性关节炎、反应性关节炎、创伤性关节炎、类风湿关节炎、焦磷酸钙沉积病鉴别。该患者疼痛部位、特点比较典型,血尿酸值高,符合痛风诊断标准,不难鉴别。

(二)体格检查

1. 重点检查内容及目的 患者考虑痛风,主要着重于痛风相关危险因素及受累关节、其他关节和肾的查体。①酒精气味、体重、腰围等;②累及关节:皮肤颜色、肿胀、触压、活动度;③其他关节:耳郭、手指、腕关节、肩关节、髋关节、膝关节、踝关节、足跟;④神经系统(四肢神经):针刺痛觉、温度觉、振动觉、触觉、踝反射、四肢肌力等;⑤肾、心、肺、腹等重要脏器查体。

体格检查结果

T 36.0 ℃,R 14 次/min,P 78 次/min,BP 120/70 mmHg。

身高173 cm,体重78 kg,BMI 26.06 kg/m²,腹围96 cm,疼痛评分4分。

发育正常,营养良好,体型偏胖,神清,语利,呼气有酒精气味,痛苦面容,查体合作,全身皮肤黏膜无皮疹、瘀斑、色素沉着、溃疡、瘢痕,结膜无苍白,巩膜无黄染,耳廓无触痛,口唇无发绀,淋巴结无肿大,气管居中,胸廓对称无畸形,听诊双肺呼吸音清,未闻及干、湿啰音,心界不大,心率78 次/min,律齐。双肾无触痛、叩击痛。双手掌指关节、肩关节、腕关节、踝关节、膝关节、髋关节无红肿、压痛、活动受限,右足第一跖趾关节红肿、皮温高、活动受限、痛觉敏感,双侧足背动脉搏动正常,病理征阴性。

2. 思维引导 患者BMI 26.06 kg/m²,属于超重,腹围96 cm,腹型肥胖。呼气有酒精气味,提示生活方式可能引起代谢障碍。右足第一跖趾关节红肿、皮温高、关节活动轻度受限,其余关节无异常。需进一步完善相关辅助检查,确诊并鉴别诊断。

(三)辅助检查

1. 主要内容及目的

(1)肾功能、ESR、CRP:进一步了解血尿酸数值、炎症反应状态。

(2)血脂、血糖:了解基础代谢状态,有无基础疾病。

(3)肝功能:有无肝损伤,指导药物选择。

(4)尿常规:尿比重、尿糖、尿蛋白、尿红细胞,了解有无肾损伤。

（5）抗 CCP 抗体：鉴别诊断。

（6）彩超：了解有无关节内特征性表现；双肾有无结石。

（7）关节液检查：了解有无尿酸盐晶体、具有确诊价值。

（8）心电图：有助于识别心律失常、心肌缺血或陈旧性心肌梗死等。

辅助检查结果

（1）肾功能：血尿素氮（BUN）5.0 mmol/L，Cr 60 μmol/L；尿酸（UA）580 μmol/L。血沉 ESR 40 mm/h，CRP 15 mg/L。

（2）血脂：总胆固醇 7.00 mmol/L，甘油三酯 1.60 mmol/L，高密度脂蛋白 1.50 mmol/L，低密度脂蛋白 4.00 mmol/L。血糖、肝功能正常。

（3）尿常规：尿比重 1.025，尿蛋白（−），红细胞（−），尿酮体（−）。

（4）抗 CCP 抗体：阴性。

（5）彩超：右足第一跖趾关节内可见"双轨征"。

（6）关节液检查：关节滑囊液偏振光显微镜下可见双折光的针形尿酸盐晶体。

2.思维引导　痛风患者辅助检查主要围绕代谢紊乱、并发症及鉴别诊断进行。代谢紊乱包括血糖、血脂、肝肾功能，高尿酸易并发肾脏损伤、肾结石及其他关节损害。该患者辅助检查结果：①血尿酸值 580 μmol/L，提示高尿酸血症，ESR 40 mm/h，CRP 15 mg/L 提示非细菌性炎症，ESR 与高脂血症、动脉硬化相关，也与痛风相关；CRP 15 mg/L 与痛风相关，同时需要排除细菌感染。②总胆固醇 7.00 mmol/L，低密度脂蛋白 4.00 mmol/L，提示脂肪代谢紊乱，高胆固醇血症。③尿蛋白阴性，尿红细胞、尿白细胞阴性，BUN 5.0 mmol/L，Cr 60 μmol/L，提示无痛风性肾损害。④抗 CCP 抗体阴性，不支持类风湿性关节炎。⑤彩超：右足第一跖趾关节内可见"双轨征"，提示关节内有尿酸盐沉积。⑥关节液检查：偏振光显微镜下可见尿酸盐晶体，确诊痛风。

（四）初步诊断

①痛风性关节炎；②高尿酸血症；③高胆固醇血症。

二、治疗经过

1.治疗方案

（1）一般治疗：①禁烟酒；②低脂低嘌呤食物；③防止剧烈运动或突然受凉；④减少富含果糖饮料摄入；⑤大量饮水（每日 2000 mL 以上）；⑥控制体重；⑦增加新鲜蔬菜摄入；⑧规律饮食和作息；⑨规律运动。

（2）抗炎药：双氯芬酸钠片 50 mg qd po。

（3）止痛药：秋水仙碱片 1.0 mg po，1 小时后增加 0.5 mg，12 h 后，0.5 mg tid po。

（4）降脂药：阿托伐他汀钙片 20 mg qd po。

（5）糖皮质激素：泼尼松片 30 mg qd po

2.思维引导　秋水仙碱、非甾体抗炎药和糖皮质激素是急性痛风性关节炎治疗的一线药物，尽早使用。急性期不进行降尿酸治疗，已服用降尿酸药物者不需停用，以免引起血尿酸波动，导致发作时间延长或再次发作。患者 BMI 超重，饮酒嗜好，未严格控制饮食，需对患者进行生活方式调整，控制饮食，合理运动，适当减重（BMI<24 kg/m²）。患者血脂高，需加用降脂药物阿托伐他汀钙片，监测血脂，患者无明确 ASCVD 病史，血脂控制目标为总胆固醇<4.5 mmol/L、高密度脂蛋白>1.0 mmol/L、甘油三酯<1.7 mmol/L、低密度脂蛋白<2.6 mmol/L。对急性痛风关节炎频繁发作（>

2 次/年），有慢性痛风关节炎或痛风石的患者，应行降尿酸治疗。治疗目标是血尿酸<360 μmol/L 并终生保持。对于有痛风石、慢性关节炎、痛风频繁发作者，治疗目标是血尿酸<300 μmol/L，但不应低于 180 μmol/L。目前降尿酸药物主要有抑制尿酸生成、促进尿酸排泄药物两类。①抑制尿酸合成药物：别嘌醇和非布司他。②促进尿酸排泄的药物：苯溴马隆和丙磺舒，用药时要关注适应证、禁忌证及不良反应。痛风常伴发代谢综合征中的一种或数种，如高脂血症、肥胖症、2 型糖尿病等，应积极治疗。该患者合并高脂血症，降脂并监测血脂、血尿酸值。

治疗效果（入院 3 d 后）

（1）症状：3 d 后疼痛缓解。

（2）查体：疼痛评分 0 分。右足第一跖趾关节红肿基本消失。

（3）辅助检查：BUN 5.8 mmol/L，Cr 62 μmol/L，UA 480 μmol/L。TC 6.00 mmol/L，TG 1.62 mmol/L，HDL-C 1.40 mmol/L，LDL-C 3.40 mmol/L。

三、健康指导

1. 健康宣教　向患者介绍本病的主要诱因、过程、预后、常见并发症，重视自我生活方式管理。

2. 饮食指导　调控每日摄入总热量，低脂低嘌呤饮食，多食新鲜蔬菜，规律、定量饮食，戒烟限酒，严格遵守，长期坚持。

3. 生活指导　生活有规律，避免熬夜、过度紧张、劳累，保证足够睡眠，适当减重（BMI<24 kg/m²）。

4. 心理指导　减轻心理压力，保持心情舒畅，避免焦虑。

5. 运动指导　每周至少运动 3~5 次，累计时间 150 min 为好。

6. 药物指导　双氯芬酸钠片 50 mg qd po 疗程 2 周。秋水仙碱片 0.5 mg tid po，疗程 2 周。2 周后非布司他片 20 mg qd po。阿托伐他汀钙片 20 mg qd po，疗程 5 天。之后根据症状和检查结果适当调整用药。

四、管理及随访

于社区卫生服务中心建立健康档案，定期复查，血脂、尿酸、肝肾功能，每 3 个月监测 BMI、腰围，每年监测血脂、血糖、血压、肝肾功能、心电图、肾彩超。如有不适，随时就诊，必要时转诊。

五、练习题

1. 急性痛风性关节炎需与哪些疾病鉴别？

2. 痛风患者的饮食注意事项有哪些？

六、推荐阅读

[1]. 中华医学会内分泌学分会. 中国高尿酸血症和痛风诊疗指南［J］. 中华内分泌代谢杂志，2019，29(11):913-920.

[2] 王永晨，方力争. 全科医学［M］. 北京：人民卫生出版社，2021.

[3] 杜雪平，贾建国，卢祖洵. 全科医学［M］. 北京：人民卫生出版社，2021.

第四节　甲状腺功能亢进症

一、病历资料

（一）门诊接诊

一般资料：患者，女，52岁，职工。

1. 主诉　发热8 h。

2. 问诊重点　发病的诱因、发热的特点、伴随症状，以及病情演变过程、诊治经过、治疗效果等。

3. 问诊内容

（1）诱发因素：有无着凉、感冒、劳累、精神刺激，服用药物情况等诱发因素。

（2）主要症状：发热的热型、发热的临床过程及特点。

（3）伴随症状：有无咽痛、咳嗽、咳痰、腹痛、腹泻、尿频尿急、头痛、呕吐、关节肿痛、皮疹。询问有无大汗、心慌、手抖、烦躁、焦虑不安、谵妄、恶心、呕吐、腹泻、心衰、休克及昏迷等。

（4）诊治经过：来诊之前是否于外院就诊，检查及用药情况，检查结果及用药的种类、剂量，用药效果如何。

（5）既往史：有无高血压、心脑血管疾病、糖尿病等病史；有无肝炎、结核传染病病史；有无糖尿病、甲状腺疾病等内分泌疾病；有无长期用药史有无手术外伤史；药物食物过敏史等。

（6）个人史：吸烟饮酒史，患者生活方式，包括饮食、运动、睡眠、心理状况等，家庭社会关系，文化水平，经济状况，依从性等。

（7）月经生育史：女性月经及生育情况。

（8）家族史：一级亲属是否有糖尿病、高血压、血脂异常、冠心病、脑血管病变等疾病，以及与患者类似疾病病史。

问诊结果

患者，女，52岁，已婚，本科学历，公司在职职工。

8 h前劳累及受凉后出现发热，体温最高达38.5 ℃，伴咽干咽痛、大汗、手抖、烦躁、焦虑、心悸，无流涕，无颈部疼痛，无咳嗽、咳痰，无气促，无胸痛、咯血、呼吸困难，伴恶心，无腹痛、腹泻、呕吐，无尿频、尿急、尿痛。无皮疹，关节肿痛，无头痛、抽搐、意识障碍，未诊疗，病情无好转，发病来，患者神志清，精神差，饮食一般，小便可，未解大便，近期体重较前无明显变化。

既往史：2年半前因消瘦、多汗、手抖就诊，诊断为甲状腺功能亢进症，既往口服丙硫氧嘧啶出现严重白细胞降低，半年后自行停药。1月余前因心悸、手抖至外院就诊，查甲功提示甲亢（自述，未见单），因恐惧药物不良反应拒绝治疗。无传染病史；无明确药物、食物过敏史；无手术外伤输血史；否认冠心病、脑血管病、高脂血症；无吸烟、饮酒史。每日食盐量6～7 g，主食200～250 g，油脂约30 g，肉蛋类约100 g。平日运动少。家庭经济收入稳定，夫妻关系和睦。中度焦虑。夜眠差。否认其直系亲属中有甲亢类似病史。个人史、婚育史、家族史无特殊。

4.思维引导　患者有甲亢病史,既往服丙硫氧嘧啶白细胞减低,半年后自行停药。1月余前外院甲状腺功能提示甲亢未治疗,本次劳累、受凉后出现发热、心慌、恶心。甲亢危象前期不能排除,但同时可能合并其他部位感染,也可是甲亢危象的诱因,如上呼吸道感染、肺部感染、亚急性甲状腺炎等需要进一步排除。需要进一步完善血常规、甲状腺功能、TSH 受体抗体、TSH 受体抗体刺激抗体、生化、降钙素原、胸部 CT、甲状腺彩超、心脏彩超、心电图等检查明确诊断。应在查体时重点注意精神状态,有无皮肤黏膜潮热多汗,突眼症,眼球震颤、心律失常等。

(二)体格检查

1.重点检查内容及目的　患者发热,甲亢复发合并甲状腺危象前期的可能性大,应注意甲状腺查体及一般查体相结合。①身高、体重,营养状况;②精神及意识情况;③心肺腹检查,重点关注心律及心率;④甲状腺体格检查,有无突眼征,双手震颤,皮肤黏膜出汗情况;⑤全身淋巴结、关节红肿情况。

体格检查结果

T 38.2 ℃,R 20 次/min,P 106 次/min,BP 118/70 mmHg

身高 163 cm,体重 52 kg,BMI 19.62 kg/m²

神志清,精神差,发育正常,体型偏瘦,营养稍差。表情紧张,焦虑状态。查体合作。全身浅表淋巴结未触及。皮肤潮湿汗多,全身皮肤黏膜无黄染,无皮疹、溃疡、瘢痕、色素沉着。突眼征阳性,双眼视力正常,眼睑无下垂、结膜无苍白,巩膜无黄染,眼球运动正常,双侧瞳孔等大等圆,对光反射灵敏。颈软,双侧颈动脉搏动正常,未闻及血管杂音。甲状腺可触及 1 度肿大,有触痛,可闻及血管杂音,未触及结节。心率 106 次/min,律齐。各瓣膜听诊区未闻及杂音。双肺肺泡呼吸减弱,未闻及干、湿啰音。腹部无压痛反跳痛。双手震颤阳性。四肢关节无畸形及肿胀及活动受限。双下肢无水肿,病理反射征阴性。

2.思维引导　经上述检查示:甲状腺Ⅰ度肿大,血管杂音阳性,突眼征及双手震颤阳性,皮肤潮湿多汗,心率增快,提示:甲状腺功能亢进症,甲亢危象前期可能。发热患者不排除感染,进一步行实验室检查:甲状腺功能,血、尿、粪常规,降钙素原(PCT),生化,呼吸道九联检及 TSH 受体抗体及影像学甲状腺彩超,胸部 CT 检查,明确诊断。

(三)辅助检查

1.主要内容及目的

(1)血常规、ESR、CRP、PCT:进一步了解感染性质,评估是否存在细菌感染性疾病;为下一步是否需要抗感染治疗提供参考。

(2)复查甲状腺功能:了解甲状腺功能,判断病情的严重程度,对诊断甲亢危象有诊断价值。

(3)TSH 受体抗体:有利于诊断是否存在 Graves 病、评估疾病的病因。

(4)肝肾功能、电解质、心肌酶:判断是否有肝肾功能的损害、内环境紊乱失衡。

(5)甲状腺彩超检:明确甲状腺形态结节情况,是否符合病情。

(6)心脏彩超:了解心脏大小及心脏内部结构排除其他心脏疾病;是否存在甲亢心。

(7)胸部影像检查:明确肺部病变。

(8)心电图:明确是否有心肌缺血、心动过速、心律失常等。

辅助检查结果

（1）血常规：WBC $5.74×10^9/L$，N% 86.10%，L% 8.7%，RBC $3.9×10^{12}/L$，Hb 120 g/L，PLT $192×10^9/L$。

（2）CRP 6.47 mg/L；ESR 36 mm/h；PCT 0.05 ng/L。

（3）心电图：窦性心动过速，心率 108 次/min，ST-T 改变。

（4）乙肝表面抗原、丙肝抗体、梅毒抗体、免疫缺陷病毒抗体：均阴性。

（5）肺部 CT 影像学：双侧肺气肿、肺大疱形成，双肺多发微结节。左肺上叶下舌段纤维增殖灶。主动脉及冠状动脉硬化。

（6）呼吸道九连检：血清支原体抗体、军团菌抗体、病毒抗体系列等均阴性。

（7）甲状腺彩超：甲状腺肿大并实质弥漫性病变。

（8）甲状腺功能及抗体：抗甲状腺过氧化物酶抗体>上线（正常值 0~60 IU/mL）、游离三碘甲状腺原氨酸>20pg/mL（正常值 2.30~4.20）、游离甲状腺素 T4 5.49 ng/mL（正常值 0.89~1.75）、超敏促甲状腺素 0.01 μIU/mL（正常值 0.55~4.78）、抗甲状腺球蛋白抗体>500 IU/mL（正常值 0~60）、促甲状腺受体抗体 7.73 IU/L（正常值 0~1.75）、甲状腺球蛋白 78.11 ng/mL（正常值 3.5~78）。

（9）心脏彩超：三尖瓣口微量反流，间接测量肺动脉压力为 41 mmHg，EF 65%；轻度肺动脉高压。

（10）肝功能：丙氨酸氨基转移酶 42 U/L（正常值 7~40），尿酸 370 μmol/L（正常值 100~340），电解质、肾功能、心肌酶均正常。

2.思维引导　血常规、PCT、CRP 等感染指标未见明显升高，甲状腺功能及甲状腺彩超提示：综合考虑甲状腺功能亢进症，患者胸部 CT 未见明显渗出，肺部感染不支持。大小便常规未见明显异常，泌尿系感染、肠道感染不支持。发热考虑甲状腺危象早期不能排除，患者咽干不适，考虑合并上呼吸道感染。

（四）初步诊断

①甲状腺功能亢进症，甲亢危象早期；②急性上呼吸道感染。

二、治疗经过

1.治疗方案

（1）一般治疗：低碘饮食，补充优质蛋白质，增加能量及水果蔬菜摄入，适当饮水。

（2）控制甲亢药物：甲巯咪唑片 10 mg，tid po。

（3）控制心率药物：普萘洛尔片 20 mg，tid po。

（4）控制甲亢危象药物：氢化泼尼松注射液 30 mg，qd ivgtt。

（5）抗感染药物：痰热清 20 mL qd ivgtt。

（6）对症支持治疗药物：降温、补液、护胃等，补充电解质对症支持治疗。

2.思维引导　患者发热、心率增快、出汗、焦虑、恶心，甲状腺功能提示明显异常，甲亢危象前期不能排除，给予口服抗甲状腺药物甲巯咪唑控制甲亢症状，普萘洛尔口服控制甲状腺激素对心脏的兴奋作用，阻断外周组织 T_4 向 T_3 的转化，较快控制甲亢的临床症状。氢化可的松退热、迅速控制症状以防甲亢危象出现或加重。患者咽干疼痛伴发热，存在上呼吸道感染，给予清热解毒药物应用，低碘饮食、补充维生素及能量、护胃等支持治疗。

治疗效果

(1)症状:2 d后发热渐退,心慌、出汗、恶心症状明显改善,咽部疼痛好转。

(2)查体:神志清楚,精神一般,R 20 次/min,心率 80 次/min,咽部充血疼痛减轻,双手震颤好转。

(3)复查肝功能:丙氨酸氨基转移酶 113 U/L、门冬氨酸氨移酶 39 U/L 较前升高,血常规 WBC $4.27×10^9$/L,中性粒细胞 $1.63×10^9$/L、中性粒细胞百分比 38.20%。

三、健康指导

1. 健康宣教　向患者介绍本病的主要诱因、过程、预后、常见急慢性并发症,重视自我管理,以及什么情况下及时复诊。

2. 饮食指导　食用无碘盐,避免进食海带、紫菜、虾皮等含碘食物。调控每日摄入总热量,均衡饮食,合理安排各种营养。忌辛辣刺激性食物、浓茶和咖啡,规律、定量饮食,长期坚持。

3. 生活指导　生活有规律,避免熬夜、过度紧张、劳累,保证足够睡眠。

4. 心理指导　减轻心理压力,保持心情舒畅,避免焦虑,积极配合治疗随访,获取家庭支持,树立信心。

5. 运动指导　适当运动,以有氧代谢运动为主,每周至少运动 3 ~ 5 次,累计时间 150 min 为好,运动时间推荐餐后 30 min ~ 1 h 后。以运动后微微出汗,无心慌胸闷发作,循序渐进,休息后可恢复体力为适宜。疾病发作进展期暂不适合剧烈活动。

6. 药物指导　甲巯咪唑片 10 mg tid po,普萘洛尔片 20 mg tid po,交代用药时间、剂量、不良反应等,定期监测相关指标。

四、管理及随访

于社区医院定期复查血常规、肝肾功能、肌酸激酶、甲状腺功能,如有不适及时就诊,必要时及时转诊。

五、练习题

1. 哪些症状体征提示甲亢病情危重?

2. 甲亢治疗原则有哪些?

六、推荐阅读

[1]廖二元.内分泌代谢病学[M].3 版.北京:人民卫生出版社,2014.

[2]AKAMIZU T,SATOH T,ISOZAKI O,et al. Diagnostic criteria,clinical features,and incidence of thyroid storm based on nationwide surveys[J]. Thyroid,2012,22:661.

[3]杜雪平,王永利. 全科医学案例解析[M].北京:人民卫生出版社,2017.

第五节　骨质疏松

一、病历资料

（一）门诊接诊

一般资料：患者乔某，女，75 岁，退休职工。

1. 主诉　反复腰背痛 2 年，加重 1 d。

2. 问诊重点　腰背痛的诱因、时间、部位、程度、有无相关症状、疾病演变过程、诊治经过、治疗效果等。

3. 问诊内容

（1）诱发因素：有无负重、跌倒、外伤等诱发因素。

（2）主要症状：疼痛发病时间、起病缓急、疼痛部位、性质、程度、持续时间、诱发加重或缓解的因素等，2 年间疼痛变化及此次加重情况。

（3）伴随症状：有无活动受限，有无身高变矮、脊柱畸形，有无肢体麻木、大小便失禁，有无发热、尿频、尿急、血尿，有无月经异常、白带异味、痛经，有无局部皮疹等。

（4）诊治经过：是否就诊及检查，用药否，用何种药、具体剂量、效果如何。

（5）既往史：既往有无腰背部损伤、泌尿系结石、甲状腺功能异常、肝肾功能不全等病史，有无激素、镇痛药等药物服用史。

（6）个人史：了解患者职业，是否有吸烟、饮酒、咖啡因摄入过多等；了解其饮食结构，是否含足够蛋白质；了解运动时间及强度，有无长期不良姿势史；每日接触太阳时长；评估患者心理状况；了解其社会关系，家庭经济水平，以及家庭支持度等。

（7）月经生育史：月经及生育情况。

（8）家族史：家族中有无骨代谢性疾病及骨折史。

问诊结果

患者乔某，女，75 岁，退休职工。2 年前出现腰背部疼痛，胸椎 DR 示：胸椎侧弯、后凸畸形，胸 6 椎体压缩性骨折，在局麻下"经皮胸椎椎体成形术"，术后好转出院。院外间断口服"碳酸钙、骨化三醇"，少运动。1 d 前早饭后下楼梯时突然跌坐在地（屁股着地），腰背痛加重，伴左下肢放射痛，活动时加重，无头晕、胸闷、心悸，无口角流涎、四肢活动障碍等，自敷膏药无改善。

5 年前出现身高变矮，伴脊柱后凸畸形，骨密度示骨质疏松。"糖尿病"史 8 年，规律口服"二甲双胍 0.5 g bid"，未规律监测血糖。"高血压"史 5 年，最高血压 160/95 mmHg，规律应用"坎地沙坦 4 mg qd"。无冠心病、脑梗死、甲亢、甲减、肾上腺功能减退、肾病等疾病史。否认激素、质子泵抑制剂等用药史，否认药物过敏史。喜素食，蛋白质摄入少，<10 g/d。无规律运动，偶尔家务劳动，无长期卧床史。晒太阳<10 min/d。平素与幼女生活，家住 2 楼，无电梯，楼梯灯光较阴暗。绝经 25 年。老伴因"冠心病"去世 10 年，3 女 1 子均体健。家族中无骨性代谢疾病及脆性骨折史。

4.思维引导　患者为高龄女性,既往有骨质疏松、腰椎骨折病史,此次外伤后出现腰背痛加重,伴下肢放射痛,考虑为"腰椎压缩性骨折,神经受压"可能,查体时应注意脊柱形态、压痛点,并完善骨密度、腰椎影像学检查,评估椎体及神经受压情况。该患者既往患压缩性骨折,应评估骨质疏松的危险因素、有无继发性骨质疏松等。患者此次诱因为跌倒,应完善视力、立卧位血压、血糖、心血管查体、共济运动、骨骼肌力量及含量、感觉功能检查、糖尿病神经病变筛查等,进行再次跌倒风险评分,寻找跌倒危险因素并及时干预,预防再次跌倒。接诊中应警惕"红色预警症",如发热、晨僵、外伤、下肢及会阴麻木及感觉减弱、大小便失禁、不能解释的体重减轻、长期激素使用、静脉吸毒史、脊柱不对称等。对于此类患者,应及时进行诊断评估,必要时快速建立转诊路径。

(二)体格检查

1.重点检查内容及目的　腰背痛患者,在进行生命体征、心肺腹查体的同时,应注意有无皮疹、Cushing 面貌,有无贫血、皮肤黄染、水肿,有无肋脊点、肋腰点、肾区叩击痛、输尿管点压痛、麦氏点压痛等。同时评估步态,有无膝外翻(X 形腿)、膝内翻(O 形腿)、关节变形、活动度差及压痛,尤其是脊柱生理曲度、活动度,重点检查棘突间、棘旁有无压痛,脊柱叩击痛,行直腿抬高试验、4 字试验、下肢腱反射、巴宾斯基(Babinski)征等检查,了解有无神经受压表现。

针对该患者,完善上述查体的同时,应进行认知能力、双眼视力、立卧位血压、共济运动、肌力、感觉功能检查、糖尿病神经病变筛查等寻找跌倒诱因,双手握力、小腿围等评估有无肌少症,寻找跌倒危险因素并及时干预。

体格检查结果

T 37.0 ℃,P 73 次/min,R 18 次/min,BP 132/74 mmHg(立位),BP 134/72 mmHg(卧位),身高:155 cm(较前缩短5%)体重:48 kg,BMI 22.06 kg/m²,左眼视力 0.1,右眼视力 0.5,双小腿围 28 cm,双上肢握力 10 kg。

神志清,精神差,无皮疹,睑结膜无苍白,眼底未见出血。双肺呼吸音粗,未闻及干、湿啰音,心浊音界正常,心率73 次/min,律齐,各瓣膜听诊区未闻及杂音。腹平软,肝、脾未触及;肋脊点、肋腰点无压痛,肾区无叩击痛。四肢关节形态正常,活动度可,无压痛。脊柱后凸畸形,活动度减低,L1 棘突有压痛,左下肢直腿抬高试验(+),双下肢肌力5 级,腱反射正常,4 字试验、Babinski 征(−)。双侧足背动脉搏动可,振动觉、位置觉正常,10 g 尼龙丝试验(+),双下肢无浮肿。

2.思维引导　经上述检查有视力下降、脊柱后凸畸形、腰椎棘突压痛、左下肢直腿抬高试验(+),双足感觉减退,提示视力减退、糖尿病周围神经病变、骨质疏松、腰椎压缩性骨折伴神经受压可能,应进一步完善眼底照相、脊柱影像学评估、骨密度、双下肢肌电图神经电图检查,明确诊断。

(三)辅助检查

1.主要内容及目的

(1)血常规:评估有无贫血。

(2)肝功能、肾功能、尿常规:评估有无肝肾疾病所致骨质疏松。

(3)空腹及餐后血糖、糖化血红蛋白:了解血糖控制情况,排除低血糖导致跌倒。

(4)其他血清学检查:必要时完善血钙、血磷、碱性磷酸酶、甲功三项、甲状旁腺激素(PTH)、肿瘤标志物、25 羟维生素 D 等,血蛋白电泳、24 h 尿钙磷等,排除内分泌性、肿瘤性、骨髓增生性疾病所致骨质疏松可能。

（5）眼底照相：明确视力下降原因。

（6）骨密度：评估骨质疏松的程度。

（7）脊柱正侧位片：评估明确病变部位及损伤程度。

（8）双下肢肌电图神经电图：评估有无糖尿病神经病变及程度。

（9）心电图：明确是否有心肌缺血、心律失常等所致跌倒。

（10）老年综合评估（CGA）：包括日常生活活动能力评分（Barthel 指数），焦虑抑郁量表评估、简易智力状态检查量表（MMSE）、Morse 老年人跌倒风险评估量表（MFS）。

辅助检查结果

（1）血常规：Hb 125 g/L，尿常规（−）。

（2）肝肾功能：AST 38U/L，ALT 32U/L，ALb 32 g/L，Cr 70 μmol/L。

（3）空腹血糖 6.9 mmol/L，糖化血红蛋白：7.2%。

（4）血钙 2.15 mmol/L，血磷 0.83 mmol/L，碱性磷酸酶 145U/L。

（5）甲功三项：TSH：1.29 μIU/mL，FT_3 3.1 pmol/L，FT_4 15.06 pmol/L。

（6）眼底照相：双眼白内障，左眼为重，未见明显眼底出血。

（7）骨密度：髋部 T=−2.7，L2 T=−2.1，

（8）心电图：正常。

（9）腰椎正侧位片：L1 椎体压缩性骨折。

（10）日常生活活动能力评分：55 分（中度功能障碍，需要人协助）。

（11）焦虑抑郁量表评估：轻度焦虑。

（12）简易智力状态检查量表：25 分（轻度认知功能下降）。

（13）Morse 老年人跌倒风险评估量表：70 分（高度风险）。

2. 思维引导　腰背痛伴身高变矮的患者，重点考虑有无骨质疏松症，并寻找骨质疏松症病因，应完善骨密度、脊柱正侧位片等查看有无骨质疏松，并根据患者情况，行甲功、肝肾功能、血钙、血磷、碱性磷酸酶等评估骨质疏松病因。

针对该例患者或跌倒风险较高的人群，需完善相关检查，如日常生活能力评估、跌倒风险评估、认知功能、视力、双下肢肌力、感觉等，注意有无贫血、血糖、血压等异常，筛查跌倒危险因素，预防骨质疏松的并发症。

（四）初步诊断

①L1 椎体压缩性骨折伴神经受压；②重度骨质疏松；③2 型糖尿病伴周围神经病变；④高血压 2 级 极高危；⑤双眼白内障；⑥轻度认知功能下降；⑦焦虑状态；⑧低白蛋白血症。

二、治疗经过

1. 治疗方案

（1）转至骨科，行骨水泥成形术。

（2）钙剂：每日钙推荐摄入量成人为 800 mg，≥50 岁人群为 1000～1200 mg。

（3）维生素 D：剂量建议为 800～1200 IU/d（20～30μg/d）。

（4）抑制骨吸收类药物：①双膦酸盐类，唑来膦酸 5 mg ivgtt，每年一次。②选择性雌激素受体调节剂（SERMs），雷洛昔芬 60 mg qd po，连续 3 年。适用于绝经后骨质疏松，但应注意警惕其不良反

应。③降钙素类,鲑鱼降钙素鼻喷剂,bid,每次 1 喷。

（5）促进骨形成类药物：重组人甲状旁腺激素片段 1 - 34（rhPTH1 - 34），如特立帕肽,20 μg qd H。

（6）缓解疼痛症状：氨酚羟考酮片 1 片 q6h po。

（7）合并慢性病管理：继续降糖、降压,避免出现低血糖、低血压等。

（8）神经营养治疗：甲钴胺片 0.5 mg tid po。

（9）白内障治疗：骨折病情稳定后,尽早行白内障手术,改善视力。

2.思维引导　该患者为骨质疏松合并腰椎压缩性骨折,首选方案为骨水泥成形术,其次在手术基础上,做好补钙、促进骨形成、抑制骨吸收及镇痛治疗。

该患者有视力下降、糖尿病神经病变、血糖血压控制欠平稳等因素,因此应在骨质疏松治疗的基础上,给予改善视力、营养神经、降糖控压等综合治疗,预防再次出现跌倒、骨折等。

治疗效果

经过骨水泥成形术,次日即恢复下床活动。同时给予补钙、抑制骨吸收、促进骨形成等治疗,1 年后复查患者骨密度较前改善。

同时给予改善居住环境、配备扶手、明亮灯光、白内障手术、营养神经、控糖控压等治疗后,患者跌倒危险因素减少,未再发跌倒、骨折等。

三、健康教育

1.一般管理　签约建档、纳入慢性病管理,进行老年人综合评估,定期随诊。

2.饮食指导　建议低盐、低脂、优质蛋白质、高钙饮食[推荐足够蛋白质摄入 1.2 g/(kg·d),盐<5 g/d,油脂<25 g/d,元素钙 1200 mg/d],限制酒精、咖啡及碳酸饮料的摄入。

3.环境干预　正确的走路、起居方式,急性骨折使用脊柱支架,跌倒风险高者使用拐杖或髋部保护器;改善患者的家居环境,提亮楼梯间灯光,安装扶手,预防再次跌倒。

4.运动康复干预　若选择保守治疗,先卧床 1 个月,行床上肌肉力量和防血栓训练;1 个月后在脊柱支撑的基础上,行抗骨质疏松训练。若选择外科微创治疗后,术后 24 h 后即可逐渐恢复下床活动,推荐规律的负重及肌肉力量练习,包括重量训练,其他抗阻运动及行走、慢跑、打太极拳、练瑜伽、跳舞、练八段锦等。

5.行为习惯和健康促进干预　进行健康宣传教育,包括告知骨质疏松症的危险因素、危害、生活方式指导及用药常识等;鼓励参加骨质疏松病友会,推荐户外运动,保证充足的阳光照射(30 min/d)。

6.心理干预　缓解患者焦虑情绪,以良好的心态积极面对疾病,提高生活质量。

7.家庭为单位的照顾　家属均为骨质疏松高危人群,可筛查骨密度,早期干预,预防骨质疏松。了解家属不愿意手术治疗的原因,实现医患共同决策。

四、管理及随访

纳入慢性病管理,定期监测随访。随访应重点关注以下几个方面。

1.症状、体征的变化。

2.有无药物不良反应。

3.指标监测:①骨密度应每年监测 1 次。②骨转换指标,应用促骨形成药物后 3 个月或应用抑制骨吸收药物后3~6个月时检测骨转换指标。③脊椎影像学:每年身高测定评估骨质疏松症疗效。当患者身高缩短>2 cm,无论是急性还是渐进性,均应进行脊椎影像学检查,以明确是否有新骨折发生。④血钙、尿钙监测:定期监测血钙、尿钙水平,避免发生高钙血症及肾结石等情况。

4.依从性监测:随访不仅包括药物规范使用情况,还应包括生活方式、营养和运动管理以及防跌倒措施等,需要有效的医患沟通,尽早发现存在的问题。

五、练习题 »»»

1.骨质疏松症的筛查与诊断标准是什么?

2.骨质疏松症的治疗方法有哪些?

六、推荐阅读 »»»

[1]JOHN MURTAGH AM.全科医学[M].8版.梁万年,译.北京:人民卫生出版社,2023.

[2]朱晓丹,李琰华,李俊伟.以腰痛为表现的未分化疾病的基层临床路径[J].中国全科医学,2019,22(1):117-122.

[3]中华医学会,中华医学会全科医学分会.原发性骨质疏松症基层诊疗指南(2019年)[J].中华全科医师杂志,2020,19(4):304-315.

第六章 血液系统

第一节 贫血

一、病历资料

(一)门诊接诊

一般资料:患者22岁,女性,舞蹈演员。

1. **主诉** 乏力1年。

2. **问诊重点** 乏力是一种非特异性症状,具有一定主观性,问诊时应注意采用开放式提问,了解乏力的诱因、发病缓急、加重缓解因素、持续时间及进展变化,伴随症状,诊治经过,治疗效果等。

3. **问诊内容**

(1)诱发因素:有无急性感染病史,有无劳累、睡眠、情绪、饮食、药物等诱发因素。

(2)主要症状:乏力作为常见的未分化疾病,缺乏特异性,涉及病种繁多,需详细了解乏力的部位、程度、发生缓急、持续时间及进展变化。

(3)伴随症状:应该考虑患者年龄、基础疾病进行系统回顾。是否伴纳差、恶心、呕吐、心悸、呼吸困难、头晕、记忆力减退等,体重、睡眠习惯是否改变,伴发热、咳嗽者应注意询问其流行病学史,要关注是否有抑郁、惊恐等情感障碍,必要时行健康问卷抑郁量表(PHQ-9)评估。

(4)诊治经过:来诊之前是否于外院就诊,检查及用药情况,效果如何。

(5)既往史:既往是否有类似情况发生;有无结核、肿瘤病史,有无高血压、糖尿病、心脏病史,有无肝脏、肾脏、甲状腺疾病、神经系统病史,有无焦虑、抑郁病史,有无用药物史,如镇静催眠药、利尿剂等,有无外伤手术史,有无过敏史。

(6)个人史:吸烟饮酒史,疫区疫水、有害物质接触史,生活工作环境,生活方式,包括饮食、运动、睡眠、心理状况等,家庭社会关系,文化水平,经济状况,依从性等。

(7)月经生育史:女性月经量大者易导致贫血,可出现乏力;询问是否处于孕期以及有无产后出血等。

(8)家族史:有无恶性肿瘤等家族遗传或聚集倾向疾病。

问诊结果

患者,女,22岁,舞蹈演员,1年前劳累后自觉全身乏力,可正常持物、行走,伴头晕、耳鸣,无发热、咳嗽咳痰,无心慌、胸痛、呼吸困难,无纳差、恶心、呕吐、腹痛,无肢体震颤、皮肤湿冷、水肿、出血,无夜间盗汗等不适,持续约30 min,休息后上述症状可缓解,未就诊,1年来上述症状间断发作,多于劳累后发作,休息后可缓解,今为求进一步诊疗来院,发病来,神志清,精神尚可,饮食清淡,自行节食,睡眠质量欠佳,多梦,大小便可,体重减轻2.5 kg。

既往体健,近2年来节食减肥,饮食不规律,素食居多,无高血压、糖尿病、心脑血管疾病病史,无肝炎、结核、疟疾病史。无肾脏、甲状腺、神经系统疾病病史,无焦虑抑郁病史。月经规律,量不大,无血块、痛经等,未婚未育。性格开朗,情绪可,经济收入稳定,家庭及社会关系和谐,本科学历,沟通良好。

4.思维引导　患者以乏力入院,乏力是极常见的健康问题之一,但缺乏特异性,涉及相关病种众多,如呼吸系统疾病、消化系统疾病、血液系统疾病、心脏疾病、感染性疾病、风湿免疫系统疾病、神经系统疾病、精神疾病及药物副反应等。乏力也可以是生理性的,如工作压力大、劳累过度、熬夜、情感波动较大等,如果考虑生理性,充分休息、心理调整后可缓解。所以在接诊过程中结合患者年龄、基础疾病进行系统回顾,重点排查病理性乏力,如伴有发热、盗汗、体重下降,需要排查结核及肿瘤;如伴有纳差、恶心、呕吐、黄疸,需排查肝炎、肝硬化;如伴有心悸、呼吸困难、下肢水肿,需排查心脏疾病;如伴有畏寒、懒言少语、黏液性水肿,需排查甲状腺疾病;如有发热、出血、胸骨压痛,需排查白血病;如有呕吐、腹泻、限盐,需排查电解质及酸碱平衡;如有紧张、爱发脾气、悲伤、对生活失去兴趣等,需排查精神疾病等。

(二)体格检查

1.重点检查内容及目的　乏力是一种主观症状,判断其客观性很关键,因而系统性的体格检查显得尤为重要,应评估患者意识及生命体征以进行危险程度分层。若病情稳定,完善相关体格检查,关注营养状态,消瘦、恶病质提示慢性消耗性疾病;关注有无皮肤黏膜、结膜苍白,皮肤黏膜、巩膜黄染,苍白提示贫血,黄染提示肝、胆、胰腺疾病;肝掌、蜘蛛痣提示肝硬化;腹部包块提示消化道肿瘤;甲状腺肿大、水肿、皮肤干燥或潮湿提示内分泌代谢性疾病;心脏杂音、节律异常提示心脏疾病;四肢肌力、感觉、运动异常,病理征阳性提示神经系统疾病。

体格检查结果

T 36.8 ℃,R 23 次/min,P 105 次/min,BP 102/63 mmHg,氧饱和96%,身高170 cm,体重45 kg,BMI 15.6 kg/m^2

发育正常,营养不良,体型偏瘦,贫血貌,神志清,自主体位。全身皮肤黏膜稍苍白,无黄染,无皮疹、瘢痕、色素沉着。结膜稍苍白,巩膜无黄染。无颈静脉怒张,甲状腺无肿大、压痛,心肺听诊无明显异常,胸骨无压痛。腹软,无明显压痛及反跳痛,肝脾肋下未触及,墨菲征阴性,肾区无叩击痛,移动性浊音阴性,肠鸣音4次/min。外周动脉搏动正常。四肢活动自如,无肢体湿冷,双下肢无水肿,肌力、肌张力均正常,深浅感觉无异常,生理反射存在,病理反射未引出。

2.思维引导　患者BMI 15.6 kg/m^2,属于体重过低,查体体形消瘦、营养不良、贫血貌,皮肤黏膜及结膜苍白提示存在贫血,皮肤黏膜无出血点、肝脾淋巴结无肿大、胸骨无压痛,考虑白血病及出血性疾病可能性不大;查体四肢活动自如,肌力、肌张力正常,深浅感觉正常,病理反射未引出,暂不考虑神经系统疾病;体温正常,无颈静脉怒张,心肺部查体无异常,无肝脾大、下肢水肿,考虑心肺疾病可能性不大;意识清楚,无肢体颤抖、水肿、甲状腺肿大,无皮肤干燥或湿冷,暂不支持内分泌疾病;无皮肤红斑,无肌痛、关节痛,无眼干、口干等,亦不支持风湿免疫疾病。结合病史及体格检查结果,考虑患者为贫血、营养不良所致可能性大,需进一步完善辅助检查排查引起乏力的相关疾病,并明确贫血性质及原因。

(三)辅助检查

1. 主要内容及目的

(1)血常规、CRP、ESR:评估贫血程度,提示是否感染性疾病。

(2)粪常规:大便性状,隐血。

(3)肝肾功能、电解质、肝胆胰彩超:评估有无肝肾疾病、有无内环境紊乱。

(4)心肌酶、心电图、心脏彩超:评估有无心脏疾病。

(5)血凝试验:是否存在凝血功能障碍。

(6)血糖、甲状腺功能、甲状腺彩超:评估有无内分泌疾病。

(7)妇科彩超:有无子宫肌瘤、子宫腺肌病等。

(8)胸腹部 CT:有无占位病变。

(9)外周血涂片、网织红细胞、铁代谢、叶酸、维生素 B_{12}、血清抗人球蛋白试验:明确贫血性质。

(10)骨穿、骨髓活检:若不能明确贫血性质及原因,必要时结合骨穿及活检协助诊断。

初步辅助检查结果

(1)血常规:WBC 9.4×10^9/L、N% 57.8%、L% 34.6%、RBC 3.08×10^{12}/L、Hb 80 g/L、PLT 188×10^9/L、红细胞压积(HCT)25.1%、平均红细胞体积(MCV)69fl、平均红细胞血红蛋白含量(MCH)20.9pg、平均红细胞血红蛋白浓度(MCHC)289 g/L。

(2)粪常规:黄色软便,隐血(−)。

(3)CRP、ESR、肝肾功能、心肌酶、电解质、血糖、血凝试验、甲状腺功能正常。

(4)心电图:窦性心动过速,心率105 次/min。

(5)肝胆胰腺彩超、心脏彩超、甲状腺彩超及妇科彩超正常。

(6)胸腹部 CT 未见明显异常。

(7)外周血涂片:未见幼稚细胞及破碎红细胞,红细胞体积小,中央淡染区扩大。

(8)网织红细胞正常,叶酸、维生素 B_{12}正常,血清抗人球蛋白试验(−)。

(9)铁代谢:血清铁降低,铁蛋白降低,转铁蛋白饱和度降低。

(10)骨穿:骨髓增生活跃,以红系增生为主,中晚幼红细胞比例增多,幼红细胞体积小,胞质减少,边缘不整齐,骨髓铁染色(−)。

---

2. 思维引导　患者年轻女性,节食减肥,体形消瘦,贫血貌,血红蛋白提示中度贫血,小细胞低色素性,铁代谢异常,骨髓铁染色阴性,考虑节食、营养不良所致缺铁性贫血,贫血的诊断一般分三个步骤:①贫血及其严重程度的确立;②贫血的性质诊断,即属于何种贫血综合征;③贫血的病因诊断。贫血的原因一般分三类:①红细胞生成减少,造血细胞、骨髓造血微环境和造血原料的异常均影响红细胞的生成,常见的有再生障碍性贫血、骨髓纤维化、缺铁性贫血和巨幼细胞贫血;②红细胞破坏增多,如阵发性睡眠性血红蛋白尿、自身免疫性溶血及溶血尿毒症综合征;③红细胞丢失过多,如外伤失血、消化道溃疡出血、痔疮出血、月经量大等所致失血性贫血。

(四)初步诊断

①缺铁性贫血;②中度贫血;③窦性心动过速;④消瘦型营养不良。

二、治疗经过

1. 治疗方案

(1)非药物治疗:健康生活方式的宣教。合理饮食:每日摄入的脂肪以 50 g 左右为宜;高蛋白饮食每日以 80 g 左右为宜,可选用动物肝脏、瘦肉、蛋、奶及豆制品等优质蛋白质食物;碳水化合物的需求量每日 400 g 左右;多进食含铁、维生素丰富的食物,足量补充 B 族维生素(豆类、谷类等)和维生素 C(新鲜蔬菜、水果等),避免刺激性饮食。

(2)药物治疗:琥珀酸亚铁 0.1 g,tid po;维生素 C 100 mg,tid po。

2. 思维引导　患者为缺铁性贫血,中度贫血,考虑营养不良所致,需告知患者避免节食减肥,需调整饮食结构合理饮食,同时补充造血原料铁,目前暂无静脉注射铁剂指证,给予口服铁剂。口服铁剂种类很多,可分为三类:无机铁、有机铁及血红素铁。至今仍认为硫酸亚铁是口服铁剂中的标准制剂,但它是无机铁剂,胃肠道反应大,主要和含有的游离铁离子有关。有机铁反应小,琥珀酸亚铁不仅含铁量高且吸收好,生物利用度高,不良反应小,较常用。为了减少胃肠道反应宜在餐后服用,维生素 C 或琥珀酸可增加铁剂的吸收,铁剂忌与浓茶同服,钙剂及镁剂也可抑制铁吸收,应避免同时服用。铁剂治疗有效者网织红细胞在 4~5 d 后开始上升,血红蛋白 1 周后上升,其间动态复查血常规,一般 1~2 个月血红蛋白恢复正常。贫血纠正后应继续服用铁剂 3 个月或使铁蛋白恢复到 50 μg/L,总疗程一般 4~6 个月。

治疗效果(入院 7 d/出院当天)

(1)症状:乏力好转,未再出现头晕、耳鸣等。

(2)查体:身高 170 cm　体重 47 kg　BMI 16.3 kg/m^2

心率 91 次/min,血压 110/70 mmHg,皮肤黏膜及结膜仍稍苍白,心肺腹及神经系统无明显阳性体征。

(3)血常规:WBC 8.4×10^9/L、N% 56.8%、L% 32.9%、RBC 4.06×10^{12}/L、Hb 89 g/L、PLT 127×10^9/L。

三、健康指导

1. 健康宣教　向患者介绍本病的原因、过程、预后、常见并发症,重视自我管理等。
2. 饮食指导　规律饮食,选择营养丰富、易消化食物,含铁丰富食物,忌浓茶和咖啡。
3. 生活指导　避免熬夜、过度紧张、劳累,保证足够睡眠,避免受凉、感染。
4. 心理指导　减轻心理压力,保持心情舒畅,避免焦虑,积极配合治疗随访,获取家庭支持,树立信心。
5. 药物指导　琥珀酸亚铁 0.1 g tid po;维生素 C 100 mg tid po,交代用药时间、剂量、不良反应,定期检测相关指标。

四、管理及随访

于社区医院建立健康档案,定期复查,出院后 1、3、6 个月门诊随访,行血常规、网织红细胞计数、铁三项等检查,如有不适,随时就诊。

五、练习题

1. 简述儿童、孕妇及成人不同人群贫血严重程度划分标准。

2. 简述缺铁性贫血的诊断标准。

六、推荐阅读

[1] 中华医学会血液学分会红细胞疾病(贫血)学组. 铁缺乏症和缺铁性贫血诊治和预防的多学科专家共识 [J]. 中华医学杂志,2022,102(41):3246-3256.

[2] 方力争,贾建国. 全科医生手册[M]. 2版. 北京:人民卫生出版社,2017.

[3] 杜雪平,王永利. 全科医学案例解析[M]. 北京:人民卫生出版社,2017.

第二节　过敏性紫癜

一、病历资料

(一)门诊接诊

一般资料:患者女性,18岁,学生。

1. 主诉　双下肢紫癜2 d。

2. 问诊重点　急性起病,双下肢紫癜,详细询问起病有无诱因;紫癜先起于哪个部位,有无瘙痒和疼痛;有无关节疼痛;有无腹痛;详细询问有无其他出血症状,如牙龈出血、鼻出血、黑便以及肉眼血尿。有无药物应用史。有无过敏史,近期饮食有无特殊。疾病演变过程、诊治经过、治疗效果等。

3. 问诊内容

(1)诱发因素:有无咽痛、流涕、发热等上呼吸道感染症状;有无自发性出血,是否与创伤、手术、药物等有关。

(2)主要症状:详细询问紫癜首发部位,紫癜的特点,如是否双侧对称、凸起皮肤,有无瘙痒和疼痛。既往有无类似病史。

(3)伴随症状:是否伴有鼻出血、牙龈出血、血尿、呕血、黑便、关节痛、腹痛、发热、皮疹、周身乏力等。

(4)诊治经过:已做过哪些检查,是否用药,用何种药、具体剂量、效果如何。

(5)既往史:有无肝病、肾病、消化系统疾病、代谢性疾病、免疫性疾病、血液性疾病、肿瘤性疾病等病史,有无长期用药及特殊药物应用史,有无手术外伤史,有无药物食物过敏史。

(6)个人史:吸烟饮酒史,疫区疫水、有毒有害物质接触史,患者生活方式,包括饮食、运动、睡眠、心理状况等。

(7)月经生育史:要注意询问是否月经过多,如为育龄期女性,还需要询问是否有妊娠产后出血等。

(8)家族史:患者父系、母系及近亲是否有类似的出血性疾病等。

问诊结果

患者,女,18岁,学生,10 d前有咽痛、流涕症状,排除"新型冠状病毒感染"后口服"复方氨酚烷胺胶囊""双黄连口服液"3 d,症状消失。2 d前突发双下肢紫癜,首发于双踝部,后至双下肢,伴双膝关节疼痛,无发热,无鼻出血,无牙龈出血,无黑便,无肉眼血尿,无腹痛。今日于某诊所查血常规提示:WBC 9.2×10^9/L,N% 63.2%,Hb 128 g/L,PLT 286×10^9/L,为进一步诊治来诊。

既往史、家族史、个人史无特殊,月经正常,平素饮食规律,情绪可,沟通良好。

4.思维引导　患者年轻女性,急性起病,近期有上呼吸道感染病史。双下肢皮肤紫癜,伴双膝关节疼痛,无腹痛、血尿,无其他出血症状。实验室检查提示血小板计数正常。

根据紫癜的特点、血常规(血小板计数正常),考虑过敏性紫癜可能性大,需和凝血功能障碍的出血性疾病、关节炎鉴别,过敏性紫癜可累及皮肤、关节、消化道、肾,进一步完善相关查体,关注皮肤、关节及腹部查体情况。

(二)体格检查

1.重点检查内容及目的　患者年轻女性,急性起病,双下肢皮肤紫癜,伴双膝关节疼痛,无腹痛、血尿,无其他出血症状。需重点关注皮肤、关节、腹部查体。

体格检查结果

T 36.3 ℃,R 19 次/min,P 76 次/min,BP 110/62 mmHg

神志清,精神良好,双下肢皮肤可见紫癜,双侧对称,凸起皮肤,融合成片,按压不褪色。浅表淋巴结未触及肿大。咽红充血,扁桃体无肿大。心肺听诊无异常,腹软无压痛,肝、脾肋下未触及。四肢关节无畸形,活动正常,双膝关节疼痛,活动稍受限,双下肢无水肿。

2.思维引导　不同发病机制引起的出血性疾病引起的皮肤出血有不同的特点。血管性紫癜,以皮肤紫癜为特点;血小板异常引起皮肤出血,可表现为针尖样出血点、紫癜,也可表现为瘀斑,且常有其他部位出血;凝血功能障碍出血表现为大片瘀斑、关节出血、肌肉血肿等。过敏性紫癜的典型皮肤特点:紫癜对称性分布,主要分布于四肢,尤其下肢伸面和臀部,足背、膝关节、踝关节最常见。紫癜凸起皮肤,融合成片,部分可有痒感。

本例患者双下肢皮肤可见紫癜,双侧对称,凸起皮肤,融合成片。心肺听诊无异常,腹部查体无异常。双膝关节疼痛,活动稍受限,双下肢无水肿,考虑过敏性紫癜可能。

过敏性紫癜有单纯性、腹型、关节型、肾型、混合型,诊断时要注意分型。每型都必须认真鉴别诊断,如腹痛要和急腹症鉴别,警惕消化道出血发生;儿童要注意有无发生肠扭转、肠坏死;关节型要和结缔组织病鉴别。需完善肝肾功能、凝血功能、尿常规、粪常规、结缔组织病等免疫学检查。

(三)辅助检查

1.主要内容及目的

(1)血常规:注意血小板计数,是否血小板减少引起的出血性疾病。

(2)肝肾功能:排除肝病,是否累及肾。

(3)凝血功能:排除凝血功能异常引起的出血性疾病。

(4)粪便常规:是否合并消化道出血。

(5)尿常规:注意潜血及蛋白是否阳性,提示疾病是否累及肾。

(6)免疫学检查:如类风湿因子、抗核抗体谱等检查,和结缔组织病引起的关节炎等鉴别。

辅助检查结果

(1)血常规提示:WBC $8.7×10^9$/L,N% 62.8%,Hb 129 g/L,PLT $293×10^9$/L。

(2)肝肾功能:正常。

(3)凝血六项:正常。

(4)粪便常规:正常。

(5)尿常规:潜血(+),蛋白(−)。

(6)免疫学检查:阴性。

2.思维引导　出血性疾病分三类:血管因素、血小板异常、凝血功能异常,各自有不同的出血特点。血常规和凝血功能检查是出血性疾病的筛查试验,一旦出现有皮肤紫癜、牙龈出血、鼻出血等出血症状,应及时查血常规、凝血功能。若单纯血小板减少,原发性血小板减少症(ITP)可能性大,但需与自身免疫性疾病鉴别;若除血小板减少外有贫血、白细胞异常,需警惕其他血液病,如急性白血病、再生障碍性贫血、骨髓增生异常综合征等。

患者为出血性疾病,血常规和凝血功能正常,排除原发性血小板减少症和凝血功能异常引起的出血性疾病;风湿常规和抗核抗体阴性,排除自身免疫性疾病;结合起病前有上呼吸道感染病史和紫癜特点,可诊断"过敏性紫癜"。

过敏性紫癜是免疫因素介导的一种全身血管炎症,毛细血管脆性及通透性增加,血液外渗,产生皮肤紫癜、黏膜及脏器出血。该患者有双膝关节疼痛、尿潜血阳性,提示累及皮肤、关节、肾。

诊断要点:①发病前1~3周有低热、咽痛、全身乏力或上呼吸道感染病史;②典型四肢皮肤紫癜,可伴有腹痛、关节肿痛及血尿等;③血小板计数、功能、凝血相关检查正常;④排除其他原因所致的血管炎及紫癜。

鉴别诊断:①遗传性毛细血管扩张症;②单纯性紫癜;③原发免疫性血小板减少症;④风湿性关节炎;⑤肾小球肾炎;⑥系统性红斑狼疮(SLE);⑦外科急腹症等。

(四)初步诊断

过敏性紫癜(混合型)。

二、治疗经过

1.治疗方案

(1)一般治疗:急性期时应适当卧床休息,尽可能找到可疑变应原并脱离接触,停用可疑食物或者药物;胃肠道症状较轻时,应控制饮食,进食流质少渣食物,如出现剧烈腹痛或者呕吐等严重消化道症状时,应禁食,予以肠外营养支持。

(2)药物治疗:①抗过敏药物:氯雷他定片 10 mg,qd po;②抗炎和调节免疫的功能:泼尼松片 30 mg,qd po;③改善血管通透性:维生素 C 片 0.2 g,tid po;④阻止血小板聚集和血栓形成:芦丁片 40 mg,tid po;⑤维持毛细血管通透性:碳酸钙 D3 咀嚼片 1 片,qd po。

2.思维引导　该患者诊断过敏性紫癜(混合型),诱因为上呼吸道感染,上呼吸道感染已治愈。目前累及皮肤、关节、肾。治疗上给予抗组胺药(如氯雷他定片或氯苯那敏片、西替利嗪片等)、改善血管通透性药物(如维生素 C、芦丁片)、糖皮质激素(泼尼松或地塞米松)。糖皮质激素有抗过敏、减轻炎症反应、改善血管通透性作用。该患者可选用抗组胺药、糖皮质激素、钙剂等治疗,嘱 3 d 后复查,注意观察皮肤紫癜变化,注意定期查尿常规。若皮肤紫癜逐渐消退、尿常规正常,继续目前治疗;若病情加重,可静脉给予糖皮质激素应用,若尿常规提示蛋白阳性,提示累及肾加重,可给予肝素或低分子肝素治疗,并肾内科就诊。

过敏性紫癜病程一般 2 周左右,可反复发作,大多预后良好,但少数可转变为肾病综合征或慢性肾炎,故要注意复查尿常规。若累及肾,请肾病专科医生指导治疗。

治疗效果

(1)症状:患者紫癜逐渐消退,无新发紫癜。关节疼痛缓解。
(2)查体:皮肤紫癜逐渐消退,关节无红肿、疼痛,余无明显阳性体征。
(3)辅助检查:复查尿常规提示:潜血(-),蛋白(-)。

三、健康指导

1. 健康宣教　向患者介绍本病的主要诱因、过程、预后、常见急慢性并发症,重视自我管理,注意皮肤变化,出现不明原因的皮疹和水肿时应警惕疾病复发,观察尿液和粪便的颜色。

2. 饮食指导　清淡饮食,禁食辛辣、刺激类食物;恢复期间禁止食用海鲜、牛奶、鸡蛋等可能致敏的食物;适当多吃富含蛋白质的食物,如瘦肉、豆类;适当食用富含维生素 C 的水果、蔬菜,如青椒、柑橘、猕猴桃等,保护血管,防止血管破裂;肾脏损害患者应限制钠盐的摄入。

3. 生活指导　病情恢复期间应注意休息,保证充足睡眠,以促进机体恢复,穿着松软、宽大的棉质衣物,避免摩擦皮损,以免导致破溃、感染,远离可能的过敏原,注意室内清洁卫生。

4. 心理指导　保持情绪稳定,减轻心理压力,避免焦虑,积极配合治疗随访,获取家庭支持,树立信心。

5. 运动指导　过敏性紫癜发作严重期间禁止任何体力活动,病情稳定后可适当参加运动,但要避免剧烈运动,避免长时间站立状态。

6. 药物指导　氯雷他定片 10 mg qd po,泼尼松片 30 mg qd po,维生素 C 片 0.2 g tid po,芦丁片 40 mg tid po,碳酸钙 D_3 咀嚼片 1 片 qd po。交代用药时间、剂量、不良反应,定期监测相关指标。

四、管理及随访

观察病情:本病可能复发,若再次出现皮疹、关节肿痛、腹痛、腹胀等症状时,提示病情可能复发或者加重,应该及时就医。

复查:治疗 1 个月后需要到医院复查血常规、尿常规、肝功能、肾功能等项目。

单纯皮肤型过敏性紫癜患者治愈后 2 周和 4 周复查一次即可,累及肾的患者应随诊,3~6 个月复诊一次。

五、练习题

1. 简述过敏性紫癜的诊断及分型。
2. 过敏性紫癜的治疗原则有哪些?

六、推荐阅读

[1]葛均波,徐永健,王辰.内科学[M].9 版.北京:人民卫生出版社,2018.

第七章　神经系统

第一节　脑梗死

脑梗死案例

___一、病历资料___

（一）门诊接诊

一般资料：季某，60岁，男，农民。

1. **主诉**　右侧肢体无力半年，再发并加重2 h。

2. **问诊重点**　当接诊可疑卒中患者时，应尽快确定起始时间，并将时间窗内治疗作为接诊重心。也应注意询问相关危险因素和诱因。

3. **问诊内容**

（1）诱发因素及起病情况：有无劳累、外伤、情绪激动、感染、脱水、减压、妊娠、肿瘤等诱因。卒中的起始时间通常是症状开始的时间。若事件在睡眠时发生，唤醒后发现症状，那么起始时间就是确认无症状的最后时间。

（2）主要症状：注意询问症状的具体特点如单侧还是双侧、是否反复发作、发作频率、持续时间、加重和缓解因素等。症状通常为部分神经功能障碍和偏侧性，如偏侧肢体无力、偏侧感觉减退、偏盲、失语、构音障碍、吞咽障碍、共济失调、高级智能活动障碍和精神障碍等。症状可有先加重后减轻的过程。

（3）伴随症状：有无头懵、头晕、多汗、恶心、心悸、失眠等症状，当发生脑心综合征等其他器官损伤时，可有心律失常、心功能不全等相关症状。

（4）诊治经过：注意询问此前有无使用抗血小板、抗凝药物等。注意询问相关影像学资料、心电图、是否接受了溶栓或介入治疗等。

（5）既往史：询问有无高血压、糖尿病、高脂血症、颈动脉粥样硬化狭窄闭塞、房颤、心瓣膜病等常见基础疾病。高同型半胱氨酸血症、睡眠呼吸暂停综合征等也是脑梗死的危险因素，有时也需注意脑血管畸形、肿瘤、风湿免疫性疾病等少见危险因素。近期外伤、出血、手术、肿瘤、心肌梗死等有可能成为急诊溶栓禁忌证。

（6）个人史：有无吸烟、饮酒、缺乏运动、高钠高脂摄入、饮水少、吸毒等，这些因素会增加脑梗死风险。

（7）月经生育史：妊娠期高凝状态、口服避孕药是脑梗死的少见危险因素。

（8）家族史：动脉粥样硬化、部分心脑血管疾病可有家族性倾向。

问诊结果

季某,男,60岁,农民,近年来居住县城,赋闲在家。半年前无明显诱因出现右侧肢体无力,伴头晕,无头痛、呕吐、意识障碍、大小便失禁,无感觉减退、言语不利、饮水呛咳、视野缺损,无视物旋转、耳鸣、听力下降,无心慌、胸闷、多汗等,至县人民医院就诊,测血压220/100 mmHg,查头颅CT和MRI等,诊断为"急性脑梗死、脑动脉狭窄"(家属口述,未见检查结果),经治疗后好转出院,规律口服"硝苯地平缓释片、阿司匹林片、阿托伐他汀片"等药物治疗,肌力基本恢复正常。2 h前坐位休息时再次出现右侧肢体无力,无法抬起,伴言语不利,发音模糊,无头晕、头痛、肢体抽搐、肢体肿痛等,遂急送至我院,急诊门诊测血压170/83 mmHg。自发病以来,食欲正常,睡眠欠佳,大小便正常,精神欠佳,体重无减轻。

既往患高血压病3年,血压最高220/100 mmHg,口服"硝苯地平缓释片20 mg qd",未规律监测血压。无糖尿病、心脏病等病史。吸烟40年,40支/d,已戒烟半年;平素偶尔少量饮酒,已戒酒半年。平素喜食面食,未规律运动,性格开朗,经济收入稳定,家庭及社会关系和谐,小学文化,对疾病有一定了解,诊疗配合度可。余病史无特殊。

4.思维引导　患者为老年男性,急性起病,偏身无力,症状持续不缓解,此时就应警惕卒中的可能,进一步询问有高血压、吸烟、高龄多个危险因素,曾有急性脑梗死病史,更要高度怀疑急性脑梗死的发生。由于从发病到就诊为2 h,在急诊溶栓时间窗,就应将诊疗重心转为"时间窗内溶栓",尽快行头颅CT检查并联系转诊或请专科会诊。此时对其他病史的询问就应注意方式,不应延误急救时间节点,尽可能使从急诊就诊到开始溶栓的时间控制在60 min内。合格的病史采集有助于病因学分类。此患者具有多个心脑血管疾病危险因素,既往无心房颤动等心脏病史,可能为动脉粥样硬化所致急性脑血栓形成。若症状在数分钟到数小时内能完全缓解、未发生梗死,则为短暂性脑缺血发作(TIA)。

(二)体格检查

1.重点检查内容和目的　重点为神经系统专项查体,但接诊急性脑卒中患者时,应尽可能简化和加快查体。

(1)推荐利用辛辛那提院前卒中量表(CPSS)进行卒中快速筛查,包括面肌运动(示齿或发笑)、肢体运动(闭眼上举上肢10s)、言语功能3项,出现1项异常即提示卒中。

(2)美国国立卫生研究院卒中量表(NIHSS)引导对神经系统功能的全面检查,用于对溶栓和介入指征的进一步判断、评价溶栓效果、评估严重程度等,通常由专科医生在到达卒中中心15 min内完成。之后需要多次评估以判断疗效和预后。

(3)稳定期和慢性期可进行较为全面的查体,包括功能学、心理学评估等。

(4)其他重要查体项目如生命体征、心肺及大动脉等,对发现卒中病因有帮助。

体格检查结果

T 36.4 ℃,P 72 次/min,R 18 次/min,BP 170/83 mmHg

CPSS量表:右侧肢体无力、面瘫、言语不利均存在。

神经系统专项查体:神志清楚,高级脑功能(记忆力、计算力、执行力、定向力、逻辑思维能力)正常,洼田饮水试验2级。视觉正常。双侧瞳孔等大等圆,直径3 mm,对光反射灵敏。眼球无震颤、斜视,各向运动充分。右侧鼻唇沟变浅。伸舌轻度右偏。发音模糊、构音障碍。腹壁反射正常。四肢肌肉无萎缩。右侧肢体肌张力增高,右上肢肌力3-级,右下肢肌力3级。左侧肢体肌张力肌力正常。触觉、痛温觉对称,位置觉、运动觉正常。右侧巴宾斯基(Babinski)征阳性,霍夫曼(Hoffmann)征阳性,掌颌反射阳性,左侧病理征阴性。右侧肱二、三头肌腱反射增强,膝、跟腱反射增强。左侧腱反射正常。颈软无抵抗,克尼格(Kernig)征阴性。

其他查体:心、肺、腹查体无明显异常。脊柱活动正常,四肢无水肿,关节无红肿。

2.思维引导　在脑梗死诊治的不同阶段,查体重点和流程是不同的。院前急救重在及早识别卒中病例,院内急诊重在快速评估病情和再灌注指征,住院诊治则充分评估神经功能缺损和其他病情,以便制订治疗、护理和康复方案等,出院随访和社区治疗需要评估症状改善情况、功能残疾对生活的影响等。该患者存在右侧偏身肌力下降、伴有右侧面舌瘫和轻度构音障碍,右侧病理征阳性,腱反射增强,感觉正常,病灶可定位于左侧基底节-内囊区,属于左侧大脑中动脉供血区,需要尽快完善头颅CT及其他辅助检查指导进一步诊治。

(三)辅助检查

1.主要内容及目的　对于急性脑卒中患者,检查旨在早期识别卒中、快速评估能否行急诊血运重建、排查禁忌证、早期进行病因学分类等。

(1)院前快速获取血糖、心电图等进行基本排查。

(2)到院10 min内需要留取的检查:①血糖、肝肾功能、电解质、血脂;②心电图和心肌缺血标志物(肌红蛋白、CK-MB、肌钙蛋白);③血常规;④血凝试验,包括D-二聚体;⑤血氧饱和度。

(3)到院25 min内应完成头颅CT平扫检查:排查有无脑出血、肿瘤等非血管病变,是卒中患者的首要检查。

(4)急诊磁共振(MRI)平扫:对早期梗死病灶即有良好的显示效果,当无法明确为脑梗死时可考虑行急诊MRI。

(5)是否需要进行急诊CT灌注(CTP)、MR灌注(PWI)、头颈联合CT动脉成像(CTA)等检查通常需由专科医生指导。

下列检查可根据需要选择性完善,有助于病因学分类、制定二级预防策略、评估疗效和预后等:①脑MRI和磁共振脑动脉成像(脑MRA),用于明确病灶、责任血管和病因等。②颈动脉彩超有助于发现颅外颈部血管病变,如狭窄和斑块。③经颅多普勒(TCD)可检查颅内血流、微栓子及监测治疗效果。④动态心电图、心脏及主动脉超声等用于排查心源性或动脉栓塞性卒中。⑤数字减影血管造影(DSA)是血管病变检查的金标准,用于动脉超声、MRA或CTA等发现有较为明确的血管病变或拟行介入干预时。主要缺点是有创带来的相关风险。⑥监测血糖、血脂,为进一步明确病因选择性完善血同型半胱氨酸、甲状腺功能、动脉血气分析、胸部CT、肿瘤标志物、风湿结缔组织病检测、炎症指标、易栓症筛查、妊娠试验、脑电图等检查。

辅助检查结果

(1)血糖正常,心电图在正常范围。

(2)颅脑CT:左侧基底节区陈旧性腔隙性梗死灶;轻度脑萎缩。

(3)血常规、肝肾功能、电解质、血脂、血凝试验均在正常范围,低密度脂蛋白1.82 mmol/L。

2.思维引导　卒中患者的辅助检查重点在于快速排除溶栓禁忌证、制订血运重建方案及进行病因学分型,建议在相关指南推荐的时间节点完成必要的检查。而后根据具体情况,完善病因学检查,评估责任血管判断是否需要进一步干预,病情复杂者根据相关检查优化抗血小板、抗凝、降脂策略。该患者辅助检查基本排除了脑出血、脑肿瘤、癫痫、低血糖、外伤等情况,从病史、查体、头颅CT等方面基本已明确为急性脑梗死,为避免溶栓被延误,可不必急于做MRI检查。目前在溶栓时间窗,有适应证,无明显禁忌证,需立即请专科会诊急诊溶栓。

急性脑梗死诊断标准:①急性起病;②局灶神经功能缺损(一侧面部或肢体无力或麻木,语言障碍等),少数为全面神经功能缺损;③影像学出现责任病灶或症状/体征持续24 h以上;④排除非血管性病因;⑤脑CT/MRI排除脑出血。

诊断脑梗死时应遵从如下思路:①是否为脑卒中? ②是否为缺血性脑卒中? ③脑卒中严重程度? ④能否进行溶栓或血管内治疗? ⑤病因分型,有助于判断预后、指导治疗和选择二级预防措施,当前多使用TOAST分型,分为5型,大动脉粥样硬化型、心源性栓塞型、小动脉闭塞型、其他明确病因型和不明确原因型。

(四)初步诊断

①急性脑梗死;②高血压病3级　很高危;③陈旧性脑梗死;④轻度脑萎缩。

二、治疗经过

(一)初步治疗

1.治疗方案

(1)持续监测:持续心电监护,稳定血压;监测体温、瞳孔等变化;监测血糖。

(2)急诊静脉溶栓:请神经内科急会诊,在充分沟通风险利弊、签署知情文件后,给予静脉应用阿替普酶。

(3)溶栓期间严密监测血压,定时进行神经功能评分(NIHSS)。

(4)阿托伐他汀片40 mg qd po,适当补足血容量,泮托拉唑预防急性胃黏膜病变,丁苯酞、依达拉奉等药物应用。

(5)溶栓24 h后复查头颅CT无出血,给予阿司匹林100 mg qd po。

(6)期间防治并发症,早期康复理疗、良肢位摆放。

(7)长期口服阿司匹林、阿托伐他汀、氨氯地平进行二级预防。

2.思维引导　急性脑梗死一旦诊断明确,需尽快进行治疗。

(1)一般处置措施:有以下几个方面。

1)畅通气道与吸氧:无低氧血症时不需常规吸氧,氧疗目标为氧饱和度>94%;维持气道畅通,必要时辅助通气。

2)心电监测:脑梗死后有条件时建议持续心电监护24 h或以上,以便早期发现心律失常等问题。

3)体温控制:对体温升高者应寻找和处理发热原因,体温>38 ℃者应给予退热。

4)血压控制:①脑梗死24 h内血压升高者应谨慎处理。应先处理紧张焦虑、疼痛、恶心、呕吐及颅内压增高等情况。血压持续升高至收缩压≥200 mmHg或舒张压≥110 mmHg,伴有严重心功能不全、主动脉夹层、高血压脑病的患者,可予较快速降压治疗。建议选择静脉泵入降压药物,并避免血压急剧下降。②接受静脉溶栓患者早期收缩压控制在130 ~ 140 mmHg可以降低颅内出血的发生率。③脑卒中后病情稳定,若血压持续≥140 mmHg/90 mmHg,无禁忌证,可于起病数天后启动降压治疗。④脑卒中后低血压者应积极寻找和处理原因,必要时可采用扩容升压措施,如静脉输注0.9%氯化钠溶液纠正低血容量,处理可能引起心排血量减少的心脏问题。

5)血糖管理:高血糖患者控制在7.8 ~ 10.0 mmol/L;低血糖者应使血糖达到正常范围。

(2)特异性处理:包括恢复脑灌注、抗血小板、维持有效循环、调脂等。

1）静脉溶栓：目前最主要的恢复血流的措施，常用药物为阿替普酶和尿激酶，应及时请专科医生来评估和执行。

2）血管内治疗：包括血管内机械取栓、动脉溶栓、血管成形术等，可作为具有溶栓禁忌证或超过溶栓时间窗但仍在血管内治疗时间窗内的侵入性干预手段。

3）抗血小板：对于无法急诊溶栓或急诊介入的脑梗死患者，如无禁忌，应在发病后尽早给予阿司匹林口服，之前未服用过抗血小板药物者应给予一次负荷剂量、通常为 300 mg，之后以 100 mg/d 长期维持。接受溶栓者建议在溶栓 24 h 后、复查 CT 无出血等异常时给予 100 mg/d 口服。对不能耐受阿司匹林者，可考虑选用氯吡格雷等药物。对于未接受溶栓的轻型脑梗死患者（NIHSS 评分 ≤3）在发病 24 h 内应尽早启动双重抗血小板治疗（阿司匹林和氯吡格雷）并维持至少 21 d，可降低 90 d 内复发风险，但应密切观察出血风险。

4）抗凝：脑梗死患者不应盲目抗凝，心源性脑梗死者通常需要长期抗凝以二级预防。

5）降纤：对不适合溶栓并经过严格筛选的脑梗死患者，特别是高纤维蛋白原血症者。

6）扩容：大多数脑梗死患者不需要常规扩容。低血容量或低灌注所致的急性脑梗死如分水岭梗死可考虑扩容治疗，但应注意可能造成脑水肿、心力衰竭等并发症。

7）调脂：他汀类药物为首选，需个体化确定种类及强度，通常应使 LDL-C<1.8 mmol/L 且较基线降低>50%。

8）扩张血管：对于大多数缺血性脑卒中患者，不推荐扩血管治疗。

9）其他治疗：需个体化应用丁基苯酞、人尿激肽原酶等。神经保护药物、中医疗法、高压氧和亚低温等治疗措施的有效性有待进一步证实。需注意脑卒中并发症如消化道溃疡、脑心综合征、癫痫等的防治。

治疗效果

（1）溶栓结束时肌力较前明显改善。

（2）溶栓 24 h 内患者无头痛、意识障碍、皮肤牙龈出血、胸闷、皮疹等不适，监测收缩压波动于 150～160 mmHg，心率、血氧饱和度均在正常范围内。

（二）进一步治疗

患者经急诊溶栓治疗后，肌力明显恢复，面瘫消失，言语功能基本正常。为进一步了解病情，完善脑 MRI+MRA，结果如下。

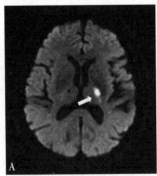 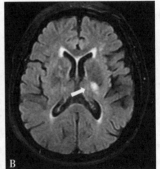 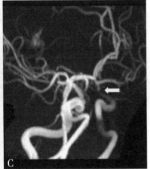

A. DWI 序列，白色箭头示内囊后肢高信号；B. T2Flair 序列，白色箭头示内囊后肢高信号；C. MRA，白色箭头示左侧颈内动脉末端严重狭窄或闭塞。

图 7-1　MRI+MRA 图像

* DWI 序列（B = 1000）和 Flair 序列上内囊后肢高信号，提示急性梗死灶。

1.介入干预指征　左侧颈内动脉病变与此次梗死病灶相关,属于责任血管,且存在严重狭窄（≥70%）,药物治疗基本无法改善,仍有较高复发风险,具有择期介入干预指征。向患者及家属充分告知病情和手术相关风险,在病情稳定后(1 个月后)行脑血管造影及左侧颈内动脉狭窄支架植入术。术后口服阿司匹林+氯吡格雷、阿托伐他汀、氨氯地平,嘱 1 个月后来院复查。

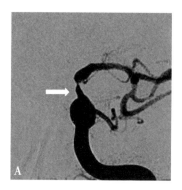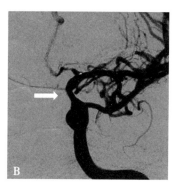

A. 支架植入前,白色箭头示左侧颈内动脉末端重度狭窄;B. 支架植入后,白色箭头示支架植入后狭窄明显减轻。

图 7-2　脑血管造影图像

2.思维引导　不同原因造成的脑梗死,其治疗方案也有所不同。大动脉粥样硬化型在常规抗血小板、调脂、控制危险因素、稳定血流动力学基础上,需要评估是否对血管病变进行侵入性干预如介入手术、颈动脉内膜剥脱术、血管搭桥术等;心源性栓塞型在充分评估出血风险后、一般需要抗凝治疗,有时也和抗血小板联用;小动脉闭塞型通常无法侵入性干预,故更应该规律用药、加强对危险因素控制、发病早期通常需要"双抗"以减少复发风险;有其他明确病因的需要根据病因进行相应治疗;原因不明确的,在常规治疗和预防基础上,更需要严格随访、不断排查病因,尤其是寻找可能的栓子来源。

三、健康指导

1.健康宣教　帮助患者及家属加强对疾病的认识,邀请患者及家属共同参与诊疗决策,建立健康档案,签约家庭医生。

2.风险筛查　对社区居民进行健康体检和缺血性卒中风险筛查,常用工具有改良的 Framingham 卒中评分、TIA 早期卒中风险预测 ABCD2 评分量表、房颤栓塞风险 CHA_2DS_2-VASc 评分等。对已患脑梗死者进行功能评价和风险预测,常用工具包括 NIHSS 评分量表、出血风险 HAS-BLED 评分、改良 Rankin 量表等。

3.一级预防　对高危人群进行一级预防,包括精神和情绪管理、合理膳食、戒烟戒酒、体育运动、管理危险因素及病因(包括高血压、房颤、其他心脏病、血脂异常、糖尿病、无症状颈动脉狭窄、超重和肥胖等)。

4.二级预防　脑梗死复发的风险很高,应尽早开始二级预防,在一级预防基础上,进行专科特异性治疗包括抗栓治疗、外科手术或血管内介入治疗、特殊病因的针对性治疗等。

5.康复训练　增强患者和家属对疾病康复的决心和毅力,由专业康复人员制订计划和帮助训练,由医疗康复向家庭康复、主动康复进行转变。具体请参看相关专业内容,此处从略。

四、随访

随访内容包括非药物治疗情况、功能评价、治疗情况、病情变化、转诊指征等。

出院 1 个月后可复查肝功能、血脂、心肌酶,以观察他汀药物不良反应;3 个月后可复查血常规、肝肾功能、心肌酶、血糖、尿常规、粪便常规隐血等;可根据情况复查心电图、颈动脉超声、颅脑影像学等。

五、练习题

1. 静脉溶栓都有哪些副作用,如何处置?
2. 简述双联抗血小板的适应证、方案和时间。

六、推荐阅读

[1]杜雪平,王永利. 全科医学案例解析[M].北京:人民卫生出版社,2017.

[2]中华人民共和国国家卫生健康委员会. 中国脑卒中防治指导规范(2021 年版)[Z]. 2021-08-31.

[3]中华医学会,中华医学会杂志社,中华医学会全科医学分会,等. 缺血性卒中基层诊疗指南(2021 年)[J]. 中华全科医师杂志,2021,20(9):927-946.

第二节   蛛网膜下腔出血

一、病历资料

(一)门诊接诊

一般资料:于某,59 岁,男,卡车司机。

1. 主诉   头痛 20 h,加重 1 h。

2. 问诊重点   应注意头痛的特点,伴随症状及阴性症状,疾病演变过程、诊治经过、治疗效果等。

3. 问诊内容

(1)诱发因素:有无情绪紧张、焦虑、劳累、剧烈活动、用力排便等。

(2)主要症状:注意询问头痛症状的起病急缓、发作的次数、持续时间、疼痛的部位、性质、程度、缓解或加重的方式。急性头痛常为感染性疾病、颅内出血;长期反复头痛可能为血管性头痛、神经官能症、颅内占位、紧张性头痛等;单侧头痛可见于偏头痛、丛集性头痛、颅内占位,高血压、颅内感染引起的头痛多在整个头部,眼部疾患引起的头痛多局限于眼眶、前额、颞部;剧烈头痛多见于三叉神经痛、偏头痛、脑膜刺激等,颅内占位头痛程度一般较轻;血管性头痛、发热性头痛往往呈搏动性。

(3)伴随症状:伴有剧烈呕吐,提示颅内压增高,如颅内出血、颅内占位、静脉窦血栓形成;伴有头晕,提示小脑病变、椎-基底动脉供血不足等;伴有发热常见于感染性疾病,包括颅内感染或全身感染;伴有视力障碍考虑青光眼、颅内占位可能;伴有意识障碍考虑脑疝可能;伴有脑膜刺激征者应考虑脑膜炎或蛛网膜下腔出血;伴有自主神经功能紊乱症状者应考虑功能性头痛可能。

(4)诊治经过:是否于外院就诊,相关检查结果及用药情况,用何种药、具体剂量、效果如何,以利于迅速选择药物。

(5)既往史:有无高血压、糖尿病、心脏病、脑梗死、脑动脉瘤等病史;有无消化道溃疡、胃出血病史;有无肝炎结核病史;既往用药史;有无手术、外伤史;有无药物、食物过敏史。

(6)个人史:吸烟为心脑血管疾病的重要危险因素;长期大量饮酒是蛛网膜下腔出血的危险因素之一;还应询问生活方式(包括饮食、运动、睡眠、心理状况等),家庭社会关系,文化水平,经济状况,依从性等。

(7)家族史:如高脂血症、高血压、糖尿病、冠心病、脑血管疾病等有家族遗传或聚集倾向疾病。

问诊结果

患者于某,男性,59岁,已婚,卡车司机。20 h前开车时突发头痛,位于整个头部,呈持续性胀痛,可忍受,伴恶心,无言语不清、意识障碍,无头晕、肢体无力、四肢抽搐、视物模糊,无发热、咳嗽咳痰、心悸、腹痛,未在意,未诊治,症状无缓解。1 h前排便后头痛加重,疼痛剧烈,难以忍受,伴恶心、呕吐,呕吐物为胃内容物,头痛持续不缓解。遂急来我院就诊。发病以来,神志清,精神状态差,食欲欠佳,睡眠差,小便正常,大便干结,体重无明显变化。

既往高血压病史5年,血压最高200/110 mmHg,口服"氨氯地平片5 mg qd",未规律监测血压。无心脏疾病病史,无脑血管疾病病史,无糖尿病病史,无肝炎、结核、疟疾病史,预防接种史随社会计划免疫接种,无手术、外伤、输血史,无食物、药物过敏史。吸烟30年,平均20支/d,未戒烟;饮酒30余年,间断饮酒,白酒约150 mL/次。否认冶游史。平素饮食不规律,肉食居多,缺乏运动,过度劳累、熬夜较多,情绪可,家庭及社会关系和谐,初中学历,沟通良好。余病史无特殊,从略。

4.思维引导 老年男性,既往高血压病史,以急性头痛来院,需采用"降阶梯思维",先考虑可能危及生命的疾病,如出血性卒中,再考虑丛集性头痛、颅内占位、青光眼等疾病。出血性卒中主要包括脑出血(intracerebral hemorrhage,ICH)和蛛网膜下腔出血(subarachnoid hemorrhage,SAH),均可引起头痛、恶心、呕吐,ICH常见的病因为高血压病,SAH常见的病因为颅内动脉瘤,头颅CT能很好地鉴别。丛集性头痛、偏头痛、紧张性头痛等为原发性头痛,可为单侧、搏动样、中重度疼痛,反复发作,休息后可缓解,排除器质性疾病后有助于诊断。颅内肿瘤、梗阻性脑积水等可引起头痛、恶心、呕吐等颅内压增高,需要影像学排查。

(二)体格检查

1.重点检查内容及目的 患者出血性卒中可能性大,应重点注意神经系统查体。肢体运动功能检查如肌力肌张力等检查评估运动功能受影响程度,共济运动失调多见于小脑损伤,不自主运动多为锥体外系损害的表现;12对脑神经查体可帮助了解是否有脑神经损伤及定位诊断;病理征如Babinski征、奥本海姆(Oppenheim)征、戈登(Gordon)征、Hoffmann征的出现提示锥体束损伤,病变可能位于脑干和脊髓;脑膜刺激征如颈强直、Kernig征、Brudzinski征阳性,需考虑SAH、脑膜炎等;脑叶出血可出现偏身感觉障碍。高度怀疑卒中者可借助NIHSS评分量表完善查体。SAH患者可使用Hunt-Hess分级评估病情。

体格检查结果

T 36.6 ℃,R 19 次/min,P 71 次/min,BP 180/110 mmHg

发育正常,精神一般,语言清晰,记忆力正常,理解力正常,计算力正常,判断力正常,定向力正常。全身皮肤黏膜无黄染,无皮疹、皮下出血。肺部查体阴性,心律齐,心脉率一致,各瓣膜听诊区未闻及杂音。双侧嗅觉粗测正常,双侧视力粗测正常,双眼视野无缺损,双眼无上睑下垂,眼球位置居中,各方向运动充分,瞳孔等大等圆,双侧直径 3 mm,直接、间接对光反射灵敏,调节反射存在。无面部痛觉障碍,下颌无偏斜,双侧角膜反射存在,下颌反射阴性。双侧额纹对称,闭目有力,双侧鼻唇沟对称,示齿口角无偏斜,鼓腮不漏气。双侧听力正常,无眼震及平衡障碍,咽反射存在,无饮水呛咳、吞咽困难及声音嘶哑,伸舌充分,舌尖位置居中。四肢肌张力正常,四肢肌力 5 级。双侧指鼻试验稳准,快复轮替试验正常,双侧跟膝胫试验稳准。无不自主运动,步态正常,走"一"字稳。浅感觉正常,深感觉、运动觉正常,位置觉正常,复合感觉正常。双侧肱二、三头肌腱反射(++),腹壁反射(+),双侧膝、跟腱反射(++),颈强直,Kernig 征、Brudzinski 征阴性,双侧病理征阴性。

2. 思维引导　患者颈强直、说明脑膜刺激征阳性,结合头痛、恶心、呕吐症状,高度怀疑 SAH,需要紧急处置。下一步需急行头颅 CT 检查,必要时行腰椎穿刺术,以明确诊断。

(三)辅助检查

1. 主要内容及目的

(1)急诊头颅 CT:明确有无颅内出血、颅内占位等,如为 SAH,可使用改良 Fisher 量表进行严重程度分级。

(2)腰椎穿刺:头颅 CT 阴性,疑似蛛网膜下腔出血可进一步行腰椎穿刺。

(3)血常规:评估全血细胞情况、是否合并感染性疾病。

(4)凝血功能:评估患者凝血状态,筛查病因,指导后续治疗。

(5)血气分析:评估患者呼吸、代谢情况。

(6)心肌酶、肌钙蛋白、BNP:该指标与蛛网膜下腔出血预后有关。

(7)电解质、血糖、血脂:呕吐可能出现电解质紊乱,同时评估血脂、血糖代谢水平,指导后续治疗。

(8)血同型半胱氨酸:筛查有无心脑血管疾病危险因素。

(9)血型检查:可能需要急诊手术治疗,为手术做准备。

(10)脑血管检查:头颈联合 CT 血管成像(CTA)、磁共振血管成像(MRA)、全脑血管造影(DSA)可发现颅内外动脉瘤等重要的血管病变,以评估颅内血管情况。

(11)心电图、心脏超声:蛛网膜下腔出血常合并心肌损伤,评估有无心脏影响。

辅助检查结果

(1)头颅 CT:蛛网膜下腔出血(改良 Fisher 量表评分 2 分)。

(2)血常规:WBC $11.78×10^9$/L,N% 76.1%,L% 17.7%,RBC $4.21×10^{12}$/L,Hb 138 g/L,PLT $235×10^9$/L。

(3)凝血功能、肾功能、电解质、血糖、血同型半胱氨酸、心肌酶、肌钙蛋白、BNP 均正常。

（4）血脂：TC 4.63 mmol/L，TG 1.45 mmol/L，HDL-C 0.98 mmol/L，LDL-C 2.2 mmol/L。

（5）血气分析：pH 7.432，$PaCO_2$ 38.1 mmHg，PaO_2 86.5 mmHg，SaO_2 93%，实际碳酸氢根（HCO_3^- act）22.5 mmol/L，细胞外液碱剩余（BEecf）-1.7 mmol/L，乳酸（Lac）1.25 mmol/L。

（6）CTA：①左侧颈内动脉 C1 段动脉瘤；②右侧颈内动脉起始处钙斑及软斑，管腔轻度狭窄。

（7）心电图：①窦性心律；②ST-T 改变。

（8）心脏超声：左室舒张功能下降。

2.思维引导　患者突发持续性剧烈头痛，伴恶心、呕吐，查体发现脑膜刺激征阳性，头颅 CT 显示蛛网膜下腔出血。综上，SAH 诊断明确。CTA 显示左侧颈内动脉 C1 段动脉瘤，未发现其他颅内血管畸形，也未发现凝血功能障碍等异常，病因考虑为过度劳累后动脉瘤破裂所致。

（四）初步诊断

①急性蛛网膜下腔出血；②左侧颈内动脉动脉瘤；③高血压病 3 级，很高危。

二、治疗经过

1.治疗方案

（1）一般性治疗：卧床休息、保持气道通畅、保持大便通畅、戒烟、限制活动。

（2）心电监护。

（3）血压控制及抗血管痉挛：控制收缩压<160 mmHg，氨氯地平片 5 mg qd 口服+尼莫地平针持续静脉滴注。

（4）控制体温：及时应用退热药物。

（5）降低颅内压：20% 甘露醇 125 mL q12h+甘油果糖 250 mL q12h ivgtt。

（6）维持水电解质平衡。

（7）止血：氨基己酸 2 g，bid ivgtt。

（8）镇静、止痛：地西泮片、曲马多缓释片。

2.思维引导　对于 SAH 患者，需及时评估疾病严重程度，可借助多种评分工具。患者可出现呼吸、体温、血压和血糖异常、心电改变、电解质紊乱及其他影响预后的并发症，因此，需要密切监测病情变化并及时处理。通过对血压、血糖、体温等管理，可以改善神经功能结局及降低病死率、再出血风险。收缩压>160 mmHg 与动脉瘤再出血相关，而患者血压较高，应用降压药物，将目标血压控制在收缩压<160 mmHg，但血压不宜过低，应保持平均动脉压>90 mmHg。对于合并颅内压增高患者，应及时给予降颅压治疗，并监测电解质变化，缓慢补液、扩容，避免诱发动脉瘤破裂、心脏负荷增加、肺水肿、电解质紊乱等并发症。预防再出血是蛛网膜下腔出血后重要的策略，卧床休息、通便、镇静、止痛等均为有效的治疗方式，早期、短时间使用氨基己酸可显著降低蛛网膜下腔出血患者的再出血发生率，但由于会增加缺血和血栓发生率，故临床应用还需要进一步评价。约 2/3 的蛛网膜下腔出血患者会发生脑血管痉挛，常在 3~4 d 内出现，7~10 d 达到高峰，14~21 d 逐渐缓解，早期尽可能地清除积血是主要预防措施，尼莫地平等药物可改善相关症状。患者合并颅内动脉瘤，需请神经外科或神经介入科会诊，评估手术适应证及时机，尽早对颈内动脉瘤进行治疗。

治疗效果

(1)经治疗后恶心、呕吐缓解,头痛减轻,无意识障碍、肢体无力、言语不利等不适;查体四肢肌力、肌张力正常,脑膜刺激征阴性,双侧病理征阴性。

(2)转至神经介入科针对脑动脉瘤行介入手术治疗。

三、健康指导 »»»

1. 健康宣教   向患者介绍本病的危害和预警信号。

2. 生活指导   戒烟,限制饮酒,低盐低脂饮食,生活规律,避免熬夜、过度紧张、劳累,保证足够睡眠。

3. 心理指导   倾听患者心声,获取家庭支持,树立战胜疾病的信心,提高治疗依从性。

4. 运动指导   指导康复锻炼,循序渐进,被动与主动结合,不断提高生活自理能力。

5. 药物指导   氨氯地平片 5 mg qd po 控制血压,居家监测血压,血压长期控制在 130/80 mmHg 以下。

四、管理及随访 »»»

出院 1 个月后门诊随访,之后每季度进行随访,了解患者血压、血脂、血糖、血小板、肝肾功能,评估患者神经功能、日常生活能力、认知功能,了解抗血小板、抗凝药物用药情况。如有不适,随时就诊。

五、练习题 »»»

1. 蛛网膜下腔出血的病因有哪些?

2. 如何预防蛛网膜下腔出血后再出血?

六、推荐阅读 »»»

[1]林果为,王吉耀,葛均波.实用内科学[M].15 版.北京:人民卫生出版社,2017.

[2]中华医学会神经病学分会,中华医学会神经病学分会脑血管病学组,中华医学会神经病学分会神经血管介入协作组.中国蛛网膜下腔出血诊治指南 2019[J].中华神经科杂志,2019,52(12):1006-1021.

[3]方力争,贾建国.全科医生手册[M].2 版.北京:人民卫生出版社,2017.

第八章　急诊科

第一节　急性有机磷中毒

一、病历资料

(一)门诊接诊

1. **主诉**　口服敌百虫 1 h。

2. **问诊重点**　敌百虫为有机磷农药,患者急性发病,问诊时应注意影响毒物吸收的因素、主要症状及伴随症状、诊疗经过、治疗效果等。

3. **问诊内容**

(1)诱发因素:自杀、误服、情绪激动、情感障碍、饮酒、喷洒农药。

(2)影响毒物吸收的因素:服毒具体剂量、有无同服其他药物毒物、有无呕吐,有无给予催吐。

(3)主要症状:有无头晕、恶心、呕吐、胸闷、出汗、腹痛、乏力,是否呼出气有大蒜味。

(4)诊治经过:是否进行洗胃、导泻及药物治疗。

(5)既往史:服毒患者常伴有精神疾病史,有无服用精神类药物史,既往是否有自杀史。患者治疗要考虑洗胃,要询问有无消化道溃疡病史及近期有无上消化道出血及穿孔。以及心脏病、肝硬化病史。

(6)婚姻史、个人史:婚否,夫妻感情如何,患者生活方式,包括饮食、运动、睡眠、心理状况等,家庭社会关系、文化水平、经济状况、依从性等。

(7)月经生育史:生育情况,有无妊娠哺乳。

(8)家族史:一级亲属健康状况,家族中有无精神类疾病史等。

问诊结果

患者青年女性,无业,既往体健,1 h 前生气后自服敌百虫一口(量约 30 mL)。空腹服毒,未服用其他药物毒物,服毒后呕吐。未进行催吐,遂来诊,未洗胃、导泻及药物治疗。口中可闻及大蒜味,伴头晕、恶心、呕吐、胸闷、出汗、腹痛、乏力、无发热、腹泻等症状。为求诊治,来院,收治住院。

既往体健,无精神类疾病及消化道疾病史。目前已婚,夫妻感情一般,育有 1 子,产后 3 个月,哺乳期。母亲患有抑郁症。无运动习惯,口味清淡,睡眠差,入睡困难,因夜间哺乳睡眠质量差,大专毕业,目前无业,家庭关系一般,与其他家庭成员有争吵,自认心理状况欠佳。

4.思维引导　患者急性病程,1 h前生气后自服敌百虫一口(量约 30 mL),呼出气有大蒜味,头晕、恶心、呕吐、胸闷、出汗、腹痛、乏力,符合有机磷中毒症状。有机磷中毒的典型表现:①毒蕈碱样症状:毒蕈碱样症状为中毒后最早出现的症状,主要是副交感神经末梢过度兴奋,表现为平滑肌痉挛和腺体分泌增加。②烟碱样症状:主要由乙酰胆碱在横纹肌神经肌肉接头处蓄积过多所致,主要表现为肌纤维颤动(面、眼睑、舌、四肢和全身骨骼肌肌束震颤),甚至全身肌肉强直性痉挛,也可出现肌力减退或瘫痪,严重者因呼吸肌麻痹可引起呼吸衰竭。交感神经节后交感神经纤维末梢释放儿茶酚胺,可表现为血压增高和心律失常。③中枢神经系统症状:早期可表现出头晕、头痛、疲乏、无力等症状,继后出现烦躁不安、谵妄、运动失调、言语不清、惊厥、抽搐,严重者可出现昏迷、中枢性呼吸循环功能衰竭。患者哺乳期,毒物可通过乳汁分泌,需停止哺乳。

(二)体格检查

1.重点检查内容及目的　诊断考虑有机磷中毒,可出现全身症状体征,包括:呼出气大蒜味、瞳孔缩小(针尖样瞳孔)、大汗、流涎、气道分泌物增多、肌纤维颤动及意识障碍等。着重于心肺及神经系统查体。

体格检查结果

T 37 ℃,R 22 次/min,P 70 次/min,BP 120/80 mmHg

神志清,偶有烦躁,双侧瞳孔等大等圆,直径1.5 mm,对光反射灵敏。皮肤多汗,呼吸稍快,气管居中,浅表淋巴结不大,胸廓对称,听诊双肺未闻及干、湿啰音,无胸膜摩擦音。心界不大,心率70 次/min,律齐,腹软,脐周压痛,无反跳痛,肠鸣音7 次/min,肝脾未及,移动性浊音阴性,双下肢无水肿,无明显肌肉纤维颤动,四肢肌力肌张力无异常,病理反射未引出,余查体正常。

2.思维引导　经上述检查,患者神志尚清,患者瞳孔缩小,皮肤多汗,腹部脐周压痛,考虑为毒蕈碱样体征,患者无明显肌肉纤维颤动,肌力肌张力无异常,烟碱样体征不明显,需行毒物检测、胆碱酯酶、肝功能检查等,进一步明确诊断及排除其他毒物中毒及其他疾病的可能性。患者母亲患有抑郁症,不排除患者患有抑郁症,可考虑病情稳定后完善抑郁量表测定。

(三)辅助检查

1.主要内容及目的

(1)动脉血气分析:明确是否有呼吸衰竭,判断病情的严重程度。

(2)胆碱酯酶(ChE):胆碱酯酶活力测定是急性有机磷中毒(acute organic phosphorus poisoning, AOPP)诊断的特异性实验指标,ChE 测定可作为有机磷中毒诊断、分级及病情判断的重要指标。

(3)毒物检测:患者血、尿、粪便或胃内容物中可检测到有机磷或其特异性代谢产物成分,有机磷的动态血药浓度检测有助于 AOPP 的病情评估及治疗。

(4)血常规:明确有无感染,淋巴细胞计数可初步评估患者免疫功能。

(5)心电图:明确是否有心肌缺血、心律失常等。

(6)肝肾功能、电解质:是否有肝肾功能的损害、内环境紊乱失衡。

(7)肌酶谱:评估有无肌肉损伤和心肌损伤。

(8)胰淀粉酶、脂肪酶:评估是否合并胰腺损伤。

(9)胸部 DR:评估肺部情况。

辅助检查结果

（1）动脉血气分析：pH 7.46，$PaCO_2$ 30 mmHg，PaO_2 80 mmHg，HCO_3^- 25 mmol/L。

（2）胆碱酯酶：2.5 KU/L。

（3）毒物检测：血敌百虫（+）。

（4）血常规：WBC $9.5×10^9$/L，L $1.0×10^9$/L，Hb 130 g/L。

（5）心电图：正常心电图。

（6）肝肾功能、电解质：K^+ 3.4 mmol/L，Na^+ 142 mmol/L，Cl^- 105 mmol/L，ALT 16U/L，Cr 80 μmol/L，BUN 5.9 mmol/L。

（7）肌酶谱：CKMB 3.31 ng/mL，MYO 150 ng/mL。

（8）胰淀粉酶、脂肪酶：淀粉酶 63 U/L，脂肪酶 40 U/L。

（9）胸部 DR：未见明显异常。

2. 思维引导 该患者口服敌百虫 1 h，胆碱酯酶下降，支持有机磷中毒的诊断。血毒物检测结果亦为敌百虫（+），有机磷（敌百虫）中毒确立；血气分析目前尚正常，无呼吸衰竭；肝功能及血肌酐正常，可排除肝肾衰竭。

（四）初步诊断

①急性有机磷中毒（敌百虫）；②呼吸性碱中毒；③低钾血症。

二、治疗经过

1. 治疗方案

（1）一般治疗：患者脱离中毒环境后，应初步评估患者生命体征，维持生命体征稳定，呼吸、心跳停止者立即行心肺复苏术，同时给予足量解毒剂应用。衣物、皮肤等被污染者，脱去污染的衣物，用肥皂水清洗污染的皮肤、毛发。无催吐禁忌证时尽早进行现场催吐，有条件的可在现场予以解毒剂，保持气道通畅，开通静脉通道，并尽快将患者转运至有救治条件的医疗机构。

（2）洗胃：洗胃应在中毒后尽早进行，早期、彻底的洗胃是抢救成功的关键。患者服毒时间 1 h，对明确 AOPP 患者宜用温清水、2% 碳酸氢钠（敌百虫禁用）或 1：5000 高锰酸钾溶液（对硫磷禁用）洗胃。

（3）吸附剂：活性炭 50～100 g，肠梗阻禁忌。

（4）导泻：硫酸镁、硫酸钠、20% 甘露醇、复方聚乙二醇散。

（5）解毒剂–复能剂：氯解磷定 0.5 g 静脉注射 q2h，应用 3～5 d。

（6）抗胆碱能药物：阿托品 2 mg iv，此后 0.5 mg q4h～q6h iv。

（7）补液、纠正离子紊乱：0.9% 氯化钠注射液 500 mL，10% 氯化钾注射液 15 mL 每日 1 次静脉滴注。

2. 思维引导 患者目前急性有机磷中毒，根据服毒量、症状、体征及胆碱酯酶结果，考虑中毒程度为轻度，按有机磷轻度中毒救治，服毒时间在 4 h 内，在洗胃时间窗内，患者为敌百虫中毒，应给予清水或高锰酸钾洗胃，无禁忌证情况下给予活性炭吸附及导泻，给予特效解毒剂复能剂及抗胆碱能药物，并给予补液、纠正电解质紊乱。

治疗效果

（1）症状：患者头晕好转，达到阿托品化。

（2）查体：神志清，双侧瞳孔等大等圆，直径 4.0 mm，对光反射灵敏。皮肤干，听诊双肺未闻及干、湿啰音。心率 100 次/min，律齐，腹软，无压痛反跳痛，肠鸣音 3 次/min，双下肢无水肿。

（3）辅助检查：动脉血气分析 pH 7.41，$PaCO_2$ 40 mmHg，PaO_2 86 mmHg；胆碱酯酶 3.5 kU/L；肝肾功能、电解质 K^+ 4.1 mmol/L，Na^+ 143 mmol/L，Cl^- 106 mmol/L，ALT 39 U/L，Cr 56 μmol/L，BUN 4.7 mmol/L。

三、思考与讨论 »»

患者急性病程，有明确服用敌百虫病史，考虑急性有机磷中毒，血胆碱酯酶支持该诊断。该患者给予洗胃、特效解毒剂治疗后，病情好转，如若后续出现发热、谵妄、心悸，应考虑是否有阿托品中毒、电解质紊乱、中间综合征等。中间综合征多发生在重度有机磷中毒后 24～96 h 及复能药用量不足的患者，胆碱酯酶（ChE）活性在 30% 以下。阿托品中毒表现为谵妄、发热、腹胀、尿潴留，可阿托品减量后观察病情变化。有机磷中毒的治疗过程中要严密观察，既要达到阿托品化，又要警惕阿托品中毒。患者平稳后仍需观察，是否有迟发性多神经病。患者产后哺乳期，母曾患抑郁症，病愈后可考虑精神医学科就诊，评估是否需精神科治疗。

四、健康指导 »»

患者平稳后仍需观察，是否有迟发性神经病。患者产后哺乳期，母曾患抑郁症，病愈后可考虑精神医学科就诊，评估是否需精神科治疗及精神疏导。

五、管理与随访 »»

患者临床表现/体征消失，停药 2～3 d 后无复发，精神食欲正常，全血胆碱酯酶活力达 60% 以上或血浆胆碱酯酶活力正常而不再下降，无心、肝、肾等脏器严重并发症等情况时可出院，出院后仍需随访，明确有无迟发型周围神经病变等并发症。

六、练习题 »»

1. 阿托品化的指征有哪些？阿托品中毒的表现有哪些？
2. 中间综合征的临床表现有哪些？

七、推荐阅读 »»

[1]陈灏珠，林果为，王吉耀，等.实用内科学[M].16 版.北京：人民卫生出版社，2022.

[2]中国医师协会急诊医师分会.急性有机磷农药中毒诊治临床专家共识（2016）[J].中国急救医学，2016，36（12）：1057-1064.

第二节 急性酒精中毒

一、病历资料 >>>

(一)门诊接诊

一般资料:52 岁,男,工人。

1. 主诉(代) 意识模糊 4 h。

2. 问诊重点 意识障碍为常见的临床症状,可能与多种疾病相关,问诊时应注意意识障碍的诱因、发病时间、持续时间、严重程度、缓解或加重的方式,伴随症状特点及阴性症状,疾病演变过程、诊治经过、治疗效果等。

3. 问诊内容

(1)诱发因素:有无劳累、情绪激动、饥饿、受热受凉、外伤、服药或有毒物质接触史等诱发因素。

(2)主要症状:意识障碍症状的起病过程、严重程度、具体症状特点、是否反复发作、持续时间、缓解因素等。

(3)伴随症状:是否伴有发热、呼吸困难、肢体无力、瘫痪、皮肤黏膜皮疹、皮肤或巩膜黄染、下肢水肿等症状。

(4)诊治经过:是否于外院就诊,相关检查结果及用药情况,用何种药、具体剂量、效果如何,以利于迅速选择后续治疗。

(5)既往史:既往是否有类似情况发生;有无高血压、糖尿病、癫痫及心、肝、肾、慢性肺病等病史;有无化脓性中耳炎等感染病史;有无肝炎结核病史;既往用药史,尤其头孢等抗生素用药史;有无手术、外伤史;有无药物、食物过敏史。

(6)个人史:吸烟饮酒史。患者生活方式,包括饮食、运动、睡眠、心理状况等,家庭社会关系,文化水平,经济状况,依从性等。

(7)家族史:如高脂血症、高血压、糖尿病、冠心病、脑血管疾病等有家族遗传或聚集倾向疾病。

问诊结果

患者,男性,52 岁,已婚,工人。4 h 前患者过量饮酒后出现意识模糊,伴口唇青紫、凝视、呕吐,呕吐物为胃内容物,无头痛、饮水呛咳、吞咽困难,无肢体无力、抽搐,无发热、皮疹、出汗等不适,症状持续不缓解。为求进一步治疗,遂来我院就诊。发病以来,精神差,食欲欠佳,睡眠可,大小便正常,体重无明显变化。

8 年前于全麻下行"左侧甲状腺乳头状癌扩大根治术+双侧喉返神经探查术",术后行131-I治疗。无高血压病史,无心脏疾病病史,无糖尿病病史,无肝炎、结核、疟疾病史,预防接种史随社会计划免疫接种,无外伤、输血史,无食物、药物过敏史。吸烟 30 年,平均 20 支/d,未戒烟;长期酗酒,白酒 150~200 mL/d。否认冶游史。平素饮食规律,肉食居多,劳力工作,情绪易激动,家庭及社会关系和谐,高中学历,沟通良好。

4. 思维引导 患者以过量饮酒后意识模糊入院,高度怀疑急性酒精中毒,其次要考虑急性脑卒中、代谢紊乱、药物中毒等。急性脑卒中可分为缺血性脑卒中和出血性脑卒中,出血性脑卒中以头痛、呕吐症状多见,也可出现意识障碍;急性脑梗死引起的神经缺损症状多为持续性;低血糖反应患者可表现为心悸、出汗,严重者出现意识障碍;意识障碍伴口唇发绀,要考虑是否合并误吸;神经系统肿瘤压迫周围组织,可产生神经系统损伤症状,但多为慢性病程表现。患者以意识模糊为主要症状,伴口唇青紫、凝视、呕吐,意识障碍等症状于过量摄入酒精后出现,急性酒精中毒可能性大,同时需要注意是否合并镇静催眠药、CO等其他毒物或药物中毒,酒精中毒严重者可并发意外损伤,危及生命,应在检查时重点评估严重程度,排查有无合并脑出血等器质性疾病。

(二)体格检查

1. 重点检查内容及目的　急性酒精中毒以神经系统损害多见,应重点注意神经系统及心、肺、腹部查体。评估患者意识状态,观察患者情绪、言语等反应;肢体运动功能检查,肢体肌力、肌张力检查评估患者肢体运动功能受影响程度;12对脑神经查体对定位诊断有重要价值,排查是否合并其他器质性疾病可能;脑膜刺激征阳性提示可能为脑膜炎、蛛网膜下腔出血等;病理征阳性提示锥体束损伤,病变可能位于脑干和脊髓;是否存在感觉异常;肺部查体注意患者呼气气味、呼吸频率,有无桶状胸、异常呼吸音与干、湿啰音;心脏查体注意有无异常心尖搏动,心律是否整齐,有无心脏杂音等;注意有无肝硬化相关体征,如皮肤黏膜黄染、肝掌蜘蛛痣、腹壁静脉曲张、移动性浊音等。

体格检查结果

T 36.7 ℃,R 29 次/min,P 120 次/min,BP 105/59 mmHg

发育正常,急性病容,意识模糊,呼之有反应,言语不清,定向力障碍,压眶反射存在,查体欠配合。全身皮肤黏膜无黄染,无皮疹、皮下出血,无肝掌、蜘蛛痣。巩膜无黄染,瞳孔等大等圆,双眼直接、间接对光反射灵敏。口唇发绀,伸舌不能配合,可闻及酒精气味。颈软无抵抗,气管居中,双侧胸廓对称,无桶状胸,双侧呼吸运动正常,呼吸急促,两肺呼吸音清,未闻及干、湿啰音。心脏相对浊音界正常,心率120次/min,心律齐,心尖搏动正常,各瓣膜听诊区未闻及杂音。腹部平坦,无腹壁静脉曲张,腹部柔软、无包块,肠鸣音正常,4次/min。双侧指鼻试验欠配合,快复轮替试验欠配合,感觉功能检查欠配合,四肢肌力、肌张力检查欠配合,脑膜刺激征阴性,病理征阴性。

2. 思维引导　经上述查体,患者查体欠配合,可见呼出酒精味气体、意识模糊、言语不清等体征,肺部查体见口唇发绀、呼吸急促,心脏查体见心率增快,腹部查体未发现阳性体征,高度怀疑急性酒精中毒。急性酒精中毒是一种排他性诊断,在诊断患者酒精中毒以前,应考虑到低血糖、低氧血症、肝性脑病、混合性酒精-药物过量等情况。在确诊后应注意有无隐蔽性头部创伤及伴随代谢紊乱的可能性,下一步进行实验室及影像学检查,明确诊断,并进行积极治疗。

(三)辅助检查

1. 主要内容及目的

(1)血清乙醇浓度:评估患者中毒程度。

(2)血气分析:评估代谢情况,患者口唇发绀,可能合并缺氧。

(3)电解质:呕吐等可引起电解质紊乱。

(4)肝功能、肾功能、血糖:明确是否合并低血糖,酒精中毒可能影响肝肾功能,评估患者肝肾功能,同时评估是否合并肝肾疾病。

(5)心肌酶:急性酒精中毒可引起心肌损伤。

(6)血常规:了解患者全血细胞情况,评估是否存在合并感染性疾病的可能。

(7)血脂:评估患者血脂代谢水平,评估危险因素,指导调脂治疗。

(8)头颅CT:筛查有无颅内出血、脑梗死、占位。

(9)心电图:心电图可发现是否合并心律失常等。

辅助检查结果

(1)血乙醇浓度:40.2 mmol/L。

(2)血气分析:pH 7.312,$PaCO_2$ 34.2 mmHg,PaO_2 68.9 mmHg,SaO_2 91%,HCO_3^- act 16.9 mmol/L,BE(ecf)−9.3 mmol/L,Lac 2.13 mmol/L。

(3)血常规:WBC 6.69×10^9/L,N% 85.1%,L% 10.3%,RBC 3.67×10^{12}/L,Hb 123.4 g/L,PLT 242×10^9/L。

(4)电解质及血糖:血钾 3.42 mmol/L,血钠 136 mmol/L,血钙 1.97 mmol/L,血糖 6.1 mmol/L。

(5)肝功能、肾功能正常。

(6)心肌酶:肌酸激酶 667 U/L,肌酸激酶同工酶 25.1 U/L,乳酸脱氢酶 174 U/L。

(7)血脂:TC 4.56 mmol/L,TG 0.62 mmol/L,HDL-C 1.25 mmol/L,LDL-C 3.04 mmol/L。

(8)头颅CT:头颅CT平扫未见明显异常。

(9)心电图:正常范围心电图。

2.思维引导 患者饮酒后出现意识模糊,呈持续性,伴口唇青紫、凝视、呕吐,查体欠配合,可闻及酒精气味、意识模糊、言语不清、口唇发绀、呼吸急促、心率增快等体征,头颅CT排除颅内出血、占位、脑梗死等,实验室检查排除低血糖、肝性脑病、肺性脑病,患者无其他毒物或药物接触史,血乙醇浓度>11 mmol/L,意识障碍考虑急性酒精中毒引起。患者目前已出现代谢性酸中毒、电解质紊乱、心肌损伤的表现,需积极对症治疗。

(四)初步诊断

①急性酒精中毒;②代谢性酸中毒;③低钾血症;④心肌损伤;⑤左侧甲状腺癌术后。

二、治疗经过

1.治疗方案

(1)生活方式干预:软食,休息、保暖、防止坠床。

(2)气道管理:鼻导管吸氧,侧卧位防止呕吐误吸。

(3)促醒:纳洛酮 0.4 mg+0.9% 氯化钠注射液 10 mL,iv;醒脑静 20 mL+5% 葡萄糖注射液 250 mL,ivgtt。

(4)促进乙醇代谢:50% 葡萄糖注射液 100 mL,iv;维生素 B_1 100 mg、维生素 B_6 100 mg,im。

(5)保护胃黏膜:奥美拉唑 40 mg+0.9% 氯化钠注射液 100 mL,ivgtt。

(6)补液,维持水电解质平衡:5% 葡萄糖注射液 500 mL+氯化钾针 1.5 g,ivgtt;5% 葡萄糖注射液 500 mL+维生素 C 3 g+维生素 B_1 100 mg+维生素 B_6 100 mg,ivgtt。

2.思维引导 患者急性酒精中毒,中毒严重程度分级以临床表现为主,其格拉斯哥昏迷评分(GCS)为 11 分,出现意识模糊、代谢性酸中毒、低钾血症、心肌损伤(心肌酶升高超过 2 倍以上)的表现,符合中度酒精中毒的诊断。通常轻度中毒血中乙醇浓度在 16~33 mmol/L(75~150 mg/dL),重度中毒多在 43 mmol/L(200 mg/dL)以上。急性酒精中毒临床上通常分为三期:兴奋期〔乙醇浓度达到 11 mmol/L（50 mg/dL）]、共济失调期[乙醇浓度达到 33 mmol/L（150 mg/dL）]、昏迷期[乙醇浓度达到 54 mmol/L（250 mg/dL）]。轻者一般不需要治疗，但急性酒精中毒后容易出现误吸、外伤等并发症，在留观或治疗过程中，需加强气道的管理，防止误吸、坠伤，预防意外事件发生，同时评估气道功能，必要时气管插管。由于酒精吸收迅速，催吐、洗胃和活性炭不适用于单纯酒精中毒患者。有以下情况者，可考虑洗胃治疗：①饮酒后 2 h 内无呕吐，评估病情可能恶化的昏迷患者；②同时存在或高度怀疑其他药物或毒物中毒；③已留置胃管特别是昏迷伴休克患者，胃管可试用于人工洗胃。该患者无明确洗胃适应证，考虑药物保守治疗。患者主要表现为意识障碍，应用纳洛酮能特异性拮抗内源性吗啡样物质介导的各种效应，解除酒精中毒的中枢抑制。静脉注射 50% 葡萄糖注射液 100 mL 及肌内注射维生素 B_1、维生素 B_6、烟酰胺各 100 mg，有助于加快乙醇在体内的氧化过程。由于急性酒精中毒可引起体内水电解质代谢紊乱，需注意补液和纠正代谢紊乱，防止脑水肿、脏器损伤等。对于烦躁不安或过度兴奋者，可用小剂量地西泮，避免应用吗啡、氯丙嗪、苯巴比妥类镇静药，该患者以意识模糊为表现，无兴奋症状，目前不考虑应用镇静药物。对于病情危重或经常规治疗病情恶化者可行血液净化治疗。此外，中重度酒精中毒特别伴有攻击行为、情绪异常的患者可应用促酒精代谢药物（美他多辛），能改善饮酒导致的肝功能损害及改善因酒精中毒而引起的心理行为异常，该药为单次给药，每次 0.9 g，加入 500 mL 生理盐水稀释后静脉滴注，哺乳期、支气管哮喘患者禁用。

治疗效果

（1）症状：意识正常，间断恶心，无口唇发绀、心悸、腹痛、头痛等不适。

（2）查体：神志清，精神一般，对答流利，四肢肌力、肌张力正常，脑膜刺激征阴性，双侧病理征阴性，心肺及腹部查体阴性。

三、健康指导

1.健康宣教　向患者介绍酒精及酒精中毒的危害。

2.生活指导　限制饮酒，逐渐减少饮酒量，使用酒精替代饮品或药物。戒烟，低盐低脂饮食，饮酒后以软食为主，生活规律，避免暴饮暴食，避免熬夜、过度紧张、劳累，保证足够睡眠。

3.心理指导　戒酒过程中建立信念，树立乐观、积极的心态，保持心情舒畅，积极配合治疗，鼓励患者通过文体活动等形式参与社会活动，获取家庭和社会支持。

4.预防类双硫仑反应　饮酒过程中或饮酒后应用某些药物可出现类双硫仑反应，严重者危及生命，用药或停药 7 d 内，禁止饮酒或含酒精饮品。

5.药物指导　奥美拉唑肠溶胶囊 40 mg qd po，可改善饮酒后胃部不适；若戒酒过程中出现酒精戒断症状，可给予地西泮缓解精神症状必要时医院就诊。

四、管理及随访

出院后每月门诊随访，了解戒酒情况及心理状况，及时进行心理疏导，如有不适，随时就诊。

五、练习题

1.急性酒精中毒后出现类双硫仑反应如何处理？

2.急性酒精中毒的严重程度如何分级？

六、推荐阅读

[1]林果为,王吉耀,葛均波.实用内科学[M].15版.北京:人民卫生出版社,2017.

[2]急性酒精中毒诊治共识专家组.急性酒精中毒诊治共识[J].中华急诊医学杂志,2014,23(2):135-138.

[3]杜雪平,王永利.全科医学案例解析[M].北京:人民卫生出版社,2017.

第三节　急性一氧化碳中毒

一、病历资料

（一）门诊接诊

一般资料:女性,56岁,农民。

1.主诉(代)　发现意识障碍3h。

2.问诊重点　意识障碍为临床常见急症,各种脑血管疾病、心血管疾病、气体中毒、农药中毒、安眠药中毒、酮症酸中毒、低血糖、高渗性糖尿病昏迷、水电解质紊乱、物理性损害等均可表现为意识障碍;问诊时应注意询问发病诱因、周围环境、主要症状及伴随症状特点、疾病演变过程、诊疗经过、治疗效果等。

3.问诊内容

（1）诱发因素:有无密闭环境中燃烧煤炭、取暖、食火锅、燃气热水器、煤矿爆炸等情况。

（2）主要症状:意识障碍持续时间、程度（嗜睡、意识模糊、昏睡、昏迷）、缓解或加重的因素、追问所处密闭环境的特点、接触时间等。

（3）伴随症状:有无大小便失禁,有无抽搐、偏瘫、偏盲、肢体震颤、抽搐等;有无记忆力、计算力、理解力、定向力、注意力、反应力等下降;有无头痛、恶心、喷射性呕吐,如有考虑颅内压增高、脑水肿的可能;有无周围神经损害,如面神经麻痹、喉返神经损伤等;有无呼吸急促、发绀、粉红色泡沫痰等,排除急性肺水肿、呼吸衰竭等;有无肢体肿胀、疼痛、血压低、少尿等,如有应注意警惕横纹肌溶解、急性肾功能衰竭等。

（4）诊疗经过:是否检查及治疗,何种治疗方式,效果如何。

（5）既往史:是否有高血压病、糖尿病、冠心病、脑血管病、手术外伤史、药物过敏史等。

（6）个人史:是否暴露于特殊环境、毒物接触史等。

（7）月经生育史:女性月经及生育情况。

（8）家族史:父母亲、兄弟姐妹、子女等身体状况,有无类似情况,有无家族性遗传病史。

问诊结果

患者中年女性,3h前家属发现其意识障碍、呼之不应,牙关紧闭,周围为密闭环境,发现有燃尽的煤炭,具体昏迷时间不详,无大小便失禁、无抽搐、四肢软瘫、无呼吸急促、周围未发现呕吐物、关节四肢肌肉无红肿等不适,家属发现后急呼120送至我院,送至医院途中,患者逐渐清醒。

既往无基础疾病。个人史、家族史无特殊。

4.思维引导   患者为突发意识障碍,周围有燃尽的煤炭、门窗紧闭,既往体健,考虑 CO 中毒可能性大,应注意与脑血管疾病、心血管疾病、气体中毒、农药中毒、安眠药中毒、酮症酸中毒、低血糖、水电解质紊乱、物理性损害等疾病进行鉴别;查体重点神经系统查体,并查看有无皮肤黏膜樱桃红色、皮肤关节的肿痛、心肺查体等。

(二)体格检查

1.重点检查内容及目的   患者以神经系统为主要表现,应注意神经系统体征。查看神志情况、有无肌力、肌张力异常,有无震颤,有无腱反射亢进、病理反射、脑膜刺激征等;查看患者呼吸、血压、脉搏等生命体征情况;查看是否有肢体受压、肢体肿痛等情况,排除急性肾损伤可能。

体格检查结果

T 36.8 ℃,P 80 次/min,R 18 次/min,BP 145/62 mmHg

神志尚清,自主体位,急性面容、查体合作,皮肤黏膜正常,未见樱桃红、黄染等,瞳孔等大等圆,对光反射灵敏,双肺呼吸音清,呼吸运动正常,未闻及明显干、湿啰音,心律齐、心脏各瓣膜听诊区未闻及明显病理性杂音,无心包摩擦音,四肢活动正常,无畸形、无活动受限,无关节肿痛、肌肉无萎缩、肌力、肌张力正常,四肢腱反射正常、病理征阴性。双下肢无肿胀。

2.思维指导   患者处于密闭环境,周围发现燃尽的煤炭,脱离环境后逐渐清醒,考虑一氧化碳中毒可能性大,目前患者已转醒,神经查体未发现阳性体征,需进一步完善血气全项、心电图、血常规、心肌酶、肝肾功能、电解质、血糖以及影像学等检查,明确诊断及病情。

(三)辅助检查

1.主要内容及目的   ①动脉血气分析:明确碳氧血红蛋白(COHb)浓度、判断病情严重程度。②血常规、肝肾功能、心肌酶、电解质、心电图、心脏超声等:进一步评估病情,评价有无其他脏器受累。③影像学检查:头部 CT、头部 MRI 等,排除急性脑血管病可能。

辅助检查结果

(1)血气全项:pH 7.44,PaCO$_2$ 33.5 mmHg,PaO$_2$ 143 mmHg,COHb 36.5%。

(2)血常规、肝肾功能、心肌酶、电解质、血糖、心电图、心脏超声:均在正常范围内。

(3)头部 CT:未见明显异常。

(4)头部 MRI:左侧内囊后肢异常信号,考虑代谢或中毒性病变? 缺血? 其他? 请结合临床。

2.思维引导   根据患者接触史、脱离环境后意识恢复、COHb 浓度支持急性 CO 中毒的诊断;头部 CT、MRI 等排除脑出血、急性脑梗死等脑血管疾病;根据血糖、血气全项、电解质等情况可与低血糖、高渗性糖尿病昏迷、酮症酸中毒、电解质紊乱等相鉴别。肝肾功能、心肌酶等正常,可排除肝、肾、心脏等脏器受累。

(四)初步诊断

急性 CO 中毒。

二、治疗经过

1. 治疗方案

(1)撤离中毒环境,转移至空气清新环境,保持呼吸道通畅,注意保暖,监测意识状态、生命体征等情况。

(2)氧疗:面罩吸氧和规律高压氧治疗。

(3)药物对症支持治疗:①糖皮质激素抗炎、减轻细胞水肿炎症,地塞米松针 10 mg iv qd。②醒脑静促醒,20 mg qd ivgtt。③依达拉奉清除自由基、减轻脑水肿,30 mg bid ivgtt。④保肝、护胃、维持水电解质酸碱平衡稳定等对症支持治疗。

2. 思维引导 发现 CO 中毒患者,紧急处理原则需尽快脱离中毒环境,进行氧疗,纠正缺氧,预防脑水肿、保持呼吸道通畅、生命体征稳定。院前急救:转移病患至空气新鲜处,解开衣领,保持呼吸道通畅,将昏迷患者摆成侧卧位,避免呕吐物误吸。氧疗:高流量高浓度氧疗。支持治疗:包括气道管理、血压支持、稳定心血管系统、纠正酸碱平衡和水电解质失衡,合理脱水、纠正肺水肿、脑水肿,改善全身缺氧所致主要脏器脑、心、肺、肾缺氧所致器官功能失衡,必要时及时行气管插管;尽早进行高压氧治疗,有益于患者尽快清醒,尽早排除体内 CO,减轻机体的缺氧损伤,降低迟发性脑病发生率,对于顽固性低氧血症患者,应积极给予机械通气治疗;急性重症患者无明显禁忌证时,根据病情需要,可以考虑糖皮质激素治疗,酌情应用脱水药物、营养神经药物、吡咯烷酮类、依达拉奉、促醒类等药物。治疗过程中应注意 CO 中毒迟发性脑病的发生,其中年龄在 40 岁以上,昏迷时间长,患有高血压病、糖尿病、高血脂等基础病,在假愈期受到重大精神刺激,急性中毒时有并发症,过早停止治疗或急性期治疗不当等可能是容易发生迟发性脑病的危险因素。

CO 中毒迟发性脑病是患者在急性 CO 中毒后,部分患者在 2~60 d 表现正常或接近正常的假愈期后,再次出现的一种神经精神症状,其中包括以下症状:①精神异常或意识障碍。②锥体外系神经障碍,出现震颤麻痹等表现。③锥体系损害,偏瘫、失语、大小便失禁等。④大脑皮质功能障碍,视神经萎缩、听神经损害及周围神经病变等。重度患者会出现意识障碍,甚至出现昏迷,在头颅磁共振上多可以表现为广泛脱髓鞘病变。当 CO 中毒的患者,在 60 d 内再次出现神经精神症状时,应该立即到医院就诊,给予相应的检查和治疗,以免损伤脑神经细胞,导致后遗症。

治疗效果

(1)症状:患者脱离密闭环境后意识逐渐清醒,24 h 内行高压氧治疗 1 次后意识完全恢复。

(2)查体:神志清楚,R 17 次/min,记忆力、计算力、理解力、定向力、注意力、反应力正常,肌力、肌张力正常、腱反射正常,病理征阴性。

(3)辅助检查:血气全项:pH 7.40,$PaCO_2$ 36 mmHg,PaO_2 200 mmHg,COHb 0.5%。

三、健康指导

1. 健康宣教 向患者介绍本病发病的主要诱因、过程、预后、常见的并发症等。

2. 饮食生活指导 均衡饮食,合理安排各种营养成分,生活规律,避免熬夜、感冒、避免劳累、情绪激动、过于紧张,保证足够睡眠等。

3. 心理指导 减轻精神压力,消除思想负担,保持心情舒畅,积极配合治疗,避免焦虑,获取家庭支持,树立信心。

4. 运动指导 适当运动,以有氧运动为主。

四、管理及随访

1.加强预防,日常生活中使用煤气、煤炉等时注意保持通风,不要在密闭环境下使用;正确使用燃气热水器等。

2.于社区医院建立健康档案,定期复查,定期进行康复锻炼;警惕一氧化硫中毒迟发性脑病;如有不适,随时就诊,必要时及时转诊。

五、练习题

1.意识障碍需考虑哪些鉴别诊断?

2.一氧化碳中毒的急诊处理原则有哪些?

六、推荐阅读

[1]高春锦,葛环,赵立明,等.一氧化碳中毒临床治疗指南(一)[J].中华航海医学与高气压医学杂志,2012,19(2):127-128.

[2]沈洪,于学忠,刘忠民,等.急诊医学[M].7版.北京:人民卫生出版社,2008.

[3]杜雪平,王永利.全科医学案例解析[M].北京:人民卫生出版社,2017.

第九章　外科系统

第一节　肠梗阻

一、病历资料

(一)门诊接诊

一般资料:65 岁,男,退休人员。

1. 主诉　停止排气、排便 6 d,腹痛 4 d。

2. 问诊重点　排便异常、腹痛等为消化系统疾病常见症状,问诊时应关注患者起病缓急、诱因、腹痛性质、部位、持续时间、加重缓解因素,以及伴随症状,同时重点关注疾病演变过程、诊治经过、治疗效果等动态变化情况。

3. 问诊内容

(1)诱发因素:有无受凉、劳累、不洁或辛辣刺激性饮食等诱发因素。

(2)主要症状:停止排气排便的起病过程、具体症状特点,腹痛的部位、性质、程度、加重及缓解因素,有无放射痛等。

(3)伴随症状:有无恶心、呕吐、便秘、黑便、血便、大便性状改变等症状,有无发热、乏力、黄疸、纳差、心慌、胸闷、气短等症状。

(4)疾病演变过程:腹痛部位、剧烈程度或性质的变化。

(5)诊治经过:来诊之前是否于外院就诊,检查及用药情况,检查结果及用药的种类、剂量,用药效果如何。

(6)既往史:既往是否有类似情况发生,如何诊治;有无消化道溃疡、肝脏疾病、胆结石、泌尿系结石、肿瘤等既往病史;有无外伤、手术、输血史;有无药物、食物过敏史等。

(7)个人史:吸烟饮酒史,有毒有害物质接触史,疫水疫区接触史,患者生活方式(包括饮食、排便、运动、睡眠、心理状况等),家庭社会关系,文化水平,经济状况,依从性等。

(8)家族史:有无肿瘤、消化道溃疡等有家族遗传或聚集倾向疾病。

问诊结果

患者,男,65 岁,退休人员,6 d 前无明显诱因出现停止排气排便,4 d 前出现间断下腹部钝痛,每次约 1 min,每小时 2~3 次,可忍受,无明显放射痛,无发热、恶心、呕吐、黄疸、血便、乏力、纳差、心慌、胸闷、气短等,为求进一步诊疗遂来我院。患病以来,进食量较前减少,未排大便,小便量少,色黄,体重无明显变化。

既往阑尾切除术后50余年。有饮酒史,平均每周3次,每次约100 mL,偶吸烟。平素肉食居多,缺乏锻炼,睡眠可,情绪可,家庭经济收入稳定,家庭及社会关系和谐,大专学历,沟通良好。其余病史无特殊。

4.思维引导　患者老年男性,以停止排气排便入院,临床上停止排气排便伴腹痛需高度怀疑是否有肠梗阻存在,从病史询问和体格检查入手,详细分析其临床表现。肠梗阻的主要症状有腹痛、呕吐、腹胀和便秘等,需注意的是:早期高位梗阻可能有正常的排便;结肠梗阻者多无呕吐;有阵发性腹绞痛并伴有肠蠕动亢进现象者,为机械性肠梗阻的特有症状;有反复呕吐甚至吐粪样液体者,为小肠梗阻的特征。此外,其他急腹症常有腹痛、呕吐、腹胀等症状,需要与之相鉴别:①其他有绞痛的病变,如胆道或泌尿系统的结石绞痛等;②某些炎性病变,如急性胰腺炎、急性胆囊炎或阑尾炎;③肠炎、食物过敏或饮食不当等。应在查体时重点行腹部体格检查。

(二)体格检查

1.重点检查内容及目的　首先注意患者生命体征,检查体温、脉搏、呼吸、血压、血氧饱和度等,若生命体征平稳,进一步完善相关体格检查,重点腹部查体,判断病变发生部位,腹部查体按视听叩触顺序进行。视诊腹部皮肤有无色素沉着、静脉曲张、腹部形态膨隆或凹陷、是否有胃肠型及蠕动波。听诊肠鸣音,判断消化道蠕动情况;有无血管杂音,提示血管源性疾病。叩诊肝浊音界,判断有无消化道穿孔;移动性浊音,判断有无腹腔积液;肾区叩击痛提示泌尿系疾病。浅触诊有无腹肌紧张、包块、压痛;深触诊有无包块、局部压痛、反跳痛;肝、胆囊、脾、双肾触诊是否有脏器肿大及表面形态。另需完善必要的全身查体,如皮肤巩膜有无黄染,心肺听诊及神经系统检查,全面评估患者情况。

体格检查结果

T 36.60 ℃,R 22 次/min,P 71 次/min,BP 131/82 mmHg

神志清楚,自主体位,急性面容。全身皮肤黏膜无黄染、皮疹、出血等。全身浅表淋巴结未触及。眼睑无水肿,结膜无充血,双侧瞳孔等大等圆,直径3 mm,对光反射灵敏,调节反射正常。颈静脉无怒张。肝颈静脉回流征阴性。胸廓对称,呼吸运动正常,叩诊清音,双肺呼吸音清,无干、湿啰音。心率71 次/min,律齐,各瓣膜听诊区未闻及杂音。腹部微隆,无腹壁静脉曲张,无胃肠型,无蠕动波,触韧,下腹部压痛,无反跳痛,未及包块。肝肋缘下未触及,脾肋缘下未触及,Murphy 征阴性,左、右肾区无叩击痛,输尿管点无压痛,移动性浊音阴性,无液波震颤,肠鸣音1 次/min,无过水声,无血管杂音。双侧 Babinski 征阴性,双侧 Hoffmann 征阴性,Kernig 征阴性。

2.思维引导　经上述查体,患者心肺等查体阴性,阳性体征集中在腹部,包括轻度腹胀、下腹部压痛、肠鸣音减弱,高度怀疑消化系统疾病,肠梗阻可能性大。急性肠梗阻变化快,需早期诊断、处理,下一步进行实验室及影像学检查,明确诊断,并进行病因学筛查。

(三)辅助检查

1.主要内容及目的

(1)三大常规:血常规可提示贫血及是否合并感染。血、尿常规可提示是否血液浓缩。若有大便,粪隐血阳性可提示消化道出血。

(2)肝肾功能、电解质、淀粉酶、心肌酶:明确是否合并代谢紊乱,筛查是否合并急性胰腺炎、急性心肌梗死等疾病。

（3）血脂：评估血脂代谢水平，评估危险因素。

（4）凝血功能：评估凝血状态，指导后续治疗。

（5）肿瘤标志物：是否存在肠道特异标志物升高，如 CEA、CA199 等，协助诊断。

（6）心电图、心脏超声：评估有无心律失常、心脏结构及功能异常。

（7）X 线检查：同时进行直立位（或侧卧位）和平卧位透视或平片，评估肠道充气的程度、范围和部位，判断梗阻部位及严重程度。

（8）CT 检查：诊断肠梗阻，鉴别梗阻原因与梗阻部位，是最为有效的辅助手段之一。

辅助检查结果

（1）血常规：血红蛋白 111.2 g/L，红细胞计数 $5.27×10^{12}$/L，白细胞计数 $9.31×10^9$/L，中性粒细胞绝对值 $7.28×10^9$/L，淋巴细胞绝对值 $1.36×10^9$/L，中性粒细胞百分数 74.7%。

（2）尿常规：无蛋白、糖、酮体、胆红素、红细胞、白细胞、管型、细菌、真菌等。

（3）生化检查：肝功能：总蛋白 51.8 g/L，白蛋白 30.1 g/L，球蛋白 19.2 g/L，血、尿淀粉酶、肾功能、电解质、心肌酶、血糖等无明显异常。

（4）凝血功能：凝血酶原时间、纤维蛋白原、D-二聚体等无异常。

（5）肿瘤标志物：CEA 12.6ng/mL。

（6）心电图检查：正常范围心电图。

（7）心脏超声：左室舒张功能下降。

（8）腹部平片：结肠扩张积气伴多发气液平面。

（9）腹部 CT：乙状结肠走行欠自然，伴近端结肠扩张，肠梗阻。

2.思维引导　患者停止排气排便，伴腹部疼痛，起病时间较短，查体阳性体征集中在腹部，首选腹部立位平片检查，可见结肠扩张积气伴多发气液平面，根据病史、查体及辅助检查明确肠梗阻诊断。心电图及心脏彩超未见心肌梗死、房颤、心脏瓣膜赘生物等心源性栓塞病因；患者血红蛋白轻度下降，轻度贫血，白细胞及中性粒细胞轻度升高，提示炎症反应存在；患者大便潜血弱阳性，肿瘤标志物 CEA 升高及腹部 CT 结果，提示消化道肿瘤可能性大。

（四）初步诊断

①急性肠梗阻；②乙状结肠占位：结肠癌？③阑尾切除术后。

二、治疗经过

1.治疗方案

（1）一般治疗：禁食水，留置胃管，负压引流，灌肠，芒硝外敷。

（2）抑酸护胃：艾普拉唑钠 10 mg qd ivgtt。

（3）补充电解质、营养：门冬氨酸钾 10 mL qd ivgtt；中/长链脂肪乳注射液 250 mL qd ivgtt；复方氨基酸注射液 250 mL qd ivgtt；维生素 C 针 2 g、维生素 B_6 注射液 200 mg qd ivgtt。

（4）内镜治疗：肠镜示乙状结肠腔内溃疡状肿瘤，占肠腔一周，肠腔狭窄，镜身不能通过，遂取活检并行肠镜+透视下肠内支架植入术。

（5）情况稳定后请肿瘤科及胃肠外科会诊制定下一步治疗。

2.思维引导　患者停止排气排便，腹痛，就诊时轻度腹胀、下腹部压痛、肠鸣音减弱，先给予胃肠减压可减轻腹胀,有利于肠壁循环的恢复,避免吸入性肺炎的发生。艾普拉唑钠抑酸护胃,如肠梗阻时间过长或发生绞窄时给予抗革兰氏阴性杆菌及厌氧菌的广谱抗生素静脉滴注治疗。纠正水、电解质紊乱和酸碱失衡是极为重要的基础治疗措施,根据血清电解质和血气分析结果加以调整,并应监测尿量及中心静脉压的变化。绝大多数机械性肠梗阻需外科手术治疗,该患者通过肠道介入治疗,放置可弯曲具有膨胀性能的金属支架,通过结肠狭窄处以恢复肠腔通畅,可使肠梗阻及时缓解,以改善整体情况,增加对手术的耐受性。腹腔镜乙状结肠癌根治术以清除局部病变,解除梗阻,恢复肠道功能。

治疗效果

(1)症状:入院 48 h 内患者有大量排气排便,腹痛明显减轻。

(2)查体:生命体征平稳,BP 122/75 mmHg,心率 74 次/min,心肺听诊未闻及异常,腹软。

(3)辅助检查:腹部立位平片示腹腔积气较前减少;腹部增强 CT 示结肠全程扩张显著缓解,内容物明显减少。

三、健康指导

1. 健康宣教　向患者及/或家属介绍本病的主要诱因、过程、预后等,尽量避免诱发因素,介绍该病的危害及预警信号,应该及时就医诊断治疗。

2. 定期复查　监测疾病恢复情况,了解疾病变化,及时发现早期治疗。

3. 生活指导　生活规律,避免劳累、受凉,保持健康生活方式,多样化、定时定量进食。多饮水,保持大便通畅。

4. 心理指导　保持心情舒畅,避免焦虑,积极配合治疗随访,获取家庭支持,树立信心。

5. 运动指导　适当锻炼,循序渐进,促进胃肠道蠕动,提高身体健康水平。

6. 药物指导　遵医嘱服药,不擅自停药,注意观察药物的疗效和副作用。

四、管理及随访

于社区医院建立健康档案,出院后 1、3、6 个月门诊随访,行腹部 CT、肝肾功能、血常规、大便常规等检查,了解肠道功能恢复情况。如有不适,随时就诊。

五、练习题

1. 哪些症状体征提示肠梗阻病情危重?

2. 急性肠梗阻治疗原则有哪些?

六、推荐阅读

[1]吴肇汉,秦新裕,丁强.实用外科学[M].4 版.北京:人民卫生出版社,2017.

[2]方力争,贾建国.全科医生手册[M].2 版.北京:人民卫生出版社,2017.

第二节　急性胆囊炎

（一）门诊接诊

一般资料：患者60岁，女性，退休教师。

1. 主诉　腹痛7 h。

2. 问诊重点　腹痛为消化系统常见症状，患者急性发病，问诊时应注意诱发因素、主要症状及伴随症状特点、疾病演变过程、诊治经过及治疗效果等。

3. 问诊内容

（1）诱发因素：有无暴饮暴食、进食油腻食物、饮酒、外伤等诱发因素。

（2）主要症状：①腹痛部位，上腹痛、下腹痛还是脐周痛，左侧腹痛还是右侧腹痛；②腹痛的性质，持续性腹痛，阵发性腹痛，刀割样痛，烧灼样痛，钝痛，胀痛；③腹痛的程度，隐痛还是剧烈疼痛。

（3）伴随症状：①伴发热、寒战常提示存在炎症感染；②伴黄疸常提示肝胆胰腺疾病；③伴血尿常提示泌尿系疾病如泌尿系结石或泌尿系肿瘤；④伴反酸、呕吐、腹泻常提示食道、胃肠疾患等；⑤伴胸闷、胸痛需除外心血管系统疾病如急性心肌梗死等；⑥伴背痛需考虑是否有胆囊、胰腺、泌尿系疾病（如泌尿系结石）、主动脉夹层等。

（4）诊治经过：发病后是否就诊，有无进行相关化验检查，检查结果，是否用药，用药的名称及用药后效果如何。

（5）既往史：是否有高血压、糖尿病、冠心病、胆囊结石、肾结石、阑尾炎病史，是否有手术外伤史，药物、食物过敏史等。

（6）个人史：有无吸烟饮酒史，职业是否可能长期接触重金属如铅等。

（7）月经史：育龄期女性突发下腹痛需除外异位妊娠破裂、黄体破裂等；注意询问月经史以及腹痛前有无性生活史等。

（8）家族史：直系亲属健康状况，有无家族遗传及传染病史。

问诊结果

患者，女性，60岁，退休教师，7 h前进食后出现上腹部疼痛，持续性上腹痛，伴右侧肩背部疼痛，伴恶心、呕吐，呕吐后腹痛缓解不明显。无发热，无胸闷胸痛，无腹泻腹胀，大便正常，有肛门排气，遂来院就诊。1 d前参加聚会时进食较多肉类食物并少量饮酒。

既往有胆囊结石、肾结石、乳腺癌术后病史，否认高血压、糖尿病及冠心病病史。无吸烟、酗酒等不良嗜好。平素饮食规律，喜食油炸食物。已绝经6年余。育有1子。家族史无特殊。经济收入稳定，家庭及社会关系和谐，本科学历，沟通良好。

4. 思维引导　患者老年女性，进食后出现持续性上腹痛，伴右侧肩背痛，既往有胆囊结石病史，1 d前进食较多肉食并饮酒，需考虑是否存在胆系急症。常见胆系急症包括急性胆囊炎和急性胆管炎。急性胆囊炎是指胆囊的突发炎症，在炎症的发展过程中，胆管梗阻是主要因素。急性化脓性胆管炎是急性胆囊炎的严重阶段，胆管梗阻及细菌感染造成胆管内压力显著升高，导致大量细菌和毒素进入血液循环,易造成感染性休克及多脏器功能衰竭,若不及时处理,可威胁患者生命。沙尔科(Charcot)三联症:腹痛、寒战高热、黄疸;出现休克及精神神经症状为雷诺(Reynolds)五联征。此外,需要与急性胰腺炎、急性心血管事件、胃肠穿孔、酮症酸中毒等其他可导致腹痛的疾病相鉴别。需要进一步完善体格检查:生命体征,详细腹部查体等。

(二)体格检查

1. 重点检查内容及目的　患者老年女性,急性腹痛,需首先关注生命体征情况,测血压、脉搏、呼吸、体温;结合患者临床表现及既往史,需格外警惕急性胆囊炎合并胆囊结石、胰腺炎等,重点进行腹部查体。

体格检查结果

T 36.6 ℃,R 20 次/min,P 92 次/min,BP 110/70 mmHg

神志清,精神可,急性痛苦面容;心肺查体未见异常;腹平坦,无胃肠型、蠕动波,腹软,右上腹压痛,Murphy 征阳性,无腹肌紧张,双肾区无叩痛,移动性浊音阴性,肠鸣音 4 次/min,腹部未闻及血管杂音。

2. 思维引导　急性胆囊炎是胆管梗阻和细菌感染引起的炎症,95% 以上的患者合并有胆囊结石,女性多见。常见为夜间发作,饱餐、饮酒以及进食油腻食物常可诱发。疼痛可放射至右侧肩背部。患者可出现恶心、呕吐、纳差等消化道症状,可伴发热;如患者同时合并寒战高热,提示病变严重,如合并急性胆管炎、胆囊坏疽或穿孔或胆囊积脓等。10% ~20% 的患者可合并黄疸。体格检查右上腹胆囊区域可有压痛,当炎症波及浆膜时可有腹肌紧张及右上腹反跳痛,Murphy 征阳性。急性胆囊炎影像学检查(彩超或 CT)可显示胆囊增大、胆囊壁增厚、胆囊周围渗出及结石影;急性化脓性胆管炎可显示肝内胆管、胆总管扩张以及胆道结石等征象。同时应尽快完善心电图及血常规、心肌酶、肝肾功能、血淀粉酶及脂肪酶、CRP 等。如有条件可行 MRCP 检查。

(三)辅助检查

1. 主要内容及目的
(1)血常规、CRP:提示急性炎症及感染。
(2)血淀粉酶及脂肪酶:排除急性胰腺炎。
(3)心电图:排除急性心肌梗死。
(4)腹部影像学:腹部 CT 及 MRCP 检查。

辅助检查结果

(1)血常规:WBC 13.26×10⁹/L,N% 96.1%,L% 2.5%,RBC 4.53×10¹²/L,Hb 145.0 g/L,PLT 197×10⁹/L。
(2)CRP:145.04 mg/L(0~5)。
(3)血淀粉酶:63.00 U/L(0~220)、血脂肪酶 35.40 U/L(13~60)。
(4)心电图:正常。
(5)腹部 CT:胆囊散在结石,急性胆囊炎;不均匀脂肪肝(图 9-1)。

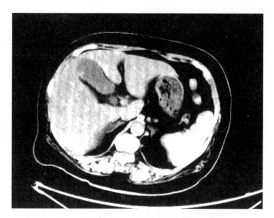

图 9-1 上腹部 CT

2. 思维引导 急性胆囊炎诊断标准：①症状和体征，右上腹疼痛（可向右肩背部放射），Murphy征阳性，右上腹包块/压痛/肌紧张/反跳痛；②全身反应，发热，CRP 升高，血白细胞升高；③影像学检查，影像学检查发现胆囊增大，胆囊壁增厚，胆囊颈部结石嵌顿、胆囊周围积液等表现。确诊急性胆囊炎：症状和体征及全身反应中至少各有 1 项为阳性。疑似急性胆囊炎：仅有影像学检查支持。

（四）初步诊断

①急性胆囊炎合并胆囊结石；②肾结石；③乳腺癌术后。

二、治疗经过

1. 初步治疗 ①头孢曲松 3 g ivgtt qd。②和患者家属沟通病情，患者年龄大，既往有基础疾病，炎症指标显著升高，考虑急性胆系感染，有进一步发展为感染性休克、多脏器功能衰竭的风险，建议住院治疗。

2. 思维引导 急性胆囊炎合并胆囊结石的患者，可予以解痉药物、抑酸护胃、抗感染等对症治疗，必要时予以外科手术治疗。抗感染药物应选择能覆盖革兰氏阴性杆菌和厌氧菌的抗菌药物。老年人、糖尿病或恶性肿瘤患者以及其他免疫力低下人群，应建议住院治疗，因在上述人群中，急性胆系感染很容易进展为感染性休克，需要格外警惕。

检查结果

住院后查看患者，神态清，精神差，皮肤湿冷，复测血压降至 76/54 mmHg，心率 116 次/分：

（1）血常规：WBC 26.83×10^9/L NE 92.0%。

（2）PCT 7.62 ng/mL（0~0.046）；CRP 129.08 mg/L（0~5）。

（3）生化：ALT 448 U/L，AST 402 U/L，GGT 496 U/L，总胆红素 77.9 μmol/L，直接胆红素 66.1 μmol/L；K^+ 3.43 mmol/L，Na^+ 136.5 mmol/L；肾功能正常。

（4）MRCP：胆囊炎、胆囊结石并肝内外胆管轻度扩张；胆总管、胰管未见扩张及明显充盈缺损。

入院后患者血压显著下降，血白细胞 CRP PCT 显著升高，考虑存在脓毒血症及感染性休克。转氨酶及胆红素升高，考虑与急性胆囊炎、胆系感染有关，MRCP 排除了胆总管结石及胆总管病变。调整抗感染治疗方案（比阿培南 0.3 g q8h ivgtt）。予以积极补液、保肝、补钾等对症治疗。

如首选经验性抗感染药物无效，可考虑选用碳青霉烯类抗生素，疗程应持续 5~7 d，后根据患者临床表现、体温、血常规等指标综合考虑是否可停用抗生素。

治疗效果

患者神志清,精神可,无发热,一般情况好。

血压 118/86 mmHg,心率 72 次/min。复查血常规、CRP、PCT、肝功能均在正常范围。转至外科行"腹腔镜下胆囊切除术"。

术后第 7 天,患者生命体征平稳,腹部查体示腹软,腹部无压痛及反跳痛;予以办理出院。

三、健康指导

1. 健康宣教　向患者介绍本病的主要诱因、过程、预后等。
2. 饮食指导　出院后嘱少量多餐、流质低脂饮食,1 个月后返院复查。
3. 生活指导　生活规律,避免饮酒,避免劳累及熬夜,保证充足睡眠。
4. 心理指导　减轻心理压力,避免焦虑紧张,保持心情舒畅,注意定期随访。

四、管理及随访

出院后嘱患者避免剧烈运动,注意多休息,避免劳累,少量多餐、流质低脂饮食。嘱 1 个月后门诊随访,复查血常规、CRP、PCT、肝胆胰脾彩超或上腹部 CT 等相关检查。

五、练习题

1. 急性胆囊炎合并胆囊结石需要与哪些疾病相鉴别?
2. Charcot 三联症、Reynolds 五联征分别包括哪些临床表现?

六、推荐阅读

[1]郑树森.外科学.[M].2 版.北京:高等教育出版社,2011.
[2]中华医学会外科学分会胆道外科学组.急性胆道系统感染的诊断和治疗指南(2021 版)[J].中华外科杂志,2021,59(6):422-429.
[3]于学忠,黄子通.急诊医学[M].北京:人民卫生出版社,2015.

第十章　妇儿系统

第一节　卵巢囊肿蒂扭转

一、病历资料

(一)门诊接诊

一般资料:患者29岁,女性,小学教师。

1. 主诉　右下腹痛1 h。

2. 问诊重点　腹痛为消化系统常见症状,病因较为复杂,问诊时应注意腹痛的特点,伴随症状,疾病演变过程,诊治经过,治疗效果等。还要注意患者生活方式,包括饮食、运动、睡眠、心理状况等,家庭社会关系,经济状况,文化水平,依从性等。

3. 问诊内容

(1)诱发因素:有无饱餐、饮酒、情绪、药物、劳累、外伤等诱发因素。

(2)主要症状:腹痛的部位、性质、程度、加重及缓解因素(包括与进食、排便、体位的关系),有无放射痛等。

(3)伴随症状:有无恶心、呕吐、腹胀、黑便、呕血、便血、便秘、肛门停止排气排便、腹泻,有无发热、头晕、抽搐、胸痛、胸闷、心悸、皮疹、尿血、尿频、尿痛,女性有无停经、阴道出血等症状。

(4)疾病演变过程:腹痛部位、剧烈程度或性质的变化。

(5)诊治经过:来诊之前是否于外院就诊,检查及用药情况,检查结果及用药的种类、剂量,用药效果如何。

(6)既往史:既往是否有类似情况发生,如何诊治;有无泌尿系结石、妇科疾病、肿瘤等既往病史;有无高血压、糖尿病等病史;有无肝炎、结核病史;有无外伤输血史,药物食物过敏史等。

(7)个人史:吸烟饮酒史,有毒有害物质接触史,疫水疫区接触史,患者生活方式,包括饮食、运动、睡眠、心理状况等,家庭社会关系,文化水平,经济状况,依从性等。

(8)月经生育史:末次月经时间,有无性生活史,需排除孕龄期女性妊娠可能,警惕异位妊娠,黄体破裂等所致腹痛。

(9)家族史:如肿瘤、结核、炎症性肠病等有家族遗传或聚集倾向疾病。

问诊结果

患者,女,29岁,小学教师,1 h前晨起后突然出现右下腹疼痛,为持续性剧烈疼痛,伴下坠感,无他处放射,伴恶心干呕,伴腹胀,排气减少,无发热,无头晕头痛,无咳嗽胸闷,无胸痛心悸,无反酸、烧心,无腹泻等不适,遂急来我院。患病以来,未进食,未排大便,小便 1 次,色黄,体重无明显变化。

　　既往 2 年余前体检发现右侧卵巢囊肿,大小 5~6 cm,无自觉症状,未治疗,1 年余前复查大小较前无明显变化,后未定期复查。无高血压、糖尿病、心脑血管疾病病史,无肝炎、结核、疟疾病史。无吸烟饮酒史。平素月经不规律,14 岁初潮,周期 30~40 d,持续 5~7 d,末次月经 2022-8-16(距就诊日期 28 d),已婚,有性生活史,孕 1 产 1,3 年前行剖宫产一男活婴,现工具避孕。平素饮食规律,有规律运动,睡眠欠佳,易急躁,工作压力较大,家庭经济收入稳定,家庭及社会关系和谐,本科学历,沟通良好。

　　4.思维引导　患者青年女性,以"右下腹痛 1 h"为主诉来诊,为突发右下腹持续性剧痛,伴下坠感,恶心干呕、腹胀、排气减少。右下腹疼痛病因较多,诊断困难,结合该患者病史特点,急性阑尾炎、输尿管下段结石、卵巢肿瘤蒂扭转、黄体破裂、异位妊娠破裂等均需考虑。急性阑尾炎多为转移性右下腹痛,起病可为隐痛,疼痛逐渐加重,可合并发热;输尿管结石多表现为持续性绞痛,可阵发性加重,可伴有排尿异常、腰痛等症状;患者晨起体位变动后突发腹痛,既往卵巢囊肿病史,囊肿体积较大,卵巢囊肿蒂扭转可能性较大;孕龄期、有性生活史、平素月经不规律、发病时为例假后 28 d,需警惕异位妊娠破裂。注意孕龄期女性腹痛患者需仔细询问月经史及有无性生活史,即使否认性生活史或表示处于安全期、有避孕措施者亦不能排除妊娠可能,需仔细鉴别,避免漏诊。腹痛患者应在查体时重点行腹部查体,另需要注意患者生命体征,有些疾病易导致休克,需紧急处理并及时转诊。

　　(二)体格检查

　　1.重点检查内容及目的　首先注意患者生命体征,检查体温、脉搏、呼吸、血压、血氧饱和度等,若生命体征平稳,进一步完善相关体格检查,着重腹部查体。腹部查体按视、听、叩、触顺序进行。视诊腹部形态,有无隆起或凹陷、是否有胃肠型及蠕动波。听诊肠鸣音,血管杂音。叩诊肝浊音界,移动性浊音液;肾区叩击痛、输尿管点压痛提示泌尿系疾病;浅触诊有无腹肌紧张、包块、压痛;深触诊有无包块、局部压痛、反跳痛,需注意从健侧至患侧,最后按压疼痛部位。患者妇科疾病不能排除,需行妇科检查,子宫双合诊或三合诊。另需完善必要的全身查体,如精神状态,有无强迫体位,全身皮肤黏膜有无苍白,心肺听诊及神经系统检查,全面评估患者情况。

体格检查结果

　　T 36.9 ℃,R 19 次/min,P 95 次/min,BP 106/70 mmHg,血氧饱和度 96%

　　身高 162 cm,体重 56 kg,BMI 21.34 kg/m²

　　发育正常,营养良好,神志清,自主体位,表情痛苦,查体合作。全身皮肤黏膜无苍白、黄染、皮疹、瘢痕、色素沉着。双肺呼吸音清,未闻及干、湿啰音。心率 95 次/min,律齐,各瓣膜听诊区未闻及杂音。腹平坦,无胃肠型、蠕动波,腹软,右下腹可触及一包块,质韧,活动度可,压痛阳性,无明显反跳痛,余无压痛及反跳痛,肾区无叩击痛,移动性浊音阴性,肠鸣音 4 次/min,未闻及血管杂音。子宫双合诊宫颈有举痛和摇摆痛,右侧附件区可扪及一肿物,表面光滑、张力高、有压痛。四肢活动自如,双下肢无水肿,生理反射存在,病理反射未引出。

　　2.思维引导　体格检查患者生命体征平稳,右下腹可触及一包块,质韧,活动度可,压痛阳性,妇科检查宫颈有举痛和摇摆痛,右侧附件区可扪及一肿物,张力高,有压痛。急性阑尾炎有明显压

痛、反跳痛,若有阑尾脓肿局部可触及包块;输尿管结石多有症状体征不一致,腹痛较重,但压痛、反跳痛不明显,可有输尿管点压痛或肾区叩痛;卵巢囊肿蒂扭转局部可触及包块,压痛明显,若未破裂或合并感染,可无反跳痛;黄体破裂及异位妊娠破裂可有全腹压痛、反跳痛,若腹腔出血量大,移动性浊音阳性,易合并休克,需警惕。卵巢囊肿蒂扭转、黄体破裂及异位妊娠都可有宫颈举痛及摇摆痛。结合患者病史和体征,考虑右侧卵巢囊肿蒂扭转可能性大,需进一步完善血常规、CRP、PCT、尿常规、血人绒毛膜促性腺激素(HCG)、腹部影像学检查明确诊断,若考虑为需手术疾病,需完善相关术前检查,如血型、肝肾功能、血糖、电解质、传染病、血凝试验、心电图。

(三)辅助检查

1. 主要内容及目的

(1)血常规:提示有无感染、贫血,血小板减少等。

(2)CRP、PCT:提示感染。

(3)尿常规:排查泌尿系疾病。

(4)血 HCG:排除妊娠。

(5)腹部彩超或 CT:了解腹部影像学,提示病变部位及严重程度。

(6)血型、肝肾功能、血糖、电解质、传染病、血凝试验、心电图:若判断为需手术疾病,完善相关术前检查。

辅助检查结果

(1)血常规:WBC 10.5×10^9/L、N% 76%、L% 20%、RBC 3.76×10^{12}/L、Hb 114 g/L、PLT 365×10^9/L、HCT 34.9%。

(2)CRP、PCT:CRP 8 mg/L,PCT 0.041 ng/mL。

(3)尿常规:尿白细胞、红细胞、尿蛋白、尿隐血均阴性。

(4)血 HCG 3.62 mIU/mL。

(5)腹部彩超示右侧附件区见一囊性团块,透声好,大小约 66 mm×61 mm×52 mm,团块周边可见条索状不均质回声团,呈"漩涡样"改变,彩色多普勒血流成像(CDFI):包块内未见明显血流信号,盆腔可见少量积液。肝胆胰脾及泌尿系未见明显异常,阑尾未见明显增粗及周围渗出。

2. 思维引导 患者血常规示白细胞、中性粒细胞轻度升高,CRP、PCT 正常,无发热,腹痛时间较短,不考虑感染所致腹痛,白细胞、中性粒细胞升高可能为应激所致。血红蛋白提示轻度贫血,正细胞正色素性,彩超示盆腔少量积液,需警惕腹腔内出血可能。尿常规正常,无红细胞、隐血,泌尿系彩超未见明显异常,暂不考虑泌尿系结石。血 HCG 正常,排除异位妊娠。彩超见右侧附件区囊性团块,团块周边可见条索状不均质回声团,呈"漩涡样"改变,考虑为卵巢囊肿蒂扭转。卵巢囊肿首选彩超检查,漩涡征为卵巢囊肿蒂扭转特征性表现。

(四)初步诊断

①卵巢囊肿蒂扭转(右侧);②盆腔积液(少量);③贫血(轻度)。

二、治疗经过

1.治疗方案

(1)一般治疗:卧床休息,心电监护、建立静脉通路、禁食水,严密监测生命体征。

(2)药物治疗:0.9% NaCl 500 mL ivgtt,保持静脉通路。

(3)手术治疗:积极完善相关术前检查,紧急妇科会诊,若基层条件不允许,及时转诊。

2.思维引导   患者急性卵巢囊肿蒂扭转,一经确诊,尽快手术治疗。卵巢囊肿蒂扭转可能发生卵巢坏死、囊肿破裂、出血、继发感染、休克,准备手术期间需积极完善血型、肝肾功能、血糖、电解质、传染病、血凝试验、心电图等术前检查,监测生命体征,警惕出现休克。

> **治疗效果**
>
> 妇科会诊后转入妇科行"卵巢复位,卵巢囊肿切除术",术后病理示浆液性囊腺瘤。术后患者腹痛缓解,生命体征稳定,1周后复查血常规:WBC $6.7×10^9$/L、N% 62%、L% 35%、RBC $3.24×10^{12}$/L、Hb 110 g/L、HCT 34.1%。伤口恢复良好,出院。

三、健康指导

1.健康宣教   向患者介绍本病的主要诱因、过程、预后等。

2.饮食指导   选择易消化、无刺激性食物,注意饮食结构均衡,避免过量摄入胆固醇,忌烟酒。

3.生活指导   生活有规律,避免过度紧张劳累,保证足够睡眠。

4.心理指导   减轻心理压力,保持心情舒畅,避免焦虑,定期随访。

5.运动指导   适当进行体育锻炼,循序渐进,增强体质。

四、预防及随访

1.预防   不伴随较多腹水的直径小于 8 cm 的卵巢囊肿可暂不处理,但每半个月进行一次 B 超检查,连续 3 次 B 超检查发现囊肿位置固定,大小不变或增加,应手术治疗。

2.随访   出院后 1 个月门诊随访,行血常规、盆腔超声检查。

六、练习题

1.卵巢囊肿有哪些类型?

2.急腹症的常见病因有哪些?

七、推荐阅读

[1]杨慧霞,狄文.妇产科学[M].北京:人民卫生出版社,2016.

[2]方力争,贾建国.全科医生手册[M].2 版.北京:人民卫生出版社,2017.

[3]祝墡珠.住院医师规范化培训全科医学科示范案例[M].上海:上海交通大学出版社,2016.

第二节　小儿腹泻

一、病历资料

（一）门诊接诊

一般资料：患儿，2 岁，女。

1. **主诉**　腹泻、呕吐 2 d，发热伴精神差 1 d。

2. **问诊重点**　腹泻、呕吐为小儿消化系统常见症状，详细询问患儿的喂养方式、症状特点及伴随症状、疾病演变过程、诊治经过、治疗效果等。

3. **问诊内容**

（1）诱发因素：询问有无不洁饮食史，有无受凉、感染性疾病病史，有无喂养不当等，有助于病因诊断。其中病因又分为感染性和非感染性因素。

（2）主要症状：大便的性状及次数的改变，性状可表现为水样便、糊状便、黏液脓血便等。

（3）伴随症状：有无恶心、呕吐、发热、腹痛、腹胀、食欲缺乏、精神萎靡、少尿或无尿等。

（4）诊治经过：来诊之前是否于外院就诊，检查用药否，检查结果，用何种药，具体剂量，具体诊疗经过或病情变化，效果如何。

（5）既往史：母孕期间胎儿各项产前检查是否正常，有无先天性消化系统疾病，有无感染性疾病及用药史，有无输血、过敏史等。

（6）生长发育史：出生时体重、出生方式（剖宫产或顺产），出生时有无羊水混浊、胎盘早剥、窒息缺氧、产伤等，出生后 1 min、5 min 阿普加（Apgar）评分如何。人工喂养还是母乳喂养，或是混合喂养，何时添加辅食，每日吃奶量如何，有无暴露于中毒、污染等环境，疫苗接种是否随计划免疫进行，生长发育评估是否符合同龄儿。

（7）家族史：父母、兄弟姐妹健康状况如何，有无与患儿类似疾病，有无家族性遗传病史等。

问诊结果

2 岁患儿，女，2 d 前无明显原因出现腹泻，平均 5～6 次/d，呈黄色蛋花汤样，伴呕吐，食后即吐，为胃内容物，量多少不等，非喷射状，偶咳，无发热、腹胀、咳痰、皮疹等伴随症状，自行给予口服"双歧杆菌四联活菌片"，未见好转。1 d 前患儿出现发热，热峰 38.5 ℃，精神差，伴尿少，无寒战、抽搐，给予口服"布洛芬混悬液"后体温降至正常，但仍反复发热。发病以来，精神差，食欲差，睡眠正常，大便如前，小便量减少，体重下降 1 kg。

母孕期间胎儿各项产前检查正常，无先天性消化系统疾病，无感染疾病及用药史，无输血史，无食物药物过敏史。

生长发育：患儿系第 2 胎第 2 产，足月剖宫产，出生时体重 3.4 kg，无产伤窒息史。出生后 1 min、5 min Apgar 评分 10 分，混合喂养。身高、体重、智力发育与同龄人相符。

4. **思维引导**　正常婴幼儿 24 h 内大便次数不超过 3 次，腹泻患儿甚至可达 10～20 次，正常婴幼儿大便量约 5 g/（kg·24 h），如果大便量超过 10 g/（kg·24 h）也可诊断为腹泻。该患儿排黄色蛋花汤样便属大便性状的改变，并且大便次数增多，可诊断为腹泻。腹泻根据有无并发症及脱水严重程度,分为轻、中、重度,正确评估患儿严重程度分级,有助于早期识别危重患儿,确保危重患儿得到及时救治,避免严重并发症的产生。

（二）体格检查

1. 重点检查内容及目的　观察患儿生命体征是否平稳,重点查体观察有无脱水,如精神状态、反应情况、哭时有无眼泪、皮肤弹性、唇和舌黏膜有无干燥、前囟及眼窝有无凹陷,如果患儿反应差,需要特别关注患者的体温、呼吸频率、脉搏、血压等生命体征,如果出现血压下降,四肢湿冷,考虑休克。另外,还需关注腹部查体,有无膨隆、异常肠蠕动波,有无包块、压痛及反跳痛等。

体格检查结果

T 38.0 ℃,R 28 次/min,P 124 次/min,BP 83/52 mmHg,体重 12 kg

神志清楚,精神萎靡,反应差,全身皮肤黏膜干燥,弹性欠佳,四肢稍冷。前囟已闭,眼窝凹陷,口唇干燥,咽充血,扁桃体Ⅰ度肿大,无疱疹或脓性分泌物。颈软,三凹征阴性,双肺呼吸音粗,未闻及干、湿啰音。心音有力,律齐,各瓣膜听诊区未闻及病理性杂音。腹平软,无压痛、反跳痛,未触及包块,肝肋下 1 cm,脾肋下未触及。肠鸣音活跃。神经系统查体无异常阳性病理征。

2. 思维引导　根据脱水程度分度,评估患儿有中度脱水情况存在,需要住院治疗,入院后需要完善血、尿、粪三大常规、炎症指标、大便隐血、生化、血气分析等相关检验,腹部彩超等辅助检查。脱水程度的分度见表10-1。

表 10-1　脱水程度的分度

项目	轻度脱水	中度脱水	重度脱水
丢失液体	占体重<5%	占体重5%～10%	占体重10%以上
精神状态	稍差	萎靡或不安	极度萎靡,重症病容
皮肤弹性	尚可	差	消失(捏起皮肤恢复≥2 s)
唇、舌黏膜	稍干燥	干燥	干燥
前囟、眼窝	稍有凹陷	凹陷	明显凹陷
尿量	稍少	明显减少	明显减少或无
四肢	暖	稍凉	厥冷
脉搏	正常	快	快而弱
血压	正常	正常或下降	降低、休克

（三）辅助检查

1. 主要内容及目的

(1)血、尿、粪三大常规,炎症指标:进一步证实感染性疾病。

(2)生化、电解质:评估有无脏器损害及电解质紊乱。

(3)血气分析:明确是否有呼吸衰竭、酸碱失衡,判断病情的严重程度。

(4)病原学检查:若考虑感染性腹泻,可完善相关病原学检查。

(5)腹部彩超:排除胆囊炎、胰腺炎、阑尾炎等外科疾病。

辅助检查结果

（1）血、尿、粪常规，炎症因子：血常规示白细胞计数 $7.24×10^9$/L，红细胞计数 $4.43×10^{12}$/L，血小板计数 $375×10^9$/L，淋巴细胞百分数 18.6%；尿常规：蛋白（+），酮体（+++），白细胞 21/μL；粪常规：隐血免疫法，阳性；C 反应蛋白 6.88 mg/L，降钙素原 0.262 ng/mL。

（2）生化：肝肾功能示：谷丙转氨酶 47 U/L，谷草转氨酶 58 U/L，尿酸 602 μmol/L；心肌酶：肌酸酶同工酶 186.4 U/L，电解质：Na^+ 134 mmol/L。

（3）动脉血气分析：pH 7.31，PCO_2 28.40 mmHg，PO_2 90.50 mmHg，Na^+ 134 mmol/L，Glu 2.60 mmol/L，HCO_3^- 14.20 mmol/L，实际碱剩余（ABE）10.90 mmol/L，标准碱剩余（SBE）12.20 mmol/L。

（4）轮状病毒抗原检测：轮状病毒抗原检测（+）阳性。

（5）腹部彩超：未见明显异常。

2. 思维引导　儿童腹泻按病因分为感染性和非感染性，其中感染因素包括病毒、细菌、真菌、寄生虫等，非感染因素包括喂养不当，饮食过量，过敏性腹泻，症状性腹泻等，其中症状性腹泻一般合并上呼吸道感染、肺炎、皮肤感染、中耳炎等，可能由于发热或病原体的毒素作用而并发，另外，还有部分患儿乳糖不耐受，表现为肠道对糖的吸收不良，使乳糖堆积而导致腹泻，气候的突然变化、肠道蠕动增加等也可导致功能性腹泻。根据该患儿腹泻症状、炎症指标增高及轮状病毒抗原检测阳性，考虑感染性腹泻（病毒性）；查体精神萎靡，反应差，全身皮肤黏膜干燥，弹性欠佳，四肢稍冷，眼窝凹陷，口唇干燥，评估为中度脱水；动脉血气提示 pH 下降、HCO_3^-、ABE、SBE 下降，提示代谢性酸中毒，电解质提示低血糖、低钠血症。查体咽充血，扁桃体Ⅰ度肿大，考虑存在上呼吸道感染。

（四）初步诊断

①感染性腹泻；②中度脱水；③代谢性酸中毒；④急性上呼吸道感染；⑤低钠血症；⑥低血糖。

二、治疗经过

1. 治疗方案

（1）补液扩容：首先以 2 : 1 等张含钠溶液 20 mL/kg，30~60 min 内快速输入以迅速增加血容量，并进行评估，如循环未改善可再次扩容。

（2）扩容后补液：扩容后根据脱水性质，按照 80 mL/kg 继续静脉滴注，先补 2/3 量，并评估患儿脱水情况。

（3）退热：物理退温为主，体温大于 38.5 ℃，给予口服对乙酰氨基酚或赖氨酸阿司匹林肌内注射。

（4）纠正代谢性酸中毒：补液为主，当 pH 严重降低时，给予碳酸氢钠静脉滴注。

（5）口服药：给予低渗 ORS（口服补液盐）口服，葡萄糖酸锌片及蒙脱石散口服。

（6）见尿补钾：补钾浓度应小于 0.3%，补钾速度 0.2~0.5 mmol/（kg·h），需补钾量 mmol =（钾正常值−测定值 mmol/L）×0.6×体重（kg），首次补钾先给半量，禁止注射，提倡口服补钾。

（7）纠正低血糖：补充 5% 葡萄糖或 10% 葡萄糖注射液，静脉滴注、缓慢静脉注射或口服均可，避免低血糖所致缺血缺氧性脑病、低血糖昏迷等。

（8）保护脏器功能：给予磷酸肌酸钠针营养心肌。

2. 思维引导　儿童腹泻主要是液体疗法，其中包括口服补液和静脉补液，口服补液盐Ⅲ（ORSⅢ）适用于轻中度脱水，50~70 mL/kg，4 h 内服完。静脉补液原则是先快后慢、先浓后淡、先盐后糖、先晶后胶、见尿补钾,根据脱水程度,第一天补液可分为扩容、补充累积损失量、维持补液3个阶段。扩容阶段的目的是快速补充循环血量、恢复或改善肾功能,在这个阶段应使用2∶1的等张含钠液或1.4%的碳酸氢钠溶液20 mL/kg(总量不超过300 mL),在30~60 min内静滴完毕。补充累积损失量阶段的目的是在8~12 h内纠正脱水,不需要扩容者可直接从本阶段开始,在这个阶段的液体选择取决于脱水的性质,补充量取决于脱水的程度,在8~12 h内静脉滴注完毕,滴速为8~10 mL/(kg·h),在高渗性脱水时补液速度宜稍慢。维持补液阶段的目的是补充生理和继续损失量,一般选择1/5~1/4张的含钠液,补充量为总量减去累计损失量,在余下的12~16 h内静脉滴注完毕,滴速约5 mL/(kg·h)。第二天补液主要补充生理维持量和继续损失量。其中生理维持量可使用1/5张液体60~80 mL/kg,继续损失量应根据丢失随时补充1/3~1/2张液体,在12~24 h内匀速滴入。同时,应注意维持酸碱平衡及补充电解质的丢失。在纠正酸中毒时,紧急情况下给予5%碳酸氢钠溶液5 mL/kg或1.4%碳酸氢钠溶液20 mL/kg,均可提高HCO_3^- 5 mmol/L,根据上述计算公式,先给予半量后,根据血气分析再行调节。

在纠正低钾血症时,应根据患儿的低钾程度来决定补钾量,轻度低钾血症应补钾200~300 mg/(kg·d),即10% 氯化钾2~3 mL/(kg·d),可口服补钾;严重低钾血症应补钾300~450 mg/(kg·d),即10%氯化钾3~4.5 mL/(kg·d)。应注意以下原则:①见尿补钾,或确认患儿在就诊前6 h内曾排尿;②补钾浓度应小于0.3%;③禁忌静脉注射补钾,避免引起心肌抑制、心搏骤停等严重并发症;④每日补钾总量的补充时间不能少于6~8 h;⑤静脉补钾时间在4~6 d。

治疗效果(入院1 d后)

(1)症状:1 d后热渐退,大便次数逐渐减少,未再出现呕吐。

(2)查体:神志清楚,精神较前改善,反应可,全身皮肤黏膜稍干燥,弹性可,四肢暖。

三、健康营养指导

1.腹泻期间,不应禁食,应鼓励进食,可少食多餐,尽早恢复正常饮食。

2.母乳喂养患儿提倡继续母乳喂养,适当增加母乳喂养次数,配方奶喂养者可选择低乳糖或无乳糖配方奶粉,避免腹泻反复或加重。

3.年龄较大患儿,提倡进食一些清淡、易消化食物,避免进食高脂、油腻、油炸类食物。

4.注意饮食卫生,因为许多消化道病毒经粪-口传播,鼓励饭前、便后勤洗手、多消毒,儿童奶瓶及餐具多消毒,如果条件有限,可以用开水煮烫进行消毒。

5.调整饮食结构,多食富含维生素类蔬菜水果等,避免偏食行为,增强抵抗力。

6.鼓励提前接种轮状病毒疫苗,预防肠道感染引起的腹泻。

四、管理及随访

于社区医院建立健康档案,定期复查,关注患儿生长发育及喂养情况,如身高、体重、头围等。如有不适,随时就诊,必要时及时转诊。

五、练习题

1.如何评估脱水的分度?

2.儿童补液的原则有哪些?

六、推荐阅读

[1]申坤玲,黄国英.儿科学[M].北京:人民卫生出版社,2015.

[2]杜雪平,王永利.全科医学案例解析[M].北京:人民卫生出版社,2017.

第十一章 传染病

第一节 病毒性肝炎

一、病历资料

（一）门诊接诊

一般资料：患者顾某，36岁，男，农民。

1. **主诉** 发现乙肝表面抗原阳性13年，纳差乏力半月。

2. **问诊重点** 纳差、乏力为慢性乙型病毒性肝炎常见症状，患者慢性病程，但又有急性症状，应注意诱发及加重因素，除消化道本身有无其他器官系统相关症状。既往乙肝感染原因、诊治经过、治疗效果等，以及家族史等。

3. **问诊内容**

（1）诱发因素：有无饮酒、劳累、药物等诱发因素。

（2）主要症状：纳差、乏力程度、持续时间、加重或缓解因素。

（3）伴随症状：有无厌油腻、恶心、呕吐、腹痛、腹泻、腹胀、发热，有无胸闷、胸痛、咳嗽、咳痰，有无皮肤黏膜感染、小便黄，有无呕血、黑便，有无双下肢肿胀、有无意识障碍等。

（4）诊治经过：是否有外院就诊情况，做过何种检查，用过何种药物治疗，治疗效果如何。

（5）既往史：有无高血压、糖尿病、冠心病、脑血管病病史，有无胃炎、胃溃疡等消化系统疾病，有无外伤、手术、输血、献血史，有无药物食物过敏史。

（6）个人史：有无烟酒史，有无职业暴露、修足、文身、穿耳洞、吸毒、无防护的性行为等可能引起病毒传播的行为。

（7）家族史：一级亲属的健康状况，乙型肝炎病毒可经母婴垂直传播。

问诊结果

患者男性，36岁，13年前体检发现乙肝表面抗原（HBsAg）阳性，无乏力、皮肤黄染、尿黄，无腹胀、恶心、呕吐、腹痛等，后定期复查，未治疗。1年8个月前复查肝功能示：丙氨酸氨基转移酶78.8 U/L，给予"六味五灵片"口服2个月左右自行停药。4个月前复查肝功能：ALT 140U/L，AST 58U/L，乙肝病毒DNA定量示：$1.41×10^8$ IU/mL，超声示：肝弥漫性回声改变，肝囊肿，肝内钙化灶，给予"复方甘草酸苷片、双环醇"口服。半月前无明显诱因出现纳差、乏力，伴厌油腻、恶心，无呕吐，无发热、腹痛、腹胀、腹泻，在当地医院复查肝功能示：ALT949 U/L，

AST 486 U/L,谷氨酰胺转肽酶 251 U/L,球蛋白 18.5 g/L,前总蛋白 120 g/L,总胆红素 13.38 μmol/L,直接胆红素 13.38 μmol/L,总胆汁酸 22.30 μmol/L,超声:肝弥漫性回声改变,肝囊肿,肝内钙化灶。为求进一步诊治来我院并收住院。自发病来精神较差,食欲差、厌油腻、大便正常,小便发黄。无其他特殊既往史和个人史。母亲有"乙型肝炎"病史。

4.思维引导　患者于 13 年前体检发现 HBsAg 阳性,4 个月前检查提示乙肝病毒 DNA 定量明显升高、伴转氨酶升高,半月前出现明显的临床症状。乙型肝炎病毒主要经母婴、血液(包括皮肤黏膜的微小创伤)和性传播,我国以母婴传播为主,该患者母亲有"乙型肝炎"病史,患者本人无其他特殊病史,考虑母婴垂直传播感染可能性大。患者未能规范诊治乙肝,无其他致肝损伤的诱因,考虑乙肝病情发展所致当前症状。需要进一步检查了解疾病分期、分型、并发症等情况。

(二)体格检查

1.重点检查内容及目的　应注意观察患者生命体征、意识状态,警惕肝性脑病可能;注意有无皮肤黏膜出血点,评估血小板和凝血功能;注意有无肝病面容、肝掌、蜘蛛痣评估肝硬化失代偿可能;注意有无腹壁静脉曲张、脾大等门静脉高压、脾功能亢进表现;注意腹部有无移动性浊音,排查有无腹水可能;腹痛腹胀者注意腹部有无压痛、反跳痛以评估是否存在腹膜炎;注意有无双下肢水肿,有无肝硬化失代偿、低蛋白血症情况,并与其他水肿类疾病做鉴别。

体格检查结果

T 36.50 ℃,R 18 次/min,P 87 次/min,BP 110/70 mmHg

神志清楚,精神一般,面色晦暗,查体合作。皮肤、巩膜轻度黄染,无肝掌、蜘蛛痣,无皮肤黏膜出血点,无腹壁静脉曲张。心肺查体未见异常。腹软,无压痛、反跳痛,肝、脾肋缘下未触及,移动性浊音阴性。双下肢无水肿。

2.思维引导　患者肝病面容,伴黄疸,虽无肝缩小硬化、脾大、腹水、肝掌蜘蛛痣、出血等体征,仍不能排除肝功能失代偿,也需排查其他病因和合并症。需完善血常规、肝肾功能、电解质、血脂、凝血功能、尿常规、粪常规、其他引起肝炎的病毒检测、自身免疫性抗体、铜蓝蛋白、血氨、肝胆胰脾彩超、心电图等检查以明确诊断。

(三)辅助检查

1.主要内容及目的

(1)血常规:通过血小板计数了解是否存在脾亢;血红蛋白降低提示慢性消耗或消化道出血;白细胞计数了解免疫状态。

(2)电解质、血气分析:了解是否因纳差导致有代谢性酸中毒、电解质紊乱等情况。

(3)肝功能:需动态监测以了解病情严重程度及变化。

(4)凝血功能:评估肝功能损伤情况。

(5)尿常规:通过测定尿胆原、尿胆红素等了解黄疸原因。

(6)粪常规:通过检测隐血了解有无消化道出血可能。

(7)肾功能:评估患者脏器功能情况。

(8)其他病毒检测:排查其他病毒感染所致肝损伤如丙肝、EB 病毒等。

(9)自身免疫性抗体、铜蓝蛋白测定:用于鉴别自身免疫性肝炎和肝豆状核变性。

(10)甲胎蛋白 AFP:常用于帮助诊断肝癌和评估肝细胞再生情况。

(11)病毒血清学:HBsAg 阳性表示 HBV 感染。抗-HBs 阳性表示具备免疫力。HBeAg 用于慢性乙肝的分型,其阳性提示病毒复制。抗-HBe 阳性提示既往感染。抗-HBc 阳性见于感染过 HBV、不论病毒是否被清除。

(12)HBV-DNA 定量检测:评估病毒复制水平,有助于制订治疗方案和评估疗效。

(13)血氨:有助于判断是否存在肝衰竭、肝性脑病等。

(14)腹部彩超:了解肝大小形态质地及硬化情况,了解是否存在脾大、门静脉高压、腹水,也有助于排查肿瘤性疾病。肝瞬时弹性成像技术可早期、定量式地反映肝纤维化程度,但在基层较难开展。

(15)CT、磁共振等有助于进一步了解病因、评估病情、排查其他疾病。

(16)消化内镜:尤其当怀疑肝硬化或有消化道出血时,用于了解是否有门静脉高压、出血原因等,必要时内镜下治疗。

(17)肝脏组织病理学检查:有助于判断肝脏病变原因性质、炎症和纤维化程度,帮助制订治疗方案、判断预后等。

辅助检查结果

(1)血常规:WBC $5.2×10^9/L$,RBC $4.2×10^{12}/L$,Hb 136 g/L,PLT $289×10^9/L$。

(2)肝功能:ALT 1663U/L,AST 961U/L,TBIL 48.2μmmol/L,DBIL 20.1μmmol/L。

(3)凝血功能:PT 16 s,PTA 62%,APTT 38%,TT 18.1 s。

(4)尿常规:尿胆红素(+),尿胆原(++)。

(5)HBV 血清学:HBsAg、HBeAg、HBcAb 阳性。

(6)HBV-DNA:$3×10^7$拷贝/mL。

(7)肾功能、电解质、其他病毒检测、AFP、自身免疫性抗体、铜蓝蛋白测定、粪常规、心电图未见明显异常。

(8)彩超:肝弥漫性回声改变,胆囊壁毛糙。

2.思维引导 患者乙型病毒性肝炎诊断明确。通过辅助检查排除了自身免疫性肝病、肿瘤、其他病毒感染、肝豆状核变性等疾病。需要根据当前病历资料对疾病进行临床分型、分期、严重程度分级、并发症评估等。乙肝临床分型通常包括急性乙型肝炎、慢性乙型肝炎、重型乙型肝炎(肝衰竭)、肝炎肝硬化、淤胆型肝炎、病毒携带者、隐匿性 HBV 感染者等。并发症包括原发性肝癌、脾亢、出血、继发感染、肝性脑病、肝肾综合征、肾炎等。该患者慢性病程中出现急性症状,转氨酶超过正常值上限的 10 倍,可诊断为慢性乙型病毒性肝炎急性发作。影像学上虽无肝功能失代偿表现,但已有黄疸和凝血功能异常,需动态监测,若继续加重,需警惕肝衰竭风险。目前暂无肝硬化、肝癌、脾亢、门静脉高压等情况。

(四)初步诊断

慢性乙型病毒性肝炎急性发作。

二、治疗经过

1.治疗方案

(1)卧床休息,清淡易消化饮食,适当加强营养、保证热量,给予适量 10% 葡萄糖注射液、电解质、维生素静脉输注。

（2）异甘草酸镁注射液 200 mg ivgtt qd。

（3）谷胱甘肽注射液 2.4 g ivgtt qd。

（4）请感染科会诊,给予恩替卡韦 0.5 mg po qd。

2. 思维引导　作为全科医师,对乙型肝炎的治疗主要包括保护脏器功能,对症和支持治疗改善症状,评估抗病毒指征并及时启动抗病毒方案,并发症的治疗等方面。慢性乙肝的主要治疗目标是充分抑制病毒复制,减轻肝炎症,改善肝功能,减少肝炎发作,延缓或避免肝衰竭、肝硬化、肝癌等发生,提高存活率、改善生活质量。

（1）一般性治疗:肝功能明显损伤阶段需充分卧床休息,清淡易消化饮食,保证营养,根据摄入和需要量计划热量供应;必要时静脉营养;去除可能的导致病情发作和加重的因素如药物、饮酒等。

（2）对症和支持治疗:肝损伤和黄疸时可使用甘草酸苷、谷胱甘肽等药物保护脏器,建议根据肝损伤原因特点选择性使用保肝药物,不建议使用两种以上保肝药物;辩证使用中药帮助退黄、改善症状;注意诊治并发症。

（3）抗病毒治疗:需要请专科医生会诊指导。主要方案包括干扰素或核苷（酸）类似物。一般适应证要求同时满足:①HBV DNA ≥ 20000IU/mL（10^5 拷贝/mL）;HBe 阴性患者 HBV DNA ≥ 2000IU/mL（10^4 拷贝/mL）。②ALT 水平:一般要求 ALT 持续升高 ≥2×ULN;如用干扰素治疗,一般 ALT 应 ≤10×ULN,血清胆红素应 ≤2×ULN。

该患者转氨酶及病毒定量明显升高,综合考虑后,在保肝等治疗的基础上,选择恩替卡韦抗病毒,根据病情变化和复查情况决定是否调整抗病毒方案。

治疗效果

（1）症状:1 周后纳差、乏力等症状有所缓解。

（2）查体:神志清楚,精神可,面色晦暗,查体合作,皮肤、巩膜黄染消退。

（3）辅助检查:肝功能:ALT 462 U/L,AST 194 U/L,TBIL 26 μmmol/L,DBIL 15 μmmol/L。凝血功能:PT 12.6 s,PTA 79%,APTT 27.8 s,TT 15.6 s。

三、健康指导 ▶▶▶

需注意休息、保持心情舒畅、避免劳累和饮酒、不随意使用药物、规律使用抗病毒药物、及时定期随访复查等。作为传染性疾病,需要管理传染源、切断传播途径、保护易感人群,如对共同居住者嘱其注射乙型肝炎人免疫球蛋白 HBIG 和乙型肝炎疫苗,性交时做好防护,日常生活用品如餐具、剃须刀等分开放置、单独使用。使用 HBIG、疫苗、抗病毒药物减少母婴传播概率。

四、管理及随访 ▶▶▶

1. 家庭成员管理　对已经确定的 HbsAg 阳性者,应按规定向当地疾病预防控制中心报告并建议对患者的家庭成员进行 HBV 血清学检测,并对其中的易感者接种乙型肝炎疫苗。

2. 抗病毒治疗的随访　应用核苷（酸）类似物抗病毒治疗中,应至少每 3 月监测一次肝功能、HBeAg、HBV DNA 等;应用替比夫定者应定时监测肌酸激酶水平并需注意是否存在肌力下降;应用替诺福韦或阿德福韦酯还需监测肾功能;应用干扰素治疗过程中应监测血常规,注意患者精神、情绪及该药物其他的不良反应。也需定期复查甲胎蛋白（AFP）、超声影像学等。

五、练习题

1. HBeAg 阳性患者的治疗时机为何时？
2. 慢性乙型病毒性肝炎抗病毒治疗过程中如何规范的复查、随访？

六、推荐阅读

[1] 陈灏珠,林果为,王吉耀.实用内科学[M].16 版.北京:人民卫生出版社,2022.
[2] 杜雪平,贾建国,卢祖洵.全科医学[M].北京:人民卫生出版社,2021.
[3] 祝墡珠,王永晨,方力争.全科医学[M].北京:人民卫生出版社,2021.
[4] 魏来,李太生.内科学 感染科分册[M].北京:人民卫生出版社,2019.
[5] 中华医学肝病学分会,中华医学会感染病学分会.慢性乙型肝炎防治指南(2022 年版)[J].中华肝脏病杂志,2022,30(12):1309-1331.

第二节　肺结核

一、病历资料

(一)门诊接诊

一般资料:患者男性,50 岁,在职公务员。

1. **主诉**　胸痛胸闷 2 周。

2. **问诊重点**　胸痛胸闷为内科常见症状,导致胸痛胸闷的病因繁杂、病情严重程度轻重不一,严重的可危及生命。因此,早期鉴别病因及对患者进行危险分层至关重要。问诊时应注意胸闷胸痛性质、发病诱因、症状发作与活动及呼吸运动是否有关、胸痛定位、持续时间、是否他处放射、症状加重或缓解的因素、其他伴随症状、既往是否有类似症状、既往病史、疾病演变过程、诊治经过、治疗效果等。

3. **问诊内容**

(1)诱发因素:有无受凉、感冒、劳累、进食刺激性食物、久坐或者长期卧床等诱发因素。

(2)主要症状:胸痛胸闷诱因、起病缓急、部位、性质、程度、持续时间、加重及缓解因素,有无放射痛等。

(3)伴随症状:有无咯血、发热、恶心、呕吐、咳嗽、咳痰、呼吸困难、咯血、心悸、反酸及吞咽困难等症状。

(4)诊治经过:就诊前是否有外院就诊经历,完善何种检查检验,结果如何,是否用药,用何种药物、具体剂量、效果如何。

(5)既往史:有无高血压病、糖尿病、心脑血管疾病史;有无肝炎、结核病史;有无长期用药史;有无手术外伤史;有无食物药物过敏史等。

(6)个人史:吸烟饮酒史,患者生活方式,包括饮食、运动、睡眠、心理状况等,工作情况及工作环境,家庭社会关系,文化水平,经济状况,依从性等。

(7)家族史:一级亲属是否有糖尿病、高血压、血脂异常、冠心病、脑血管病变等疾病。

问诊结果

患者,男性,50 岁,在职公务员,2 周前无明显诱因出现胸痛、胸闷,为左侧胸部持续性钝痛,疼痛程度可忍受,上述症状与活动无关,与呼吸无关,伴咳嗽、咳痰、咳浅黄色痰,无恶心、呕吐、发热、腹痛、腹泻、神志不清症状,无他处放射痛。在当地医院住院治疗,行胸部 CT 示:①左肺上叶尖后段占位,建议增强检查;②左肺下叶外侧段实性小结节,建议动态观察;③心脏稍增大伴冠脉多发钙化;④冠脉内支架植入术后改变;⑤双侧胸腔少量积液。先后给予"头孢类、莫西沙星"治疗,效果不佳。发病来,神志清,精神差,饮食差,睡眠尚可,大小便正常,体重无明显变化。

既往有高血压病史 10 年,最高血压 180/96 mmHg,平时规律服用"氨氯地平片 5 mg qd",血压控制在 140/90 mmHg 左右。8 年前因急性心肌梗死行冠状动脉内支架植入术,现规律服用"阿司匹林肠溶片 100 mg qd;阿托伐他汀钙片 10 mg qd"。无脑血管疾病、肝炎、结核等病史,既往无吸烟及饮酒史。平素饮食规律,喜食面食,规律运动,每日约步行 2 千米,情绪可,经济收入稳定,家庭及社会关系和谐,大专学历,沟通良好。其余病史无特殊。

4. 思维引导　该患者胸痛胸闷 2 周,症状呈持续性,与活动无关,伴咳嗽、咳痰、咳浅黄色痰,外院 CT 提示肺部占位,考虑为胸痛胸闷原因,主要排查感染及肿瘤,入院查体首先应注意生命体征,排查高危胸痛,着重肺部及全身重点查体。

(二)体格检查

1. 重点检查内容及目的　首先应注意生命体征,包括血压、脉搏、呼吸、体温、血氧饱和度。应注意肺部体征,双侧呼吸音对比,有无胸膜摩擦音、心包摩擦音,有无桶状胸、肋间隙增宽;肺部是否有啰音,是湿啰音还是干啰音,是否有哮鸣音、异常音、杂音等。双下肢有无肿胀,有无双下肢深静脉血栓形成的证据。淋巴结有无肿大。

体格检查结果

T 36.50 ℃,P 84 次/min,R 21 次/min,BP 135/90 mmHg

身高 174 cm,体重 85 kg,血氧饱和度 98%

发育正常,营养良好,神志清楚,查体合作。全身皮肤黏膜无黄染,无肝掌、蜘蛛痣。全身浅表淋巴结未触及。双侧瞳孔等大等圆,直径 3.0 mm,对光反射灵敏。胸壁无静脉曲张、皮下气肿。呼吸运动正常,左肺呼吸音粗,可闻及湿啰音,右肺呼吸音清,未闻及干、湿啰音。心率 84 次/min,律齐,心脉率一致,各瓣膜听诊区未闻及杂音。腹部无压痛、反跳痛。神经系统检查,生理反射存在,病理反射未引出。

2. 思维引导　体格检查结果生命体征稳定,左肺呼吸音粗,可闻及湿啰音,根据外院检查提示肺部占位性病变,须进一步完善增强 CT、病原学检查、必要时肺穿刺活检,明确肺部占位为感染性病变还是肿瘤性病变。

(三)辅助检查

1. 主要内容及目的

(1)血常规、PCT、CRP:评估感染指标。

(2)动脉血气分析:明确是否有呼吸衰竭,判断病情的严重程度。

（3）胸部增强 CT：进一步明确病变性质。

（4）痰涂片、抗酸染色、痰细菌培养加药敏：进一步明确病原学诊断。

（5）痰脱落细胞学检查：查肿瘤细胞以排除肺部肿瘤。

（6）血清病毒全套、T-SPOT 检查、宏基因高通量检测（NGS）：查找致病原。

（7）气管镜：有利于诊断、进一步进行活检采样及查病原学。

（8）心电图：明确是否有心肌缺血、心律失常等。

（9）心脏彩超：心脏大小及心脏内部结构，评估心脏情况。

（10）肝肾功能、电解质、BNP、D-二聚体：是否有肝肾功能的损害、内环境紊乱失衡，评估心功能、是否有肺栓塞可能。

辅助检查结果

（1）血常规：WBC $5.92×10^9$/L，N 68.7%，L 20.3%，RBC $3.99×10^{12}$/L，Hb 120 g/L，PLT $267×10^9$/L。

（2）C 反应蛋白 54.47 mg/L；降钙素原 0.061 ng/mL。

（3）肝肾功能正常，K^+ 4.49 mmol/L，Na^+ 141 mmol/L，Cr 149 μmol/L。BNP 1629.27pg/mL，D-二聚体（-）。

（4）动脉血气分析（未吸氧）pH 7.42，$PaCO_2$ 70 mmHg，PaO_2 42 mmHg，HCO_3^- 40 mmol/L。

（5）病毒全套（-），T-SPOT 抗原 A 孔>500SFC/$2.5×10^5$PBMC，抗原 B 孔>500SFC/$2.5×10^5$PBMC。

（6）痰培养结果：阴性。

（7）痰涂片阴性，结核分枝杆菌液基集菌涂片未见抗酸杆菌。

（8）心电图：①窦性心动过缓；②下壁前侧壁心肌呈"梗死样"改变。

（9）彩超：右心房内径 35 mm×43 mm，右心室内径 19 mm，左心室内径 60 mm，左室壁阶段性运动异常（符合陈旧性心肌梗死），左心功能下降（收缩+舒张），左室增大，室间隔增厚，主动脉瓣轻度关闭不全，二尖瓣轻度关闭不全，EF42%。

（10）肺部 CT：①左肺上叶尖后段占位，建议增强检查；②左肺下叶外侧段实性小结节，建议动态观察；③心脏稍增大伴冠脉多发钙化；④冠脉内支架植入术后改变；⑤双侧胸腔少量积液。

（11）气管镜结果 左主支气管黏膜光滑，管腔通畅，可见较多黏稠分泌物，未见明显狭窄、出血及新生物。

（12）肺泡灌洗液病原微生物宏基因高通量检测（NGS）：结核分枝杆菌。

2.思维引导　根据该患者胸痛胸闷 2 周，伴咳嗽、咳痰症状，胸部 CT 提示左肺上叶尖后段占位，支持肺结核的好发部位，T-SPOT 结果明显异常，提示患者体内存在针对结核分枝杆菌特异的效应 T 淋巴细胞，患者存在结核感染。行气管镜检查抽取肺泡灌洗液行 NGS 检查结果提示肺结核。血肌酐稍高，患者肾功能异常，需注意避免应用影响肾功能药物、进一步明确肾功能损伤原因。BNP 增高及心脏彩超 EF 值减低提示心功能下降，与既往心肌梗死病史有关，注意输液量及输液速度，避免加重心脏负担。

（四）初步诊断

①肺结核；②高血压病 3 级 极高危；③冠状动脉粥样硬化性心脏病，冠脉支架植入术后心功能 I 级；④肾功能不全。

二、治疗经过

1. 治疗方案

(1)异烟肼片0.3 g顿服,利福平胶囊0.45 g qd po,乙胺丁醇片0.75 g顿服,吡嗪酰胺片1.5 g顿服。

(2)多索茶碱注射液0.3 g qd ivgtt。

(3)盐酸氨溴索注射液30 mg bid ivgtt。

2. 思维引导   患者急性起病,持续性胸痛、胸闷,胸部CT提示肺部占位性病变,入院后辅助检查T-SPOT阳性,虽痰培养未见抗酸杆菌,但仍不排除占位为结核病灶可能,进一步行气管镜检查抽取肺泡灌洗液行NGS检查结果提示肺结核,给予抗结核治疗。合并肾损伤,尿常规及泌尿系彩超未见特殊异常,详细询问病史,患者近日来进食差,考虑为肾前性肾损伤,嘱患者注意规律进食,适量饮水,并给予营养支持,拟复查肾功能。余给予扩张气道、化痰等对症支持治疗。结核病药物治疗的基本原则是早期、规律、全程、适量、联合。整个治疗方案分强化期和巩固期两个阶段。常用抗结核病药物包括异烟肼(isoniazid,INH,H)、利福平(rifampicin,RFP,R)、吡嗪酰胺(pyrazinamide,PZA,Z)、乙胺丁醇(ethambutol,EMB,E)、链霉素(streptomycin,SM,S)。初治活动性肺结核(含痰涂片阳性和阴性):通常选用2HRZE/4HR方案,即强化期使用异烟肼、利福平、吡嗪酰胺、乙胺丁醇,每日1次,共2个月;巩固期使用异烟肼、利福平每日1次,共4个月。若强化期第2个月末痰涂片仍阳性,强化方案可延长1个月,总疗程6个月不变。对粟粒型肺结核或结核性胸膜炎上述疗程可适当延长,强化期为3个月,巩固期6~9个月,总疗程9~12个月。在异烟肼高耐药地区,可选择2HRZE/4HRE方案。

治疗效果

无发热,胸闷胸痛咳嗽症状缓解。

查体:神志清,呼吸平稳,左肺呼吸音粗,右肺呼吸音正常,未闻及明显干、湿啰音。

复查血常规、肝功能、肾功能正常。

三、健康指导

1. 健康宣教   向患者介绍本病的主要诱因、好发人群、治疗用药注意事项及治疗疗程、预后、可能并发症、该病传染源、传播途径及易感人群,重视自我管理,做好防护。明确抗结核药物的副作用,在副作用出现的时候,及时就医。向患者介绍结核病复查时间,严格遵守医嘱定期复查。

2. 饮食指导   均衡饮食,加强营养,合理安排各种营养成分。

3. 生活指导   生活有规律,避免熬夜、过度紧张、劳累,保证足够睡眠。

4. 心理指导   减轻心理压力,保持心情舒畅,避免焦虑,积极配合治疗随访,获取家庭支持,树立信心。

5. 运动指导   适当运动,以有氧代谢运动为主,每周至少运动3~5次,累计时间150 min为好,运动时间推荐餐后30 min~1 h后。

6. 药物指导   异烟肼片0.3 g顿服,利福平0.45 g qd po,乙胺丁醇片0.75 g顿服,吡嗪酰胺片1.5 g顿服。交代用药时间、剂量、不良反应,定期监测相关指标。

四、管理及随访

协助结核病定点医疗机构或结核病防治所对治疗效果进行判断。于社区医院建立健康档案,对结核病患者及家属的治疗、预防进行指导、监测与随访,指导患者规律用药,随访患者有无药物不良反应,定期复查肝功能,肾功能。应用乙胺丁醇的患者还需注意眼底、视力、视野检查。如有不良反应给予正确处置。如患者出现严重并发症及不良反应,应及时将患者转诊至有救治条件的上级医院。

五、练习题 》》》

1. 肺结核常见症状有哪些?
2. 肺结核影像学表现有哪些?

六、推荐阅读 》》》

[1] 中华医学会放射学分会传染病放射学组,中国医师协会放射医师分会感染影像专业委员会,中国研究型医院学会感染与炎症放射专业委员会,等.肺结核影像诊断标准[J].新发传染病电子杂志,2021,6(1):1-6.

[2] 中华医学会,中华医学会临床药学分会,中华医学会杂志社,等.肺结核基层合理用药指南[J].中华全科医师杂志,2020,19(10):891-899.

[3] 中华医学会,中华医学会杂志社,中华医学会全科医学分会,等.肺结核基层诊疗指南(2018年)[J].中华全科医师杂志,2019,18(8):709-717.

第十二章　皮肤系统

第一节　荨麻疹

一、病历资料

(一)门诊接诊

一般资料:42 岁,男性,公司职员。

1. 主诉　躯干、四肢红斑、风团 3 d。

2. 问诊重点　起病的诱因,皮损的特点,伴随症状,就诊经过及治疗效果。

3. 问诊内容

(1)诱发因素:依据来源不同通常分为外源性和内源性。外源性如物理因素(摩擦、压力、温度、日晒等)、食物(鱼虾和禽蛋等动物蛋白类、蔬果类以及酒、饮料等)及食品添加剂、吸入物(植物花粉、尘螨、动物皮毛等)、药物(免疫介导的如青霉素、磺胺类、血清制剂、各种疫苗等,非免疫介导的如吗啡、可待因、阿司匹林等)、植入物(人工关节、吻合器、心脏瓣膜、骨科用钢板或钢钉及节育器等);内源性因素包括慢性隐匿性感染(细菌、真菌、病毒、寄生虫等感染)等引起的自身炎症反应、劳累或精神紧张、自身免疫反应等。

(2)主要症状:急性荨麻疹多急性起病,常突然自觉皮肤瘙痒,很快于瘙痒部位出现大小不等的红色风团,圆形、椭圆形或不规则形,可孤立分布或扩大融合成片,皮肤表面凹凸不平,呈橘皮样外观,有时风团可呈苍白色。数分钟至数小时内水肿减轻,风团变为红斑并逐渐消失,不留痕迹,皮损持续时间一般不超过 24 h,但新风团可此起彼伏,不断发生。

(3)伴随症状:病情严重者可伴有心慌、烦躁甚至血压降低等休克症状,胃肠道黏膜受累时可出现恶心、呕吐、腹痛和腹泻等,累及喉头、支气管时可出现呼吸困难甚至窒息,感染引起者可出现寒战、高热、脉速等全身中毒症状。

(4)诊治经过:用药否,用何种药、具体剂量、效果如何,以利于迅速选择药物。

(5)既往史:注意重点询问过敏史,以及是否存在系统性疾病。

(6)个人史:患者暴露于某种可能引起荨麻疹的环境中。

(7)家族史:是否有家族遗传倾向。

问诊结果

3 d 前吃火锅时双上下肢出现多发红斑、风团,部分融合成片,伴刺痒,影响睡眠,至诊所就诊,给予应用"葡萄糖酸钙、苯海拉明",皮疹部分消退。1 d 前躯干及四肢再次出现多发红斑和风团,伴胸闷,无呼吸困难,无心慌、胸痛,无腹痛、腹泻,无发热,无头晕、头痛等不适。为求进一步诊治,来我院就诊,门诊以"急性荨麻疹"收入院。自发病以来,食欲正常,睡眠欠佳,大小便正常,精神正常,体重无减轻。

既往体健,无高血压、心脏疾病病史,无糖尿病、脑血管疾病病史,无肝炎、结核、疟疾病史,预防接种史随社会计划免疫接种,无手术、外伤、输血史,无食物、药物过敏史。

4. 思维引导　应详尽采集病史,包括可能的诱发因素及缓解因素、病程、发作频率、皮损持续时间、昼夜发作规律、风团大小及数目、风团形状及分布、是否合并血管性水肿、伴随瘙痒或疼痛程度、消退后是否有色素沉着、是否伴恶心、呕吐、腹痛、腹泻、胸闷及喉梗阻等全身症状、个人或家族的过敏史以及个人感染史、内脏病史、外伤史、手术史、用药史、心理及精神状况、生活习惯、工作和生活环境以及既往治疗反应等,以便于明确诊断、评估病情及了解病因。

要注意必要的鉴别诊断。荨麻疹主要与荨麻疹性血管炎鉴别,后者通常风团持续24 h以上,可有疼痛感,皮损恢复后留有色素沉着,病理提示有白细胞破碎性血管炎样改变。另外还需要与表现为风团或血管性水肿的其他疾病鉴别,如荨麻疹型药疹、严重过敏反应、丘疹性荨麻疹、败血症、遗传性血管性水肿、获得性血管性水肿等鉴别,均应在病史采集中详细问诊,排查类似疾病。

患者伴有胸闷症状,应注意病情进展,应高度关注可能急性荨麻疹伴休克或严重荨麻疹伴喉头血管性水肿等危急情况。

（二）体格检查

1. 重点检查内容及目的　生命体征及重要脏器查体,评估有无危急情况;完善视诊、触诊等皮肤科专科检查,包括风团大小及数目、风团形状及分布、是否合并血管性水肿、伴随瘙痒或疼痛程度、消退后是否有色素沉着等。如风团广泛、量多、融合,或伴高热、胸闷、呼吸困难、腹痛、呕吐的严重病例应及时住院治疗。如伴休克表现、喉头水肿等,应立即抢救。

体格检查结果

T 36.8 ℃,R 20 次/min,P 89 次/min,BP 120/67 mmHg

身高178 cm,体重80 kg,指脉氧98%

神志清,精神可,躯干、四肢可见多发红斑、风团,部分融合成片,部分可见抓痕,大小不一,形态不规则,无渗出、糜烂,无水疱、脓疱。

双肺呼吸音清,未闻及干、湿啰音。心脏搏动正常,心浊音界正常,听诊,律齐,各瓣膜未闻及杂音。腹部柔软,无压痛、反跳痛,肝脾肋缘下未触及。

2. 思维引导　根据病史、体征及相关检查检验结果,初步诊断为急性荨麻疹。应进一步完善相关检查检验进行评估病情、寻找病因,给予药物治疗,并密切关注病情变化。

（三）辅助检查

1. 主要内容及目的

（1）血常规,尿常规,粪常规,肝肾功能,电解质,心肌酶,凝血功能,血糖等检查,评估一般脏器功能。

（2）动脉血气分析:明确是否有呼吸衰竭,判断病情的严重程度。

（3）皮肤变应原点刺试验,血清过敏原检测,血清特异性IgE检查,进一步寻找病因。

（4）胸部CT,心电图,心脏彩超,肝胆胰脾彩超等,与其他疾病鉴别。

辅助检查结果

血常规:淋巴细胞百分数14.6%,单核细胞百分数10.9%,单核细胞绝对值$0.83×10^9$/L。

免疫球蛋白补体:IgE:626 IU/mL。

变应原:虾、蟹、贝、尘螨(+)。

粪常规,尿常规,血气,C反应蛋白,降钙素原,红细胞沉降率,肝肾功能、电解质、血脂、血凝、心肌酶等未见明显异常。

心电图,胸部CT,心脏彩超,肝胆胰脾彩超等未见异常。

2.思维引导   根据患者有饮食相关的诱因,皮损的特点可诊断为急性荨麻疹。

(四)初步诊断

急性荨麻疹。

二、治疗经过

1.治疗方案

(1)地氯雷他定片	每早1片	po。
(2)依巴斯汀	每晚1片	po。
(3)甲泼尼龙注射液	40 mg q12 h ivgtt 好转后逐渐减量。	
(4)氯化钾颗粒	每天1包	po。
(5)碳酸钙颗粒	每天1包	po。
(6)奥美拉唑肠溶胶囊	每早1片	po。

2.思维引导   急性荨麻疹的治疗原则:

(1)去除病因:急性荨麻疹的治疗首先应发现并去除病因。清淡饮食,避免接触易致敏药物。

(2)药物治疗:①第二代非镇静抗组胺药,治疗用药首选第二代非镇静抗组胺药,必要时可加量或联合用药。②糖皮质激素,在症状严重,如伴有腹痛腹泻、呼吸困难等消化、呼吸系统症状时,可选择系统性使用糖皮质激素:一般推荐泼尼松每日0.5~1 mg/kg,或相当剂量的地塞米松静脉或肌内注射,根据症状变化情况再酌情调整剂量和疗程;对于急性荨麻疹伴休克或严重荨麻疹伴喉头血管性水肿患者,可参考严重过敏反应,根据症状使用糖皮质激素或肾上腺素等进行救治;必要时请相关专科会诊处理。

治疗效果(入院7 d后)

治疗7 d后皮疹完全消退,未再出现胸闷等不适,患者出院。嘱继续服用口服药物。

三、健康指导

1.健康宣教   应告知本病的病因、发病特点、病程、急慢性并发症、诊疗方案等。并告知急性荨麻疹可能会病情迁延大于6周,成为慢性荨麻疹。本病病因不明,病情反复发作,病程迁延,除极少数并发呼吸道或其他系统症状,绝大多数呈良性经过;该病具有自限性,治疗的目的是控制症状,提高患者生活质量。

2.饮食指导   对疑为与食物相关的荨麻疹患者,应鼓励患者记食物日记,寻找可能的食物变应原并加以避免,特别是一些天然食物成分或某些食品添加剂可引起非变态反应性荨麻疹。

3.生活指导 戒烟酒,规律生活,适当运动,避免熬夜、过度紧张、劳累,保证足够睡眠。

4.心理指导 减轻心理压力,保持心情舒畅,避免焦虑,积极配合治疗随访,获取家庭支持,树立信心。

四、管理及随访

根据荨麻疹的持续时间分为急性或慢性,急性荨麻疹持续时间≤6周,慢性荨麻疹则病程超过6周,需根据患者的病情制订随访时间。对于慢性荨麻疹,药物治疗方案复杂,早期可 1~2 周随访一次,若病情稳定,可调整为 1~3 个月随访一次。

五、练习题

1.急性荨麻疹伴休克或严重荨麻疹伴喉头血管性水肿的处理措施有哪些?

2.急性荨麻疹的治疗原则是什么?

五、推荐阅读

[1]张学军,涂平.皮肤性病学[M].北京:人民卫生出版社,2015.

[2]中华医学会皮肤性病学分会荨麻疹研究中心.中国荨麻疹诊疗指南(2022 版)[J].中华皮肤科杂志,2022,55(12):1041-1049.

[3]中国台湾皮肤科医学会.2021 中国台湾皮肤病学会:荨麻疹的定义、分类、诊断和治疗共识[J].J Formos Med Assoc,2022,121(7):1191-1203.

第二节 带状疱疹

一、病历资料

(一)门诊接诊

一般资料:58 岁,男性,职业是公务员。

1.主诉 左侧胸背部红斑、丘疹、水疱伴疼痛 2 d。

2.问诊重点 发病的前驱症状,皮疹的特点,疼痛的特点,伴随症状,是否继发感染以及诊治经过、治疗效果等。

3.问诊内容

(1)诱发因素:有无受凉、感冒、劳累、感染等诱发因素。

(2)主要症状:重点询问患者前驱症状、皮疹的特点以及疼痛的特点。患者常先有轻度的前驱症状,如发热、乏力、全身不适、食欲缺乏、局部淋巴结肿大及患处皮肤灼热、感觉过敏或神经痛等。典型的皮损表现为红斑基础上出现簇集而不融合的粟粒至黄豆大小丘疹,继而变为水疱,疱液澄清,疱壁紧张,周围绕以红晕。皮损一般沿外周神经呈带状分布,有诊断价值,各簇集性水疱群间皮肤正常。神经痛为本病的特征之一,疼痛可出现在皮损之前,皮损发作之时或者皮损消退之后。疼痛一般呈阵发性、针刺样、烧灼样或感觉过敏。疼痛的程度随年龄增长而加剧,老年患者疼痛明显,常剧烈难忍,并且可持续至皮损消退后数月或者数年。儿童患者疼痛较轻或者不痛。

(3)伴随症状:有无发热,若有提示可能继发感染;有无胸痛、胸闷,发生在胸背部时,可能会有该症状,需与心绞痛、肋间神经炎、胸膜炎等相鉴别;有无腹痛,若皮疹发生在腹部,需与胰腺炎、阑尾炎和急腹症等相鉴别;有无头晕、头痛、耳痛、视力模糊等,若皮疹发生在头面部,需与偏头痛、颅内感染、急性脑血管疾病相鉴别。

(4)诊治经过:用药否,用何种药、具体剂量、效果如何,以利于迅速选择药物。

(5)既往史:有无细胞免疫缺陷、遗传易感性、机械性创伤、系统性疾病(如糖尿病、肾脏病、高血压等)。

(6)个人史:常规问诊。

(7)家族史:有无家族遗传疾病。

问诊结果

患者58岁男性,职业是公务员,2 d前劳累后出现红斑、丘疹,轻度瘙痒,伴局部疼痛,烧灼感,当天就诊于我院心内科,完善相关检查。心电图正常;彩超:卵圆孔未闭,左室舒张功能下降。血常规:红细胞$4.25×10^9$/L,肌酸激酶1598 U/L,肌酸激酶同工酶37.8 U/L,肌钙蛋白(−),D−二聚体(−)。考虑"带状疱疹",为进一步诊治,门诊以"带状疱疹"收入科。自发病以来,神志清,精神可,食欲正常,睡眠正常,大小便正常,体重无减轻。

既往无高血压、心脏疾病病史,无糖尿病、脑血管疾病病史,无肝炎、结核、疟疾病史。

4.思维引导

(1)中老年男性,急性病程。老年人、儿童、免疫力低下者为带状疱疹好发人群,应予以重视。带状疱疹的发病一般与劳累、感染、感冒等诱因有关,问诊时应注意。后来追问病史,该患者有劳累诱因。

(2)查体时重点关注皮疹的特点,注意与其他有水疱表现的常见皮肤病进行鉴别诊断,如单纯疱疹、水痘等。

(3)患者表现有胸痛,问诊时也应注意询问心脏疾病相关症状,查体时注意心脏查体。

(二)体格检查

1.重点检查内容及目的　考虑患者诊断为带状疱疹,主要着重于皮疹的特点、一般情况及其他需要鉴别疾病的查体。①患者一般情况及生命体征;②皮疹的部位、特点;③患者有胸痛症状,需要进行心肺查体,并测量双上肢血压。

体格检查结果

T 37.0 ℃,R 20 次/min,P 100 次/min,BP 左 136/80 mmHg 右 140/87 mmHg

体重80 kg　身高178 cm

神志清楚,精神一般,急性面容,表情痛苦。左侧胸背部散在片状红斑、丘疹、上簇集性米粒大小水疱,无破溃、糜烂、渗出及结痂。双肺呼吸音清,未闻及明显干、湿啰音,心脏,无异常搏动,叩诊心浊音界正常,心率 100 次/min,律齐,心脉率一致,各瓣膜未闻及杂音。腹部柔软,无压痛、反跳痛,肝脾肋缘下未触及。

2.思维引导　患者突发左侧胸背部皮疹伴疼痛 2 d,根据相关体格检查,患者的表现及皮疹特点符合带状疱疹,基本能明确诊断。但还需完善相关的检查检验,进一步评估,明确诊断,并与其他疾病鉴别,尤其患者伴随有胸痛的症状,需排除致命性疾病如心脏疾病、肺栓塞、主动脉夹层等。

(三)辅助检查

1. 主要内容及目的

(1)诊断:根据典型临床表现即可诊断。也可通过收集疱液,用 PCR 检测法、病毒培养予以确诊。

(2)综合评估及相关鉴别诊断:①血常规、尿常规、大便常规、肝肾功能、电解质、血糖、血脂、血凝、CRP、ESR、免疫球蛋白、淋巴细胞免疫分析、传染病筛查,以了解一般脏器功能、免疫状态、炎症反应情况等。②若患者体温升高,应进一步做创面分泌物培养+药敏,以判断感染菌种并有利于选择敏感抗生素。③患者有胸痛表现,行心脏彩超、心电图、心肌酶等相关检查评估有无心脏疾病;完善胸部大血管彩超评估有无夹层;完善静脉血栓栓塞症(VTE)风险评分、血凝、下肢静脉彩超评估肺栓塞的风险;完善胸部 CT 评估有无肺部疾患。以上检查若有问题需要做进一步的检查。④若患者治疗过程中,皮疹加重,有泛发趋势,考虑患者为中老年男性,故还应行肿瘤相关指标筛查,包括肿瘤抗原及标志物、B 超、CT、MRI 检查,消化道钡餐或者内镜检查。

辅助检查结果

(1)血常规 WBC $5.02×10^9$/L,N 70%,L 18%,RBC $4.14×10^{12}$/L,Hb 132 g/L,PLT $333×10^9$/L,单核细胞百分数 10.5% 。

(2)淋巴细胞免疫分析:NK 淋巴细胞 36%,总淋巴细胞绝对计数 1510 个/μL,T 淋巴细胞绝对计数 736 个/μL。

(3)CRP,ESR,粪常规,尿常规,肝肾功能,凝血功能,心肌酶,BNP,电解质,血脂,传染病未见异常。

(4)胸部 CT:双肺少许炎症。

(5)心脏彩超,胸部血管彩超,下肢静脉彩超正常。肝胆胰脾彩超:胆囊壁毛糙。

(6)心电图:正常。

2. 思维引导 根据检查检验结果,基本排除心肺疾病所致胸痛;根据患者临床表现及皮疹的特点,可诊断带状疱疹。

(四)初步诊断

①带状疱疹不伴有并发症;②肺部慢性炎症。

二、治疗经过

1. 治疗方案

(1)一般治疗:带状疱疹宣教,有助于患者认识本病、依从治疗、减少并发症等,并有助于缓解患者紧张、焦虑的情绪。保持皮损处清洁,并避免接触尚未患过水痘的儿童和其他易感者。均衡饮食,保证营养,适当休息。

(2)药物治疗:①"喷昔洛韦"喷喷昔洛韦 0.49 g q12 h ivgtt;②"神经妥乐平、甲钴胺"营养神经口服;③"普瑞巴林"止痛 口服;④更昔洛韦软膏外用对症治疗。

2. 思维引导 带状疱疹的治疗目标是缓解急性期疼痛,缩短皮损持续时间,防止皮损扩散,预防或减轻带状疱疹后神经痛等并发症。

(1)抗病毒药物:患者若无明显肾功能损伤及血液系统疾病,应早期、足量地使用抗病毒药物,目前批准使用的系统抗病毒药物包括阿昔洛韦、伐昔洛韦、泛昔洛韦、溴夫定和膦甲酸钠。应在发疹后 72 h 内开始使用,以迅速达到并维持有效血药浓度,获得最佳治疗效果,一般疗程为 7 ~ 10 d。

对于伴中重度疼痛或严重皮疹、特殊类型带状疱疹患者以及免疫功能不全的患者,即使皮疹出现已超过 72 h,仍应进行系统抗病毒治疗。对于肾功能不全的患者,需相应调整剂量。

(2)镇痛药物:建议对不同程度的疼痛选用不同的镇痛药物。轻中度疼痛可选用非甾体抗炎药或曲马多;中重度疼痛可使用治疗神经病理性疼痛的药物,如钙离子通道调节剂加巴喷丁、普瑞巴林,三环类抗抑郁药如阿米替林,或选择阿片类药物,如吗啡或羟考酮等。

(3)糖皮质激素:目前关于是否系统应用糖皮质激素治疗带状疱疹及疱疹后神经痛仍存在争议。

(4)营养神经药物:甲钴胺、腺苷钴铵、维生素 B_1 等,用药时间应视病情而定。

(5)局部处理:炉甘石洗剂等外用,亦可外用抗病毒及抗菌制剂或外用止痛剂,用药时间应视病情而定。

(6)物理治疗:可选用氦氖激光、红外线或者紫外线灯促进创面愈合,减轻疼痛等,治疗时间应视病情而定。

治疗效果

治疗 10 d 后疼痛好转,患者无新发水疱,原有皮疹或创面已经结痂,无其他不适。

三、健康指导

1. 健康宣教　向患者介绍本病的发病机制、病程、预后、常见并发症、预防措施等相关知识,并建议带状疱疹急性期结束且症状消失后接种带状疱疹疫苗预防复发。

2. 饮食指导　均衡、规律饮食,合理安排各种营养成分,避免辛辣刺激食物。

3. 生活指导　戒烟酒,规律生活,避免熬夜、过度紧张、劳累,保证足够睡眠,适当锻炼身体。

4. 心理指导　减轻心理压力,保持心情舒畅,避免焦虑,积极配合治疗随访,获取家庭支持,树立信心。

5. 药物指导　交代清楚用药原则,比如在治疗带状疱疹后神经痛时,"普瑞巴林"及"加巴喷丁"遵循"夜间起始、逐渐加量和缓慢减量"原则;药物有效缓解疼痛后应避免立即停药,仍要维持治疗至少 2 周等注意事项。

四、管理及随访

根据患者的病情及并发症情况制订管理及随访计划。

若患者皮损消退后神经痛持续存在,出院后应注意门诊随访,选择适当的药物治疗、物理治疗、电生理治疗等综合治疗减轻患者的疼痛,提高患者的生活质量。

五、练习题

1. 简述带状疱疹的发病机制。

2. 简述带状疱疹的特殊类型。

六、推荐阅读

[1]张学军,涂平.皮肤性病学[M].北京:人民卫生出版社,2015.

[2]中国医师协会皮肤科医师分会带状疱疹专家共识工作组.带状疱疹中国专家共识[J].中华皮肤科杂志,2018,51(6):403-408.

[3]中国医师协会皮肤科医师分会带状疱疹专家共识工作组,国家皮肤与免疫疾病临床医学研究中心.中国带状疱疹诊疗专家共识(2022版)[J].中华皮肤科杂志,2022,12(8):1033-1040.